高职高专院校专业基础课纸数融合系列教材

供临床医学、口腔医学、护理、助产、药学、影像、检验等专业使用

医学文献检索

YIXUE WENXIAN JIANSUO

主　编　余　丽　陈辉芳

副主编　张艳华　李玉荣

编　者　（以姓氏笔画为序）

王　芬　湖北职业技术学院

尹蒿杰　广东岭南职业技术学院

叶　芬　湖北职业技术学院

李玉荣　湖北职业技术学院

余　丽　湖北职业技术学院

张艳华　邢台医学高等专科学校

陈辉芳　广东岭南职业技术学院

华中科技大学出版社

http://www.hustp.com

中国·武汉

内 容 简 介

　　本书主要针对医学高职高专院校学生编写,根据其专业特点,介绍医学文献检索的基本知识和技巧,着重介绍中外文图书、期刊、多媒体资源、专业数据库、专题信息、古籍资料、公共共享平台、网络搜索引擎和网络免费资源及开放获取资源等的检索原理、方法和利用等,让学生懂得利用各种专业性参考工具书及相关数据库和共享平台来获取专业信息的途径和方法。

　　本书力图抓住医学信息检索的发展变化,成为一本实用性较强的教材。本书图文并茂,配套课件、习题和操作视频,实用性强,可操作性高。

图书在版编目(CIP)数据

　　医学文献检索/余丽,陈辉芳主编. —武汉:华中科技大学出版社,2020.7(2021.6重印)
　　ISBN 978-7-5680-6270-1

　　Ⅰ.①医… Ⅱ.①余… ②陈… Ⅲ.①医学文献-信息检索 Ⅳ.①R-058

中国版本图书馆 CIP 数据核字(2020)第 124036 号

医学文献检索　　　　　　　　　　　　　　　　　　　　　　余　丽　陈辉芳　主编
Yixue Wenxian Jiansuo

策划编辑:居　颖
责任编辑:丁　平
封面设计:原色设计
责任校对:阮　敏
责任监印:周治超
出版发行:华中科技大学出版社(中国·武汉)　　　电话:(027)81321913
　　　　　武汉市东湖新技术开发区华工科技园　　　邮编:430223
录　　排:华中科技大学惠友文印中心
印　　刷:武汉市籍缘印刷厂
开　　本:889mm×1194mm　1/16
印　　张:13.75
字　　数:426千字
版　　次:2021年6月第1版第2次印刷
定　　价:39.80元

网络增值服务使用说明

欢迎使用华中科技大学出版社医学资源网yixue.hustp.com

1.教师使用流程

（1）登录网址：http://yixue.hustp.com （注册时请选择教师用户）

（2）审核通过后，您可以在网站使用以下功能：

管理学生

建立课程　　　　　　　　布置作业

下载教学
资源　　　　　教师　　　　查询学生学习
　　　　　　　　　　　　记录等

2.学员使用流程

建议学员在PC端完成注册、登录、完善个人信息的操作。

（1）PC端学员操作步骤

①登录网址：http://yixue.hustp.com （注册时请选择普通用户）

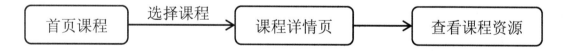

② 查看课程资源

如有学习码，请在个人中心-学习码验证中先验证，再进行操作。

首页课程 —选择课程→ 课程详情页 → 查看课程资源

（2）手机端扫码操作步骤

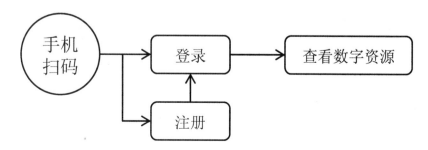

Preface 前　言

　　自教育部 1984 年颁发《关于在高等学校开设"文献检索与利用"课的意见》以来,"文献检索与利用"已经历了 30 多年的发展历程,其教学内容与方式也在不断改革和创新。文献检索、信息检索、计算机检索、网络检索到电子资源检索等术语的出现,反映了形式紧跟内容的发展,内容紧跟时代的发展,其核心价值在于信息素养。进入新世纪后,随着信息与知识需求的增长,信息技术支持力度的加大,检索理念和方法研究的深化,信息素养教育已越来越引起人们的重视,并被联合国教科文组织纳入全民信息计划的一大优先领域中,是人们获得信息、更新知识、实现终身学习的基本要素。

　　培养信息素养最直接、有效的途径是"文献检索与利用"课程的学习。本教材定位于信息检索教材,旨在从信息检索的基本概念、原理与方法出发,介绍国内外重要的网络信息检索和专业的数据库检索,多媒体信息检索,专利、标准等特种文献信息检索的技巧及信息资源选择与评价的方法,分析了信息检索与利用中的信息道德与知识产权问题,介绍了医学论文的写作与发表,并对信息检索的重要应用——科技查新的有关问题进行了论述。

　　本教材由余丽负责全书的策划和提出编写大纲,陈辉芳、张艳华参与策划并对大纲提出修改建议。各章节撰写的具体分工情况如下:第一章、第二章、第四章、第五章第一节和第三节、第六章第二节和附录由余丽编写,第三章由余丽与张艳华共同编写,第五章第二节由余丽、李玉荣、叶芬和王芬共同编写,第六章第一节由余丽和尹蒿杰共同编写,第七章由张艳华编写,第八章由余丽与陈辉芳共同编写,李玉荣、叶芬、王芬负责汇总和统稿。

　　本教材参考了国内和国外许多学者的研究成果,在此谨表示衷心的感谢! 本教材力图抓住信息检索的发展变化,以编写一本实用性较强的教材。但由于信息技术发展迅猛,信息资源更新频繁,教材所表述的内容与用户实际使用时会有一定变化,由此带来的不便敬请谅解。本教材限于编者水平,相关描述与表述观点有不成熟、疏漏和错误之处,恳请专家、同行和读者批评指正。

编　者

目 录

MULU

第一章 绪 论

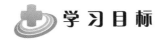

学习目标

1. 了解文献的定义、类型和特点。
2. 了解信息素养教育的重要性,加强自身信息道德培养。
3. 了解知识产权,加强知识产权保护意识。

PPT 课件

内容框架

信息与文献
├─ 文献
│   ├─ 文献的定义、特点
│   ├─ 信息、知识、情报和文献的关系
│   └─ 原始文献的类型
├─ 信息素养
│   ├─ 信息素养概述:布拉格宣言、亚历山大宣言
│   ├─ 信息素养的内涵:美国、英国、北京信息素养评价标准
│   └─ 信息素养教育的重要性
├─ 信息伦理
│   ├─ 信息道德规范的内容:信息意识、信息能力、信息论理
│   ├─ 全国"扫黄打非"工作小组
│   └─ 学术不端行为
└─ 知识产权
    ├─ 著作权:人身权、财产权
    └─ 工业产权:商标专用权、专利权

知识链接

1. 中华人民共和国国家互联网信息办公室　　　http://www.cac.gov.cn/
   中共中央网络安全和信息化委员会办公室
2. 中国扫黄打非网　　　　　　　　　　　　　http://www.shdf.gov.cn/
3. 中国网络安全等级保护网　　　　　　　　　http://www.djbh.net
4. 中国互联网络信息中心(CNNIC)　　　　　　http://www.cnnic.net.cn/
5. 中国互联网违法和不良信息举报中心　　　　http://www.12377.cn/
6. 国家知识产权局　　　　　　　　　　　　　http://www.cnipa.gov.cn/
7. 中华人民共和国教育部　　　　　　　　　　http://www.moe.gov.cn/
8. 中华人民共和国科学技术部　　　　　　　　http://www.most.gov.cn/

Note

第一节　信息概述

随着信息技术的迅猛发展和网络交流的日益普及,信息已成为促进社会和经济发展的重要战略资源,成为继材料、能源之后社会经济发展的三大支柱之一,信息化水平也成为衡量一个国家的综合国力和国际竞争力的标志。

一、信息的定义

信息(information)可简单地理解为"信号"和"消息",即通过信号带来消息。关于信息的定义,在不同领域有着不同的解释。美国数学家、信息论的创立者香农(Shannon)认为:信息是用来消除随机不确定性的东西。而英国科学家波普尔(K. Popper)则认为信息可以分成三类:第一类是有关客观物质世界的信息,即事物存在方式及其运动规律、特点的外在表现形式;第二类是有关人类主观精神世界的信息,即人类对外界事物的感受而反映出来的意识和思维状态信息;第三类是有关概念世界的信息,即人类用语言、文字、图像、声音等不同载体表示的信息。

《图书馆·情报与文献学名词》(第一版)对信息的定义如下:广义指客观事物存在、运动和变化的方式、特征、规律及其表现形式;狭义指用来消除随机不确定性的东西。

信息具有如下六个方面的特征。

(1) 客观性。信息是现实世界中各种事物运动与状态的反映,其存在不以人的意志为转移。客观、真实是信息的本质特征。

(2) 可识别性。信息是可识别的。信息的识别可分为直接识别和间接识别,直接识别是指通过感观的识别;间接识别是指通过各种测试手段的识别。不同的信息源有不同的识别方法。

(3) 可存储性。信息可用不同的方式存储在不同的载体上,即信息必须依附于一定的物质载体。人的大脑也是一个天然的存储器。

(4) 可传递性。可传递性是信息的重要特征,即信息的运动过程,信息只有被传递才能体现它的价值。

(5) 有效性。信息的有效性决定着信息的经济价值、社会价值和学术价值。

(6) 共享性。信息可以多次、反复使用,为人们所共享,但并不失去其内容。

二、信息、知识、情报与文献的关系

信息、知识、文献、情报之间既有联系又有区别。下面简要说明它们各自的含义及相互间的关系。

1. 知识　信息被人类所感知并被提炼加工成为知识。人类通过信息来认识世界和改造世界,并在这个过程中不断地将感性认识或经验进行总结、处理、加工以形成知识。自然知识是人类改造自然所获取的知识,医学知识属于自然科学范畴,是人类在长期与疾病做斗争的实践过程中所积累起来的经验。

《图书馆·情报与文献学名词》(第一版)对知识的定义:知识(knowledge)是一种特定的人类信息。人类通过对信息的认识、理解和升华,并进行不断地提炼和深化,形成较为完整的科学知识体系。

2. 情报　《图书馆·情报与文献学名词》(第一版)对情报的定义:①同"信息";②关于某种情况的报告,通常具有机密性质或对抗和竞争性质。

当人们为了解决某一特定问题去搜寻所需要的知识,那一部分知识就是情报(information)。情报具有知识性、传递性、针对性三个基本属性。情报的本质就是知识,而知识又来源于信息,但不是所有的知识和信息都是情报,只有经过筛选、加工成为用户所需要的知识或信息才能称为情报;著名科学家钱学森有一句名言,"情报是激活了、活化了的知识",就是说知识、信息要转化为情报,必须经过传递,并为用户接受和利用;针对性是指情报只针对特定的人、特定的情况、特定的问题才有效。

3. 文献 《图书馆·情报与文献学名词》(第一版)对文献的定义:记录有知识和信息的一切载体。由 4 个要素组成:所记录的知识和信息、记录知识和信息的符号、用于记录知识和信息的物质载体、记录的方式或手段等。其中,知识构成了文献的内容,是文献的本质特征;记录是指记录文献所用的技术手段;载体是指文献的外在形式。文献的载体形态随着时代的进步而不断演化,从早期的龟甲、兽骨到纸张,胶卷、磁带到今天的电子设备。

目前我国图书情报学界对信息、知识、文献和情报的看法:客观事物的运动产生了信息,通过人脑的思维升华和加工,提炼形成了知识,知识被记录在载体上,就形成了文献。情报则是被激活的、有特定效用和目的的知识,对情报的利用体现了人对知识应用的能力。

信息、知识、情报与文献的关系如图 1-1-1 所示。

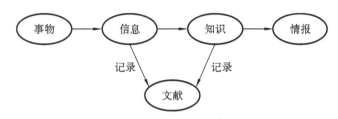

图 1-1-1 信息、知识、文献、情报的逻辑关系

三、文献的类型及特点

文献是人类文化发展到一定阶段的产物,并随着人类文明的进步而不断发展。人类认识社会与自然界的各种知识的积累、总结、储存与提高,主要是通过文献的记录、整理、传播、研究而实现的。文献能使人类的知识突破时空的局限而流传久远。文献资源多种多样,按不同的方法可分为不同的类型。

(一) 按文献的载体形式划分

1. 印刷型 以纸张为载体的文献统称为印刷型。印刷型文献最符合人类传统的阅读习惯,其优点是实用、方便,便于流通和传播,是目前较主要的文献记录形式。缺点是体积大、储藏空间过多,且难以实现自动化检索。

2. 缩微型 以感光材料为载体,通过缩微照相技术将文献记录在胶卷或胶片上的文献记录形式。优点是体积小、质量轻、便于保存,缺点是必须借助专门的阅读设备才能使用。

3. 视听型 又称声像型,以磁性材料和感光材料为存储介质,通过录音、录像而产生的一种文献形式,包括唱片、录像带、录像盘、磁盘、磁带等。唱片、录音带、录像带等,听其声、观其形,给人以生动直观的感觉。优点是存储密度高、直观、真切,易于理解和记忆,缺点是需要专用设备,成本高。

4. 数字型 根据我国国家标准 GB/T 7714—2015,以数字方式将图、文、声、像等信息存储在磁、光、电介质上,通过计算机、网络或相关设备使用的记录有知识内容或艺术内容的文献信息资源,包括电子图书、电子期刊、数据库、电子公告等。数字型文献的主要媒体形式有软磁盘、只读光盘(CD-ROM)、交互式光盘(CD-I)、照片光盘(PHOTO-CD)、集成电路卡(ICCARD)等。数字型文献的产生,是计算机技术与通信技术高速发展的重要体现。

(二) 按文献加工的深度划分

为了迅速地报道与传递文献,需要对文献进行多次加工。

1. 一次文献 一次文献(primary document)是文献的基本类型,是人们直接记录其生产实践经验和科学研究发现而形成的文献,是文献信息源的主要组成部分。一次文献是对知识的第一次加工,具有创造性、先进性与新颖性。

2. 二次文献 二次文献(secondary document)是对一次文献进行加工整理后的产物,即对无序的一次文献的外部特征如题名、作者、出处等进行著录,或将其内容压缩成简介、提要或文摘,并按照一定的学科或专业加以有序化而形成的文献形式,如目录、文摘杂志(包括简介式检索刊物)等。二次文献是对知识的第二次加工,是一个由分散到集中,由无序到系统化、集中化的汇集、综合的过程。

3. 三次文献 三次文献(tertiary document)是根据一定的需要和目的,在有关的一次文献和二次文献基础上综合分析、重新编写而成的文献,包括各种专题述评、综述、进展报告及书目指南等。三次文献是对知识的第三次加工,加工方法是分析综合。一次文献是实践的产物,而三次文献是利用一次文献的内容,通过分析对比、综合研究而形成的文献,是一种思维的产物。

4. 零次文献 零次文献(zero-level information)是形成一次文献之前的文献,即未经出版发行或未进入社会交流的最原始的文献,如书信、论文手稿、笔记、实验记录、会议记录等,是一种零星、分散和无规则的信息。零次文献是一种特殊形式的信息源,在内容上具有一定的价值。

从文献加工深度的划分对文献的管理工作起到了一定的指导作用,具体表现在以下三点:①便于发掘文献资源。从零次文献、一次文献、二次文献到三次文献,是一个从无序变有序、从零散到集中的过程。一次文献是基础,是检索的对象;二次文献是检索一次文献的工具;三次文献是一次、二次文献的浓缩和延伸。②有利于加强文献机构的科学管理,以提高工作效率与服务水平。③综述、述评、科技总结、调研报告等是了解和掌握科学技术成就、现状与发展动向,引进国外技术、管理经验和预测未来不可缺少的手段。

如图 1-1-2 所示,划分文献之间的内在联系、因果关系,即文献加工的先后顺序,前后不能颠倒。考查文献史可知文献产生的过程,大致是按这个顺序出现的。

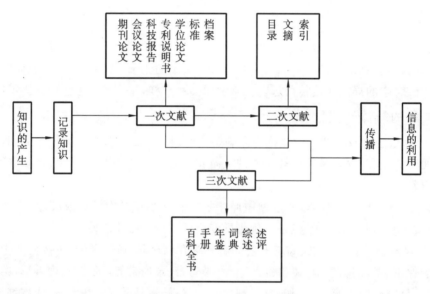

图 1-1-2 文献之间的相互关系

(三) 按文献的出版形式划分

1. 图书 图书(book)是用文字、图画或其他信息符号,手写或印刷于纸张等载体上,具有相当篇幅,用来表达思想并制成卷册的著作物。

图书按功能分为阅读型和工具型。阅读型图书提供内容系统、完整的知识,有助于人们对某一领域进行系统专业的学习和了解;工具书提供经过验证、归纳和浓缩的知识,是事实与数据的重要来源。

根据联合国教科文组织的规定,凡由出版社出版的,除封面外,篇幅不少于 49 页的非定期出版物称为图书,49 页以下的印刷品称为小册子。

正式出版的图书均有国际标准书号(international standard book number,ISBN),它是每一种正式出版的图书的唯一代码标识。根据 ISO 的决定,从 2007 年起,ISBN 由原来的 10 位数字升至 13 位,分成 5 段。各段依次是前缀、组号(代表地区语种)、出版者号、书名号及校验位。如:2014 年电子工业出版社出版的《万万没想到:用理工科思维理解全世界》一书的 ISBN 号为 978-7-121-24215-1。

(1) 第一段为前缀,由国际物品编码(EAN)组织提供。

（2）第二段代表国家、地区或语种，如0,1—英文,2—法文,3—德文,4—日文,5—俄文,7—中文等。

（3）第三段为出版者号，由国家或地区 ISBN 中心分配。

（4）第四段为书名号，出版者按出版顺序给所出版的每种图书的编号。

（5）第五段为校验位，用以校验前面12位数字在转录中有无错误。

2. 期刊 期刊(journal)是刊载不同著者、译者、编者的不同作品，有固定的名称，以统一的装帧形式，按期序号（卷号、期号）或时序号（月号、季号）定期或不定期并计划无限期地连续出版的文献。与图书相比，期刊具有出版周期短、报道速度快、内容新颖、学科面广、数量大、种类多等特点，是科学研究、学术思想交流经常利用的文献信息资源。据统计，科研人员通过期刊获取文献占整个文献来源的60%～70%。

正式出版的期刊有国际标准连续出版物编号(international standard serial number, ISSN)。如2095-347X 为《网络新媒体技术》的国际标准连续出版物编号。

期刊数量巨大，鉴别期刊学术质量的常用方法是看其是否是核心期刊或同行评审刊。

核心期刊是指刊载某一学科的论文数量较多，学术水平较高，能够反映该学科最新研究成果和研究动态，因而备受该学科专业读者重视的期刊。世界每年出版的期刊数量庞大，但每个学科的核心期刊数量有限。某专业的核心期刊可通过文献计量学的方法来确定。目前外文核心期刊基本以美国科技信息研究所(Institute for Scientific Information)出版的《引文索引》(Web of Science)以及美国工程信息公司出版的《工程索引》(Ei)中收录的期刊为准。中文核心期刊以中国科学技术信息研究所编辑出版的《中国科技期刊引证报告》和北京大学图书馆编辑出版的《中文核心期刊要目总览》中收录的期刊为准。需要说明的是，这两种工具书所收录的核心期刊均是印刷版期刊，对于那些纯电子期刊来说，目前尚无相关的统计与评价。

同行评审刊是指论文在发表之前，由编辑部聘请同行专家对论文进行评审，决定是否发表。这样做的目的是保证期刊所刊载的论文的质量。目前无论是印刷版期刊还是电子期刊，都拥有大量的同行评审刊。例如，著名的 Science 系列学刊，其稿件由若干名外部审稿人(outside reviewers)进行匿名评审。

3. 特种文献 特种文献广义指普通书刊之外包括非印刷型文献在内的所有类型的文献；狭义指非书非刊、出版形式比较特殊的印刷型文献，包括科技报告、专利文献、会议文献、政府出版物、技术标准、技术档案、产品样本、学位论文等。这些文献一般不公开出版，普通图书馆也不收藏，具有文献特色鲜明、内容广泛、数量庞大、参考价值高的特点，是重要的信息源。

1）会议文献 指在各种学术会议上宣读和交流的论文、报告和其他有关资料，是报道研究成果的主要形式之一。其特点为内容新颖，专业性强，交流量大，出版发行快，时效性强。但会议文献的出版无规律性，收集困难。尽管如此，学术会议文献仍然是科技人员掌握国内外研究动态的重要信息源。

会议录可以图书形式单独出版，也可以连续出版。以图书形式出版的会议录，如专题论文集、会议论文集、会议论文汇编等，在图书的版权页上提供会议主办单位、会议地点、会期及 ISBN 号等信息。

2）学位论文 高等学校或研究院所的学生在导师指导下从事某一学术课题的研究，为获得学位而撰写的学术性较强的研究论文。学位论文分为博士论文、硕士论文和学士论文三种，其中博士论文有较高的参考价值，学术水平较高。一些学位论文中的研究成果可以直接应用于实践，甚至直接转化为产品进入市场，因此学位论文是很好的信息源。

3）专利文献 政府专利机构公布或归档的与专利有关的所有文献。包括各种类型的专利说明书、国家专利机构审理的专利申请案及诉讼案的有关文件、各国专利机构出版的专利公报以及各种专利文摘和索引等二次专利信息文献等。

专利文献作为最重要的技术情报源，具有以下特点：内容新颖，涉及技术领域广泛、实用性强，具有法律效力，是判断专利侵权的主要依据。专利权具有地域性和时间性，在申请国及有效期内受法律保护，过期便成为公用技术。各国专利保护期限不等，美国为17年，日本为15年，英国为20年，我国发明专利保护期为20年（实用新型和外观设计专利为10年）。

4）标准文献　由技术标准、管理标准及在标准化过程中产生的具有标准效力的类似文件所组成的一种特定形式的技术文献体系。标准文献具有三个主要特点：①有法律约束力。标准文献是经权威部门批准的规范性文献，它对标准化对象描述详细、完整，内容可靠、实用，具有法律性质，是生产的法规。②适用范围明确。不同种类和级别的标准只能在不同的范围内执行。如果是相关标准，必须在技术上协调一致，相互配合，不能相互矛盾。③时效性强。它以某一时段的技术发展水平为上限，所反映的是当时普遍能达到的技术水平。随着经济的发展和科学技术的进步，标准需要不断地进行修订、补充、替代或废止。根据我国《国家标准管理办法》，国家标准的年限一般为5年，ISO标准每5年复审一次。

标准文献按成熟程度可划分为法定标准、推荐标准、试行标准；按使用范围可划分为国际标准、区域标准、国家标准、行业标准、企业标准等；按内容可划分为基础标准、产品标准、方法标准、安全卫生标准等。标准文献都有标准号，它通常由国别（组织）代码＋顺序号＋年代组成，如GB/T 30324—2013为我国2013年发布的标准《数字印刷的分类》。

5）科技报告　科技人员为了描述其从事的科研、设计、工程、实验和鉴定等活动的过程、进展和结果，按照规定的标准格式编写而成的特种文献。科技报告产生于各类科研项目的研究活动之中，翔实记载了项目研究工作的全过程，包括成功的经验和失败的教训，是科技文献信息的重要组成部分。科技报告内容翔实、专深，能如实、完整、及时地描述科研的基本原理、方法、技术、工艺和过程等，科技管理部门和科研工作者依据科技报告中的描述能够评价科研结果的真实性和合理性。

科技报告的特点：不以发表为目的，是科研历程及其成果的完整记录，具有阶段保密的性质。科技报告是一种重要的信息源。据统计，科技人员对科技报告的需要量占其全部文献量的10%～20%，尤其是在发展迅速、竞争激烈的高科技领域。

目前全世界每年发表的科技报告数量庞大。较著名的有美国政府的四大报告（美国国家技术信息服务处的PB报告、美国国防技术信息中心的AD报告、美国国家航空宇航员的NASA报告、美国能源部的DOE报告）、英国航空委员会的ARC报告、法国原子能委员会的CEA报告、德国航空研究所的DVR报告等。我国从1963年开始科研成果的正式报道工作。

6）政府出版物　各国政府及其所属机构出版的文献资料。其具有官方性质，内容广泛，可大致分为行政性文件和科技性文献两大类。行政性文件包括政府报告、会议记录、司法资料、决议、指示以及调查统计资料等；科技性文献包括各部门的研究报告、技术政策文件和教育、科学的统计资料等。政府出版物对了解各国的方针政策、经济状况及科技水平有较高的参考价值。

西方国家多设有政府出版物的专门出版机构，如英国的皇家出版局（HMSO）、美国政府出版局（GPO）等。我国的政府出版物多是由政府部门编辑，由指定出版社出版。政府出版物大部分是公开的，小部分具有保密性质。具有保密性质的政府出版物由政府直接分发至某些部门或个人，在一定范围内使用，但经过一段时间后则予以公开。

7）产品资料　厂商为推销产品而印发的产品介绍，包括产品样本、产品说明书、产品目录、厂商介绍等。其内容主要是对产品规格、性能、特点、构造、用途、使用方法等的介绍，多是已投产和正在行销的产品，技术比较成熟，数据也较为可靠。内容具体、通俗易懂，常附有较多的外观照片和结构简图，形象、直观。但产品资料的时效性强，使用期短，且不提供详细数据和理论依据。多数产品资料以散页形式印发，有的则汇编成产品资料集，还有些散见于企业刊物、外贸刊物中。

产品资料是技术人员设计、制造新产品的一种有价值的参考资料，也是计划、开发、采购、销售、外贸等专业人员了解各厂商出厂产品现状、掌握产品市场情况及发展动向的重要信息源。

8）科技档案　在自然科学研究、生产技术、基本建设等活动中形成的应归档保存的科技文件材料。如课题任务书、合同、实验记录、研究总结、工艺规程、工程设计图纸、施工记录、交接验收文件等。其内容真实可靠、详尽具体，有很高的参考价值。它通常由档案部门保存。

除上述文献类型外，还有报纸、新闻稿、工作札记等。文献的出版类型如图1-1-3所示。

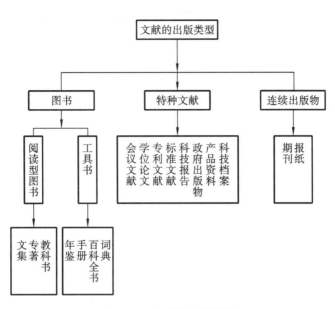

图 1-1-3　文献的出版类型

第二节　信息素养教育

一、信息素养概述

信息素养(information literacy)的本质是人们利用信息工具和信息资源的能力,以及选择、获取、识别信息,加工、处理、传递信息并创造信息的能力。信息素养这一概念是信息产业协会主席保罗·泽考斯基于 1974 年在美国提出的,并解释为利用大量的信息工具及主要信息源使问题得到解答的技能。信息素养概念一经提出,便得到广泛传播和使用。1989 年美国图书馆协会(ALA)下设的信息素养总统委员会在其年度报告中对信息素养的含义进行了重新概括:要成为一个有信息素养的人,就必须能够确定何时需要信息并且能够有效地查寻、评价和使用所需要的信息。

自 20 世纪 80 年代以来,信息素养的重要性就逐渐被人们所认识,特别是互联网时代,其更为人们深入而广泛地认同。联合国教科文组织(UNESCO)认为,信息素养是一种能力,它能够确定、查找、评估、组织和有效地生产、使用和交流信息,并解决面临的问题。进入 21 世纪后,为了使信息素养更为有效地进入系统的教育计划之中,引起世界各国政府的高度重视,促进培养信息时代的新公民,联合国教科文组织在 2003 年和 2005 年接连召开了以信息素养为主题的世界性大会,并发布了两个宣言,分别为《布拉格宣言》和《亚历山大宣言》。

《布拉格宣言》:走向具有信息素养的社会。2003 年 9 月 20 日至 23 日,联合国教科文组织和美国图书情报学委员会(NCLIS)在捷克首都布拉格联合召开了"信息素养专家会议"(Information Literacy Meeting of Experts,Prague,The Czech Republic),发布了题为"走向具有信息素养的社会"的《布拉格宣言》(*The Prague Declaration:Towards an Information Literate Society*)。会议认为,如何使人们从网络时代的信息和通信资源及技术中受益,是当今社会面临的重要挑战。当今信息和通信的进步,只是增加了信息贫富之间的差距。与会者认为,要改变这种状态需要三个基础:一是随时有权使用信息和通信技术;二是自由使用所需的信息;三是有信息素养的群体。这种群体将推动形成一个有效的文明社会,并形成一个竞争的劳动力市场。

《亚历山大宣言》:信息素养是终身学习的核心。2005 年 11 月 6 日至 9 日,联合国教科文组织、国际图书馆协会联合会(IFLA)和美国全国信息素养论坛在埃及的亚历山大图书馆举办了"信息素养和终身

Note

7

学习高层研讨会"（High-Level International Colloquium on Information Literacy and Lifelong Learning），发布了关于"信息社会在行动：信息素养与终身学习"的《亚历山大宣言》(*Beacons of the Information Society：The Alexandria Reclamation on Information Literacy and Lifelong Learning*)。《亚历山大宣言》指出，信息素养和终身学习是信息社会的灯塔，照亮了通向发展、繁荣和自由之路。信息素养是终身学习的核心。终身学习可以帮助所有人走向共同发展。

透过上述两大宣言可以看到，在数字化时代，信息素养是终身学习的核心，是开展自主学习的基本条件，也是一个人学会学习的主要标志。

二、信息素养的内涵

信息素养的结构模型主要由信息意识、信息能力和信息伦理三大要素组成。信息素养结构是一个整体，信息意识是先导，信息能力既是基础又是核心，信息伦理是保证。

1. 信息意识 信息意识是对信息及其在政治、经济、社会和文化等的发展过程中的地位、作用、功能和价值等的认识，是人们对信息的感知和需求的反映，通过使用计算机和其他信息技术来解决自己工作、生活中的问题的意识。信息意识包括信息经济与价值意识、信息获取与传播意识、信息保密与安全意识、信息污染与守法意识、信息动态变化意识等内容。

2. 信息能力 信息能力是人们在解决问题时查找、获取并利用信息的技术和技能。理解信息就是分析信息内容和信息来源，鉴别信息质量和评价信息价值，决策信息取舍以及分析信息成本的能力；获取信息就是通过各种途径和方法搜集、查找、提取、记录和存储信息的能力；利用信息即有目的地将信息用于解决实际问题或用于学习和科学研究之中，通过已知信息挖掘信息的潜在价值和意义并综合运用，以创造新知识的能力。

3. 信息伦理 信息伦理是人类从事信息活动的共识性准则，是调整人们之间及个人和社会之间信息关系的行为规范的社会原则，决定信息生态环境的构建和信息开发、信息传播、信息管理和利用等方面的道德规范。

三、信息素养教育

信息素养教育是对用户信息查询、获取、评价和使用能力的培训。主要目标是树立受教育者的信息意识；培养其获取信息、利用信息的能力；使其成为独立的自学者，具备终身学习的能力；通过提高每一个社会成员的信息素质水平进而实现国民整体信息素质的提高。

自20世纪80年代至今，越来越多的国家注重信息素养教育，并根据实际情况制定了适应本国或本地区高等教育发展的信息素养标准，旨在通过对信息素养和信息能力特征的框架性描述，进一步细化信息素养构成要素。如：美国图书馆协会(ALA)对信息素养的界定(1989)；美国学校图书馆协会(AASL)和美国教育传播与技术协会(AECT)联手发布的《面向学生学习的信息素养标准》(ISSL,1998)；美国国际教育技术协会(ISTE)持续研究并发布的《国家教育技术标准》(NETS,1998,2000,2007,2008)；美国大学与研究图书馆协会(ACRL)、英国国立和大学图书馆协会(SCONUL)、澳大利亚大学图书馆员协会(CAUL)关于"高等教育信息素养能力标准"的研究(2000,2004)；联合国教科文组织发布的《面向教师的信息与传播技术能力标准》(2008)等。

1.《美国高等教育信息素养能力标准》 2000年，关于有信息素养的大学生应该具备怎样的能力问题，美国大学与研究图书馆协会（ACRL）董事会通过了《美国高等教育信息素养能力标准》(*Information Literacy Competency Standards for Higher Education*)，系统地说明了有信息素养的学生所应具备的能力。该标准得到了美国高等教育协会和独立学院理事会的认可，也被各个国家教育部门接受，并逐渐成为各国开展学生信息能力培养的通用标准。该标准主要部分"标准和表现指标"共有5个标准和22个表现指标。这5个标准如下。

（1）有信息素养的学生有能力确定所需信息的性质和范围。

（2）有信息素养的学生可以有效地获得需要的信息。

（3）有信息素养的学生评估信息和它的出处，然后把挑选的信息融合到他（她）们的知识库和价值体系。

（4）不管个人还是作为一个团体的成员，有信息素养的学生能够有效利用信息实现特定的目的。

（5）有信息素养的学生熟悉许多与信息使用相关的经济、法律和社会问题，并能合理合法地获取信息。

2. 英国《信息素养七要素标准》　2006年，英国国立及大学图书馆协会（SCOUNL）颁布了《信息素养七要素标准》（2006），即SCOUNL标准。SCOUNL标准（UK）的主要内容包括以下七个方面。

（1）识别（identify）：能意识到信息需求并将其识别出来（包括信息的定位、深度、广度等），这是信息素养至关重要的第一步。

（2）审视（scope）：能明确自身现有信息及差距。学生在明晰自身知识空缺后，应能规划从多个途径满足信息需求，包括纸质文献、电子期刊、网络资源、相关机构和人员等，要能确定其中可用的信息源，并筛选出最佳者。

（3）规划（plan）：能制订查找信息和数据的策略。学生要明白没有万能的查找策略，要学会在面对新信息源时积极思考如何从中获取最佳结果。谷歌与图书馆目录的检索策略并不雷同；在文献中查找信息，或通过邮件咨询专家更需要别样的技巧。

（4）搜集（gather）：能找到并使用所需的信息和数据。在确定最佳信息源和检索策略后，学生应能访问信息源并获取信息，这涉及培养一套相关学术技能，包括使用通信工具、合理做笔记等。学生应能娴熟运用多种检索技巧。

（5）评估（evaluate）：能反思研究过程，对信息和数据进行对比和评估。信息不可能千篇一律，不同的信息源、作者及出版者会带来不同角度、不同层次的信息，学生应能基于需求对信息进行准确的评估和扬弃。

（6）管理（manage）：能合情合法地熟练运用信息。学生在一些具体任务环境里，如共同开展科研项目、写毕业论文时，应能有效地组织信息，使之易于检索和交流，应懂得利用文献管理软件实现知识管理和共享。此外，查找信息都带有目的性，通常交流与分享也是目的之一。在学术环境里，这涉及导师和学生之间的沟通；在实际工作和生活中，这又涉及管理人员、用户、家庭或者公众的沟通。一个具备信息素养的人应能够因地制宜地使用书面形式、面对面交流、网上聊天、发电子邮件等交流方式。

（7）发布（present）：能通过确定、选择、对比和分析实现对信息的综合和创新，提出新观点或创建新知识，发布自己的科研成果并通过多种途径传播出去。

3. 《北京地区高校信息素质能力指标体系》　我国目前最有影响力的信息素养评价标准是由清华大学图书馆和北京航空航天大学图书馆等单位研制，北京高校图工委于2005年发布的《北京地区高校信息素质能力指标体系》。该指标体系由7个一级指标、19个二级指标、61个三级指标组成。各级指标的设置与ACRL《美国高等教育信息素养能力标准》相似，但标准更加具体，内容如下。

（1）具备信息素质的学生能够了解信息及信息素质能力在现代社会中的作用、价值与力量。相关指标有两个：①具有强烈的信息意识；②了解信息素质的内涵。

（2）具备信息素质的学生能够确定所需信息的性质与范围。相关指标有三个：①能够识别不同的信息源并了解其特点；②能够明确地表达信息需求；③能够考虑到影响信息获取的因素。

（3）具备信息素质的学生能够有效地获取所需要的信息。相关指标有四个：①能够了解多种信息检索系统，并使用最恰当的信息检索系统进行信息检索；②能够组织与实施有效的检索策略；③能够根据需要利用恰当的信息服务获取信息；④能够关注常用的信息源与信息检索系统的变化。

（4）具备信息素质的学生能够正确地评价信息及其信息源，并且把选择的信息融入自身的知识体系中，重构新的知识体系。相关指标有两个：①能够应用评价标准评价信息及其信息源；②能够将选择的信息融入自身的知识体系中，重构新的知识体系。

（5）具备信息素质的学生能够有效地管理、组织与交流信息。相关指标有两个：①能够有效地管理、组织信息；②能够有效地与他人交流信息。

（6）具备信息素质的学生作为个人或群体的一员能够有效地利用信息来完成一项具体的任务。相关指标有四个：①能够制订一个独立或与他人合作完成具体任务的计划；②能够确定完成任务所需要的信息；③能够通过讨论、交流等方式，将获得的信息应用到解决任务的过程中；④能够提供某种形式的信息产品（如综述报告、学术论文、项目申请、项目汇报等）。

（7）具备信息素质的学生了解与信息检索、利用相关的法律、伦理和社会经济问题，能够合理、合法地检索和利用信息。相关指标有两个：①了解与信息相关的伦理、法律和社会经济问题；②能够遵循在获得、存储、交流、利用信息过程中的法律和道德规范。

4.《面向教师的信息与传播技术能力标准》 2008年，联合国教科文组织（UNESCO）发布了《面向教师的信息与传播技术能力标准》（*ICT Competency Standards For Teachers*）。该标准指出，要在这个日益复杂、信息膨胀的知识型社会中成功地生活、学习和工作，学生和教师必须学会有效地利用技术。在一个极富成效的教育情境中，技术能够使学生成为如下角色。

（1）合格的信息技术的使用者。

（2）信息的查询者、分析者和评估者。

（3）问题的解决者和决策者。

（4）生产工具的创造者和有效使用者。

（5）沟通者、合作者、发布者和制造者。

（6）知晓的、负责任的和有贡献的公民。

四、信息素养教育的重要性

党的十八大提出建设信息化国家，体现了党和国家对信息化建设和应用的高度重视。2016年中共中央办公厅、国务院办公厅印发的《国家信息化发展战略纲要》，明确要求将信息化贯穿我国现代化进程始终，加快释放信息化发展的巨大潜能，以信息化驱动现代化，加快建设网络强国。建设信息化国家，重点要培养国民的信息化素养。《国家信息化发展战略纲要》第三条第四点就提到了"优化人才队伍，提升信息技能"。人才资源是第一资源，人才竞争是最终的竞争。要完善人才培养、选拔、使用、评价、激励机制，破除壁垒，聚天下英才而用之，为网信事业发展提供有力人才支撑。

1.造就一批领军人才 依托国家重大人才工程，加大对信息化领军人才的支持力度，培养造就世界水平的科学家、网络科技领军人才、卓越工程师、高水平创新团队和信息化管理人才。吸引和扶持海外高层次人才回国创新创业，建立海外人才特聘专家制度，对需要引进的特殊人才，降低永久居留权门槛，探索建立技术移民制度，提高我国在全球配置人才资源的能力。

2.壮大专业人才队伍 构建以高等教育、职业教育为主体，继续教育为补充的信息化专业人才培养体系。在普通本科院校和职业院校中设置信息技术应用课程。推广订单式人才培养，建立信息化人才培养实训基地。支持与海外高水平机构联合开展人才培养。

3.完善人才激励机制 采取特殊政策，建立适应网信特点的人事制度、薪酬制度、人才评价机制，打破人才流动的体制界限。拓宽人才发现渠道，支持开展创新创业大赛、技能竞赛等活动，善用竞争性机制选拔特殊人才。完善技术入股、股权期权等激励方式，建立健全科技成果知识产权收益分配机制。

4.提升国民信息技能 改善中小学信息化环境，推进信息化基础教育。全面开展国家工作人员信息化培训和考核。实施信息扫盲行动计划，发挥博士服务团、大学生村官、大学生志愿服务西部计划、"三支一扶"等项目的作用，为老少边穷地区和弱势群体提供知识和技能培训。

网络的发展和信息化的推进是以全民的广泛应用为驱动的。如果国民没有足够的信息素养，再好的信息技术、再好的网络应用都很难发挥其作用，甚至反而会助长负能量，带来坏影响。例如，网络信息的传播特性也让谣言扩散获得了新的途径，给一些别有用心的不法分子提供了传播谣言的平台。网络谣言的制造者和传播者穿上马甲，肆意制造谎言，混淆视听，蛊惑人心，误导网民。他们破坏了良好的网络生态，腐蚀着人们的精神家园，给社会稳定和经济发展带来极大的危害。这些都直接与我国国民的信息素养程度有关。所谓"谣言止于智者"，要想不被谣言蒙住双眼，最重要的就是提高我们对获取信息的判断能力。

如今,网络正渗透到社会、经济、生活的方方面面,国民信息素养也将成为制约我国信息化发展水平的重要因素。可以说,高水平的国民信息素养已成为建设信息化国家的重要前提。

第三节 信息道德规范

一、信息道德规范

信息伦理又称信息道德,它是调整人与人之间以及个人和社会之间信息关系的行为规范的总和。信息伦理不是由国家强行制定和强行执行的,是在信息活动中以善恶为标准,依靠人们的内心信念和特殊社会手段维系的。信息伦理结构的内容可概括为两个方面、三个层次。

所谓两个方面,即主观方面和客观方面。前者指人类个体在信息活动中以心理活动形式表现出来的道德观念、情感、行为和品质,如对信息劳动的价值认同,对非法窃取他人信息成果的鄙视等,即个人信息道德;后者指社会信息活动中人与人之间的关系及反映这种关系的行为准则与规范,如扬善抑恶、权利义务、契约精神等,即社会信息道德。

所谓三个层次,即信息道德意识、信息道德关系、信息道德活动。信息道德意识是信息伦理的第一个层次,包括与信息相关的道德观念、道德情感、道德意志、道德信念、道德理想等;信息道德关系是信息伦理的第二个层次,包括个人与个人的关系、个人与组织的关系、组织与组织的关系。信息道德关系是一种特殊的社会关系,是被经济关系和其他社会关系所决定、所派生出的人与人之间的信息关系。信息道德活动是信息伦理的第三个层次,包括信息道德行为、信息道德评价、信息道德教育和信息道德修养等。

二、信息道德失范现象

伴随着互联网的飞速发展,信息安全问题日益凸显,互联网在促进人类文明进步的同时,也给社会带来了前所未有的冲击和挑战。例如,网络攻击、网络恐怖等安全事件时有发生,侵犯个人隐私、窃取个人信息、诈骗网民钱财等违法犯罪行为时有发生,网上黄赌毒、网络谣言等屡见不鲜,已经成为影响国家公共安全的突出问题。网络空间不能成为违法犯罪的温床,要坚持依法治网,打击网络违法犯罪行为,全面推进网络空间法治化建设,打造一个健康清朗的互联网。

(一)全国"扫黄打非"工作小组

1989年8月底,中央发文,成立全国清理整顿书报刊领导小组,2002年改称为全国"扫黄打非"工作小组。"扫黄"是指扫除有黄色内容的书刊、音像制品、电子出版物及网上淫秽色情信息等危害人们身心健康、污染社会文化环境的文化垃圾。"打非"是指打击非法出版物,即打击违反《中华人民共和国宪法》规定的破坏社会安定、危害国家安全、煽动民族分裂的出版物,侵权盗版出版物以及其他非法出版物。"扫黄打非"的四大任务:开展查堵反制;打击淫秽色情;打击"三假";打击侵权盗版。官方网址:http://www.shdf.gov.cn/,如图1-3-1所示。

1988年12月27日,新闻出版署依据国务院《关于严禁淫秽物品的规定》和《关于重申严禁淫秽出版物的规定》,明确淫秽及色情出版物的认定标准,制定了《关于认定淫秽及色情出版物的暂行规定》。

2001年12月25日国务院第343号令《出版管理条例》规定,违禁非法出版物是指以否定党的领导、颠覆国家政权为最根本目的的国家严禁出版的非法出版物。主要包括以下几种:反对宪法确定的基本原则,危害国家统一、主权和领土完整的;泄露国家秘密、危害国家安全或者损害国家荣誉和利益的;煽动民族仇恨、民族歧视,破坏民族团结,或者侵害民族风俗、习惯的;宣扬邪教、迷信的;扰乱社会秩序,破坏社会稳定的;宣扬淫秽、赌博、暴力或者教唆犯罪的;侮辱或者诽谤他人,侵害他人合法权益的;危害社

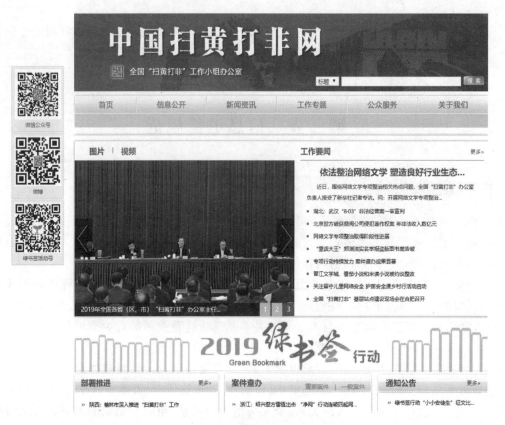

图 1-3-1　中国扫黄打非网

会公德或者民族优秀文化传统的;有法律、行政法规和国家规定禁止的其他内容的。

（二）相关法律法规

（1）1994 年 2 月 18 日中华人民共和国国务院令第 147 号发布,根据 2011 年 1 月 8 日《国务院关于废止和修改部分行政法规的决定》修订的《中华人民共和国计算机信息系统安全保护条例》第七条规定:任何组织或个人,不得利用计算机信息系统从事危害国家利益、集体利益和公民合法利益的活动,不得危害计算机信息系统的安全。

（2）1996 年 2 月 1 日中华人民共和国国务院令第 195 号发布,根据 1997 年 5 月 20 日《国务院关于修改〈中华人民共和国计算机信息网络国际联网管理暂行规定〉的决定》修订的《中华人民共和国计算机信息网络国际联网管理暂行规定》第四条规定:任何单位和个人不得利用国际联网危害国家安全、泄露国家秘密,不得侵犯国家的、社会的、集体的利益和公民的合法权益,不得从事违法犯罪活动。

（3）2000 年 12 月 28 日第九届全国人民代表大会常务委员会第十九次会议通过,根据 2011 年 1 月 8 日《国务院关于废止和修改部分行政法规的决定》修订《全国人民代表大会常务委员会关于维护互联网安全的决定》。对利用互联网从事侵犯国家安全、破坏社会秩序等行为,构成犯罪的,依照刑法有关规定追究刑事责任。

（4）2006 年 5 月 10 日国务院第 135 次常务会议通过的《信息网络传播权保护条例》第二条规定:权利人享有的信息网络传播权受著作权法和本条例保护。除法律、行政法规另有规定的外,任何组织或者个人将他人的作品、表演、录音录像制品通过信息网络向公众提供,应当取得权利人许可,并支付报酬。

（5）2012 年 12 月 28 日第十一届全国人民代表大会常务委员会第三十次会议通过的《全国人民代表大会常务委员会关于加强网络信息保护的决定》第一条规定:国家保护能够识别公民个人身份和涉及公民个人隐私的电子信息。任何组织和个人不得窃取或者以其他非法方式获取公民个人电子信息,不得出售或者非法向他人提供公民个人电子信息。

（6）2016 年 11 月 7 日第十二届全国人民代表大会常务委员会第二十四次会议通过了《中华人民共和国网络安全法》。为了保障网络安全,维护网络空间主权和国家安全、社会公共利益,保护公民、法人和其他组织的合法权益,促进经济社会信息化健康发展,制定本法。

（7）2016 年 12 月 1 日起施行的《互联网直播服务管理规定》第九条规定：互联网直播服务提供者以及互联网直播服务使用者不得利用互联网直播服务从事危害国家安全、破坏社会稳定、扰乱社会秩序、侵犯他人合法权益、传播淫秽色情等法律法规禁止的活动,不得利用互联网直播服务制作、复制、发布、传播法律法规禁止的信息内容。

（8）2017 年 6 月 1 日起施行的《互联网信息内容管理行政执法程序规定》第一章第二条规定：互联网信息内容管理部门依法实施行政执法,对违反有关互联网信息内容管理法律法规规章的行为实施行政处罚,适用本规定。

（9）2017 年 6 月 1 日起施行的《互联网新闻信息服务管理规定》第一章第三条规定：提供互联网新闻信息服务,应当遵守宪法、法律和行政法规,坚持为人民服务、为社会主义服务的方向,坚持正确舆论导向,发挥舆论监督作用,促进形成积极健康、向上向善的网络文化,维护国家利益和公共利益。

（10）2017 年 10 月 1 日起施行的《互联网论坛社区服务管理规定》及《互联网跟帖评论服务管理规定》第六条、2017 年 10 月 8 日起施行的《互联网群组信息服务管理规定》第十条、《互联网用户公众账号信息服务管理规定》第十一条规定：服务提供者不得利用互联网论坛社区、互联网群组、互联网用户公众账号传播法律法规和国家有关规定禁止的信息。

（11）中华人民共和国国家互联网信息办公室 2018 年 2 月 2 日发布的《微博客信息服务管理规定》第三条规定：国家互联网信息办公室负责全国微博客信息服务的监督管理执法工作。地方互联网信息办公室依据职责负责本行政区域内的微博客信息服务的监督管理执法工作。

2001 年 9 月 20 日中共中央印发了《公民道德建设实施纲要》,明确指出要充分认识加强公民道德建设的重要性、艰巨性、长期性和紧迫性,把公民道德建设放在突出位置来抓,促进依法治国与以德治国的紧密结合,推动经济和社会的全面发展。2001 年 11 月 22 日,团中央等部门向社会公布《全国青少年网络文明公约》,提出了"五要五不"的网络道德要求：要善于网上学习,不浏览不良信息；要诚实友好交流,不侮辱欺诈他人；要增强自护意识,不随意约会网友；要维护网络安全,不破坏网络秩序；要有益身心健康,不沉溺虚拟时空。

三、学术不端行为

学术不端行为是指违反学术规范、学术道德的行为,国际上一般用来指捏造数据(fabrication)、篡改数据(falsification)和剽窃(plagiarism)三种行为。

学术不端行为是学术界弄虚作假、行为不良或失范的一种不正之风,是一些人在学术方面剽窃他人研究成果,败坏学术风气,阻碍学术进步,违背科学精神和道德,抛弃科学实验数据的真实诚信原则,给科学和教育事业带来严重的负面影响,极大地损害学术形象的丑恶现象。例如,2019 年 2 月,某艺人因在直播中回答网友提问时,不知"什么是知网",被质疑博士学位论文造假。

为了加强高等学校学风建设,惩治学术不端行为,2009 年 3 月 19 日,教育部发出《关于严肃处理高等学校学术不端行为的通知》,列举了必须严肃处理的七种高校学术不端行为。

（1）抄袭、剽窃、侵吞他人学术成果。

（2）篡改他人学术成果。

（3）伪造或者篡改数据、文献,捏造事实。

（4）伪造注释。

（5）未参加创作,在他人学术成果上署名。

（6）未经他人许可,不当使用他人署名。

（7）其他学术不端行为。

2016 年 4 月 5 日教育部 2016 年第 14 次部长办公会议审议通过《高等学校预防与处理学术不端行为办法》,自 2016 年 9 月 1 日起施行。网址：http://www.moe.gov.cn/srcsite/A02/s5911/moe_621/201607/t20160718_272156.html。

2018年3月28日召开的中央全面深化改革委员会第一次会议通过《关于进一步加强科研诚信建设的若干意见》，并发出通知，要求各地区各部门结合实际认真贯彻落实。网址：http://www.most. gov.cn/kjzc/gjkjzc/gjkjzczh/201806/t20180607_139894.htm。

2018年11月5日，多部门印发了《关于对科研领域相关失信责任主体实施联合惩戒的合作备忘录》。网址：http://www.most.gov.cn/mostinfo/xinxifenlei/fgzc/gfxwj/gfxwj2018/201811/t20181114_142753.htm。

第四节　知识产权

知识产权又称知识所属权，指权利人对其智力劳动所创作的成果和经营活动中的标记、信誉所依法享有的专有权利，一般只在有限时间内有效。各种智力创造如发明、外观设计、文学和艺术作品，以及在商业中使用的标志、名称、图像，都可以被认为是某一个人或组织所拥有的知识产权。该词最早于17世纪中叶由法国学者卡普佐夫提出，后为比利时著名法学家皮卡第所发展，皮卡第将其定义为"一切来自知识活动的权利"。直到1967年《世界知识产权组织公约》签订以后，该词才逐渐为国际社会所普遍使用。根据我国《民法通则》的规定，知识产权属于民事权利，是基于创造性智力成果和工商业标记依法产生的权利的统称。例如，2019年2月，"童话大王"郑渊洁实名举报北京两家公司兜售盗版图书，侵犯其著作权。经缜密侦查，专案民警会同文化市场综合执法人员，分别在江苏省淮安市和北京市通州区捣毁涉案公司的2处仓储窝点，当场查扣75种侵权盗版书籍11万余册。涉案的14名犯罪嫌疑人均被依法采取刑事强制措施，并移送检察机关审查起诉。

知识产权是智力劳动产生的成果所有权，它是依照各国法律赋予符合条件的著作者以及发明者或成果拥有者在一定期限内享有的独占权利。其包含两类：著作权和工业产权。

一、著作权

著作权也称为版权、文学产权，是指自然人、法人或者其他组织对文学、艺术和科学作品依法享有的财产权利和精神权利的总称。主要包括著作权及与著作权有关的邻接权；通常我们说的知识产权主要是指计算机软件著作权和作品登记。

《中华人民共和国著作权法》第二条规定：

中国公民、法人或者其他组织的作品，不论是否发表，依照本法享有著作权。

外国人、无国籍人的作品根据其作者所属国或者经常居住地国同中国签订的协议或者共同参加的国际条约享有的著作权，受本法保护。

外国人、无国籍人的作品首先在中国境内出版的，依照本法享有著作权。

未与中国签订协议或者共同参加国际条约的国家的作者以及无国籍人的作品首次在中国参加的国际条约的成员国出版的，或者在成员国和非成员国同时出版的，受本法保护。

著作权的主要内容包括人身权和财产权。

（一）人身权

著作人身权是指作者通过创作表现个人风格的作品而依法享有获得名誉、声望和维护作品完整性的权利；又称著作精神权利，指作者对其作品所享有的各种与人身相联系或者密不可分而又无直接财产内容的权利。该权利由作者终身享有，不可转让、剥夺和限制。作者死后，一般由其继承人或者法定机构予以保护。

根据《中华人民共和国著作权法》的规定，著作人身权包括如下几点。

（1）发表权：决定作品是否公布于众的权利。

（2）署名权：表明作者身份，在作品上署名的权利。

（3）修改权：修改或者授权他人修改作品的权利。

（4）保护作品完整权：保护作品不受歪曲、篡改的权利。

（二）财产权

著作财产权是作者对其作品的自行使用和被他人使用而享有的以物质利益为内容的权利。著作财产权的内容具体如下。

（1）复制权：以印刷、复印、拓印、录音、录像、翻录、翻拍等方式将作品制作一份或者多份的权利。

（2）发行权：以出售或者赠与方式向公众提供作品的原件或者复制件的权利。

（3）出租权：有偿许可他人临时使用电影作品和以类似摄制电影的方法创作的作品、计算机软件的权利，计算机软件不是出租的主要标的除外。

（4）展览权：公开陈列美术作品、摄影作品的原件或者复制件的权利。

（5）表演权：公开表演作品，以及用各种手段公开播送作品的表演的权利。

（6）放映权：通过放映机、幻灯机等技术设备公开再现美术、摄影、电影和以类似摄制电影的方法创作的作品等的权利。

（7）广播权：以无线方式公开广播或者传播作品，以有线传播或者转播的方式向公众传播广播的作品，以及通过扩音器或者其他传送符号、声音、图像的类似工具向公众传播广播的作品的权利。

（8）信息网络传播权：以有线或者无线方式向公众提供作品，使公众可以在其个人选定的时间和地点获得作品的权利。

（9）摄制权：以摄制电影或者以类似摄制电影的方法将作品固定在载体上的权利。

（10）改编权：改变作品，创作出具有独创性的新作品的权利。

（11）翻译权：将作品从一种语言文字转换成另一种语言文字的权利。

（12）汇编权：将作品或者作品的片段通过选择或者编排，汇集成新作品的权利。

（13）应当由著作权人享有的其他权利。

（三）著作权的保护期限

作品的作者是公民的，保护期限至作者死亡之后第 50 年的 12 月 31 日；作品的作者是法人、其他组织的，保护期限到作者首次发表后第 50 年的 12 月 31 日；但作品自创作完成后 50 年未发表的，不再受《中华人民共和国著作权法》保护。但是作者的署名权、修改权、保护作品完整权的保护期不受限制。

二、工业产权

工业产权是指人们依法对应用于商品生产和流通中的创造发明和显著标记等智力成果，在一定地区和期限内享有的专有权。按照《保护工业产权巴黎公约》的规定，工业产权包括发明、实用新型、外观设计、商标、服务标记、厂商名称、货源标记、原产地名称以及制止不正当竞争的权利。我国的工业产权主要是指商标专用权和专利权。

（一）商标专用权

商标专用权，是指商标所有人依法对其注册商标所享有的专有权利。《中华人民共和国商标法》第三条规定，经商标局核准注册的商标为注册商标，商标注册人享有商标专用权，受法律保护。

商标专用权所包含的具体内容如下。

1. 专有使用权 商标所有人对自己的注册商标享有排他性的独占使用权，任何第三人不得在同类产品或服务上使用与商标所有人注册之商标相同或相类似的标志的权利。

2. 收益权——许可权 商标所有人通过将商标许可他人使用而自被许可人获得对价或报酬的权利，此即学说上的许可权。

3. 处分权

（1）转让权：商标所有人可以将商标权转让给第三人，转让可以是有偿也可以是无偿的。

（2）出资：商标所有人可以用商标进行出资设立公司等企业法人或合伙企业、个人独资企业等。

（3）质押：商标所有人可以将商标出质，设定权利质权用以担保自己或者第三人的债务。

（4）抛弃商标权：①明示抛弃：商标权人可以向商标局以明示的方式表示放弃商标权，并由商标局予以注销登记；②默示抛弃：商标所有人连续三年不使用注册商标的商标局注销商标；商标保护期限届满，超过宽限期商标所有人没有申请续期。

（二）专利权

专利权（patent right），简称专利，是发明创造人或其权利受让人对特定的发明创造在一定期限内依法享有的独占实施权，是知识产权的一种。我国于1984年公布专利法，1985年公布该法的实施细则，对有关事项做了具体规定。

1. 专利权的性质主要体现在三个方面

（1）排他性：又称独占性或专有性。专利权人对其拥有的专利权享有独占或排他的权利，未经其许可或者出现法律规定的特殊情况，任何人不得使用，否则即构成侵权。这是专利权（知识产权）最重要的法律特点之一。

（2）时间性：法律对专利权人的保护不是无期限的，而是有限制的，超过这一时间限制则不再予以保护，专利权随即成为人类共同财富，任何人都可以利用。《中华人民共和国专利法》（2008修正）第四十二条：发明专利权的期限为20年，实用新型专利权和外观设计专利权的期限为10年，均自申请日起计算。

（3）地域性：任何一项专利，只有依一定地域内的法律才得以产生并在该地域内受到法律保护。这也是区别于有形财产的另一个重要法律特征。根据该特征，依一国法律取得的专利权只在该国领域内受到法律保护，而在其他国家则不受该国家的法律保护，除非两国之间有双边的专利（知识产权）保护协定，或共同参加了有关保护专利（知识产权）的国际公约。

2. 专利权所包含的具体内容

（1）实施许可权：专利权人可以许可他人实施其专利技术并收取专利使用费。许可他人实施专利的，当事人应当订立书面合同。

（2）转让权：专利权可以转让。转让专利权的，当事人应当订立书面合同，并向国务院专利行政部门登记，由国务院专利行政部门予以公告，专利权的转让自登记之日起生效。中国单位或者个人向外国人转让专利权的，必须经国务院有关主管部门批准。

（3）标示权：专利权人享有在其专利产品或者该产品的包装上标明专利标记和专利号的权利。

3. 专利权所具有的法律特征

（1）专利权是两权一体的权利，既有人身权，又有财产权。

（2）专利权的取得须经专利局授予。

（3）专利权的发生以公开发明成果为前提。

（4）专利权具有利用性，专利权人如不实施或不许可他人实施其专利，有关部门将采取强制许可措施，使专利得到充分利用。

三、相关法律法规

随着科技的发展，侵犯专利权、著作权、商标专用权等侵犯知识产权的行为越来越多。为了更好地保护产权人利益，知识产权制度应运而生并不断完善。

（1）《中华人民共和国著作权法》于1990年9月7日第七届全国人民代表大会常务委员会第十五次会议通过，2001年10月27日第九届全国人民代表大会常务委员会第二十四次会议《关于修改〈中华人民共和国著作权法〉的决定》第一次修正，2010年2月26日第十一届全国人民代表大会常务委员会第十三次会议《关于修改〈中华人民共和国著作权法〉的决定》第二次修正，2010年4月1日起施行。

（2）《中华人民共和国著作权法实施条例》于2002年8月2日以中华人民共和国国务院令第359号公布，2011年1月8日《国务院关于废止和修改部分行政法规的决定》第一次修订，2013年1月30日《国务院关于修改〈中华人民共和国著作权法实施条例〉的决定》第二次修订，自2013年3月1日起施行。

(3)《中华人民共和国专利法》于 1984 年 3 月 12 日第六届全国人民代表大会常务委员会第四次会议通过,1992 年 9 月 4 日第七届全国人民代表大会常务委员会第二十七次会议《关于修改〈中华人民共和国专利法〉的决定》第一次修正,2000 年 8 月 25 日第九届全国人民代表大会常务委员会第十七次会议《关于修改〈中华人民共和国专利法〉的决定》第二次修正,2008 年 12 月 27 日第十一届全国人民代表大会常务委员会第六次会议《关于修改〈中华人民共和国专利法〉的决定》第三次修正,自 2009 年 10 月 1 日起施行。

(4)《中华人民共和国专利法实施细则》于 2001 年 6 月 15 日以中华人民共和国国务院令第 306 号公布,2002 年 12 月 28 日《国务院关于修改〈中华人民共和国专利法实施细则〉的决定》第一次修订,2010 年 1 月 9 日《国务院关于修改〈中华人民共和国专利法实施细则〉的决定》第二次修订,自 2010 年 2 月 1 日起施行。

(5)《中华人民共和国商标法》于 1982 年 8 月 23 日第五届全国人民代表大会常务委员会第二十四次会议通过,1993 年 2 月 22 日第七届全国人民代表大会常务委员会第三十次会议《关于修改〈中华人民共和国商标法〉的决定》第一次修正,2001 年 10 月 27 日第九届全国人民代表大会常务委员会第二十四次会议《关于修改〈中华人民共和国商标法〉的决定》第二次修正,2013 年 8 月 30 日第十二届全国人民代表大会常务委员会第四次会议《关于修改〈中华人民共和国商标法〉的决定》第三次修正,2019 年 4 月 23 日第十三届全国人民代表大会常务委员会第十次会议《关于修改〈中华人民共和国建筑法〉等八部法律的决定》第四次修正。.

(6)《中华人民共和国商标法实施条例》于 2002 年 8 月 3 日以中华人民共和国国务院令第 358 号公布,2014 年 4 月 29 日中华人民共和国国务院令第 651 号修订,自 2014 年 5 月 1 日起施行。

(7) 2017 年 4 月 24 日,最高人民法院首次发布《中国知识产权司法保护纲要(2016—2020)》,2018 年 2 月 27 日,中共中央办公厅、国务院办公厅印发《关于加强知识产权审判领域改革创新若干问题的意见》,另有《2018 年深入实施国家知识产权战略 加快建设知识产权强国推进计划》等重要文件发布,2019 年发布《2018 年中国知识产权发展状况评价报告》。

 课后练习

一、选择题

1. 文献的四个基本要素是一定的知识内容、记录知识和信息的符号、记录的方式和手段及( )。

A. 刻在木头上
B. 一定要记录在纸张上
C. 用于记录知识和信息的物质载体
D. 存在大脑中即可

2. 文献按载体的形式可分为( )。

A. 印刷型、缩微型、声像型和数字型
B. 图书、期刊、特种文献
C. 图书期刊、声像资料、光盘文献
D. 书本型、胶卷型、光盘型、电子型

3. 下列选项中属于连续出版物类型的有( )。

A. 图书
B. 学位论文
C. 科技期刊
D. 会议文献

4. 下列选项中属于特种文献类型的有( )。

A. 报纸
B. 图书
C. 科技期刊
D. 标准文献

5. 以刊载新闻和评论为主的文献是( )。

A. 图书
B. 报纸
C. 期刊
D. 会议文献

6. ( )是出版周期最短的定期连续出版物。

A. 图书
B. 期刊
C. 报纸
D. 学位论文

7. ( )是高校或科研机构的毕业生为获取学位而撰写的。

 Note

A. 学位论文　　　　B. 科技报告　　　　C. 会议文献　　　　D. 档案文献

8. 了解各个国家政治、经济、科技发展政策的重要文献源是（　　）。

A. 科技报告　　　　B. 政府出版物　　　　C. 标准文献　　　　D. 档案文献

9. 年鉴属于下列哪一类别？（　　）

A. 零次文献　　　　B. 一次文献　　　　C. 二次文献　　　　D. 三次文献

10. 下列哪种文献属于一次文献？（　　）

A. 图书　　　　B. 百科全书　　　　C. 综述　　　　D. 文摘

11. 以下各项属于二次文献的是（　　）。

A. 索引　　　　B. 期刊　　　　C. 学位论文　　　　D. 百科全书

12. 以下类型的文献属于三次文献的是（　　）。

A. 目录　　　　B. 标准　　　　C. 百科全书　　　　D. 科技报告

13. 信息素养的内涵不包括（　　）。

A. 信息意识　　　　B. 信息能力　　　　C. 信息道德　　　　D. 信息职业

14. 信息伦理在学术活动中的表现为（　　）。

A. 学术规范　　　　B. 行为规范　　　　C. 道德规范　　　　D. 法律规范

15. 国际连续出版物编号的英文缩写是（　　）。

A. ISSN　　　　B. ISBN　　　　C. ISCN　　　　D. ISDN

16. 联合国教科文组织从 1996 年起把每年的（　　）定为"世界读书日"，因为这一天是莎士比亚、塞万提斯和加尔西拉索·维加三位世界大文豪的逝世纪念日。

A. 4 月 23 日　　　　B. 9 月 25 日　　　　C. 3 月 21 日　　　　D. 5 月 11 日

17. 《中华人民共和国著作权法》规定，公民作品的财产保护期限为作者有生之年加死亡后（　　）。

A. 50 年　　　　B. 45 年　　　　C. 25 年　　　　D. 30 年

18. 我国发明专利的保护期是（　　）。

A. 10 年　　　　B. 20 年　　　　C. 30 年　　　　D. 40 年

19. 2008 年 7 月 6 日重庆晚报报道，7 岁的大象彼得经主人训练后，用鼻子为同伴画的一幅"肖像"卖出了 10 万美元的价格。现谁有此画的著作权？（　　）

A. 大象彼得　　　　B. 大象主人　　　　C. 购买此画的人　　　　D. 无人

二、简答题

1. 如何区分一次文献、二次文献和三次文献？

2. 简述我国《公民道德建设实施纲要》的主要内容。

3. 简述高校学术不端行为的七种失范现象。

4. 简述著作财产权的具体内容。

参考答案

第二章 文献检索基础

PPT 课件

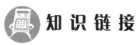 学习目标

1. 了解文献检索基本概念,以及计算机文献检索基础。
2. 了解文献统计分析的意义,熟悉常用引文数据库。
3. 熟悉文献检索语言,掌握文献检索方法。

内容框架

文献检索基础
- 文献检索语言
  - 文献检索语言基本概念
  - 中图分类法、主题法
  - 文献编目及检索原理
- 文献数据库基础
  - 文献数据库及类型
  - 文献检索方法、步骤
  - 检索效果评价
- 文献统计分析
  - 文献统计分析基础
  - 引文分析方法与引文数据库
  - 期刊引证报告及基本科学指标

知识链接

核心期刊目录:由权威评级机构编制的广泛收录各学科重点核心期刊的目录,主要用于满足图书馆对学术期刊的评估与订购需求,也可为学术期刊评价和读者选择阅读取向提供参考依据。

国外三大检索工具:科技部下属的中国科技信息研究所从 1987 年起,每年以国外三大检索工具 SCI、ISTP、Ei 为数据源进行学术排行。SCI,即《科学引文索引》,是自然科学领域基础理论学科方面全球最具权威的数据库。ISTP,即《科学技术会议录索引》,创刊于 1978 年,由美国科学情报研究所编制,主要收录国际上著名的科技会议文献。Ei,即《工程索引》,创刊于1884 年,由爱思唯尔编辑出版,主要收录工程技术领域的论文(主要为科技期刊和会议录论文)。SCI、ISTP、Ei 都属于二次文献数据库,因而仅收录文章的文摘,若要获取全文,则需通过其他途径。

文献检索(document retrieval),是指将信息按一定的方式组织和存储起来,并根据信息用户的需要找出有关的信息的过程。

文献检索的全称是信息的存储与检索(document storage and retrieval),这是广义的信息检索。广

Note

义的检索包括信息的存储和检索(storage and retrieval)两个过程。信息存储是将大量无序的信息集中起来,根据信息源的外表特征和内容特征,经过整理、分类、浓缩、标引等处理,使其系统化、有序化,并按一定的技术要求建成一个具有检索功能的数据库或检索系统,供人们检索和利用;而检索是指运用编制好的检索工具或检索系统,查找出满足用户要求的特定信息。

狭义的信息检索(retrieval)是指依据一定的方法,从已经组织好的有关文献集合中,查找并获取特定的相关文献的过程。这里的文献集合不是通常所指的文献本身,而是关于文献的信息或文献的线索,即以结构化文献信息为主要内容的数据库。

第一节　文献检索语言

一、文献检索语言

文献检索语言是信息存储与检索过程中用于描述信息特征和用户提问的一种专门的人工语言(人类根据预先建立的规则集编制而成的语言),实质是检索和标引之间的约定语言,即文献的标引用语和文献的检索用语都需使用同样的语言。

检索语言在信息检索中起着极其重要的作用,它是沟通信息存储与信息检索两个过程的桥梁。在信息存储过程中,用它来描述信息的内容和外部特征,从而形成检索标识;在检索过程中,用它来描述检索提问,从而形成提问标识;当提问标识与检索标识完全匹配或部分匹配时,结果即为命中文献。

按照文献的本质属性和非本质属性,可以将信息检索语言划分为表达文献外部特征的检索语言和描述文献内容特征的检索语言;按其结构原理,可分为分类检索语言(分类法)、主题检索语言(主题法)和代码检索语言;按其标识的组合使用方法,可分为先组式语言和后组式语言。

表达文献外部特征的检索语言,就是指依据文献外部特征,如文献的篇名(题目)、作者名、出版者、报告号、专利号等,将不同的文献按照篇名、作者名的字序进行排列,或者按照报告号、专利号的数序进行排列,所形成的以篇名、作者名及号码的检索途径来满足用户需求的检索语言。描述文献内容特征的检索语言是可简要概述、表达文献内容特征的检索语言,主要是指所论述的主题、观点、见解和结论等,如分类法、主题法。检索语言如图 2-1-1 所示。

(一)《中国图书馆分类法》

《中国图书馆分类法》是由国家图书馆《中国图书馆分类法》编辑委员会编纂的中国通用的大型综合性文献分类法,1975 年出版第 1 版,2010 年出版至第 5 版,分为"马列主义、毛泽东思想、邓小平理论""哲学宗教""社会科学""自然科学""综合性图书"5 大部类、22 个基本大类。基本采用层累标记制,使用字母与数字相结合的混合号码。主要供大型图书馆图书资料分类使用。另外,为适应不同图书信息机构及不同类型文献分类的需要,还出版有《中国图书馆分类法(简本)》和《〈中国图书馆分类法〉期刊分类表》等配套版本。图 2-1-2 所示为《中国图书馆分类法》基本大类。

以上 22 个基本大类叫做一级类目,往下展开又分为若干个子类,叫做二级类目,图 2-1-3 所示为 R 医药、卫生类的展开。

《中国图书馆分类法》的分类号采用字母与阿拉伯数字相结合的混合制号码,用英文学母代表一个大类,英文字母后的数字表示大类下划分出的各级下位类,数字的位代表分类等级。图 2-1-4 所示为《医学统计学》的中图分类号 R195.1。

在同一类书中,为了进一步细分而不增加分类表的篇幅,《中国图书馆分类法》采用复分方法,复分是将"-"连字符的复分号加于基本分类号之后,形成更专指的分类号。《中国图书馆分类法》通用复分表有 8 个,分别是总论复分表、世界地区表、中国地区表、国际时代表、中国时代表、世界种族与民族表、中国民族表、通用时间、地点表。例如,《实用人体解剖彩色图谱》的分类号是 R322-64,其中"-64"表示图谱。

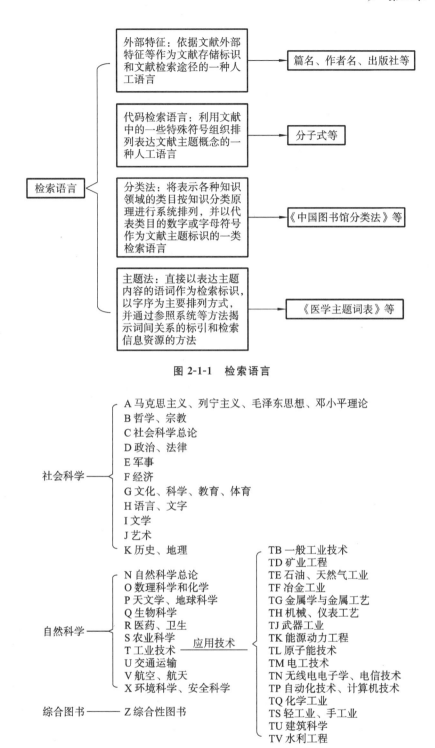

图 2-1-1 检索语言

图 2-1-2 《中国图书馆分类法》基本大类示意图

(二)《医学主题词表》

主题词表是反映文献内容的主题词及其词间关系组成的规范化词典。用语词作为概念标识进行字序排列,并用参照系统等方法间接显示概念之间的相互关系,明显有别于以类号作为概念标识的分类表,包括标题词表、单元词表、叙词表等。

主题词是各种主题法中用来表达文献主题内容的索引词的总称。一般包括标题词、单元词、叙词等规范化的索引词,有时还包括关键词等未经规范化处理的索引词。我国图书情报领域通常将叙词称为主题词。

《医学主题词表》(Medical Subject Headings,MeSH),是由美国国立医学图书馆(NLM)编辑出版

R	医药、卫生		
R-0	一般理论	R74	神经病学与精神病学
R-1	现状与发展	R75	皮肤病学与性病学
R-3	医学研究方法	R76	耳鼻咽喉科学
R1	预防医学、卫生学	R77	眼科学
R2	中国医学	R78	口腔科学
R3	基础医学	R79	外国民族医学
R4	临床医学	R8	特种医学
R5	内科学	R9	药学
R6	外科学		
R71	妇产科学		
R72	儿科学		
R73	肿瘤学		

图 2-1-3　R 医药、卫生类的展开

R　医药、卫生……………………（第一级类目）
R1 预防医学、卫生学……………（第二级类目）
　R19 保健组织与事业（卫生事业管理）………（第三级类目）
　　R195 卫生调查与统计……………………（第四级类目）
　　　R195.1 卫生统计学……………………（第五级类目）

图 2-1-4　《医学统计学》的中图分类号

的权威性主题词表,1960 年出版第一版。自 1963 年开始,NLM 为了使 MeSH 能及时准确地表达医学文献的内容,和医学文献保持同步的发展水平,每年要对词表的内容做一些修改补充和调整,并将其作为美国《医学索引》(Index Medicus,IM)第一期的第二部分每年随卷出版。从 1989 年起采用《医学索引增刊》(Supplement to Index Medicus)形式随卷单独出版。该词表有两种版本:一种是《医学主题词表》,是指导使用《医学索引》和《医学累积索引》主题部分的工具;另一种版本《医学主题词注释字顺表》(Medical Subiect Headings Annotated Alphabetic List,MeSHAAL),专供标引、编目和联机检索使用。这两种版本在收词范围、编排结构、使用方法等方面都基本相同,只是 MeSHAAL 增加了供标引、编目和联机检索使用的一些专用副主题词表、特征词和较详细的主题词注释,是 MeSH 的扩充版。我国由中国医学科学院医学信息研究所对 MeSHAAL 不定期地进行翻译更新,出版了 1979、1984 和 1992 年版的《英汉对照医学主题词注释字顺表》。我国的绝大部分生物医学文献检索工具是利用该表编制的,如《中目:医》《中目:草》《外目:医》《中国医学文摘》的主题索引。我国很多医学图书情报单位还用它来编制馆藏图书和期刊的主题目录。2016 年 MeSH 收词介绍如表 2-1-1 所示。

表 2-1-1　2016 年 MeSH 收词介绍

收词种类	含　　义	举　　例
叙词	又称主题词,是规范化的医学名词术语,一共有 27883 个叙词	冠状动脉疾病
限定词	又称副主题词,一共有 82 种。与主题词进行组配,对主题词的概念进行限定,使主题词有更高的专指性	诊断、护理、治疗
入口词	又称款目词、非主题词,是叙词的同义词、近义词或其他非常相关的术语,一共有 87000 多个入口词	冠状动脉心脏病、冠状动脉疾病、冠状动脉闭塞

二、文献编目

《图书馆·情报与文献学名词》对文献编目的定义:文献编目是按照一定的规则对文献信息资源进行著录,组织成目录并进行维护的过程。图 2-1-5 所示为文献编目与检索过程。

(一) 文献著录

编制文献目录是指按照一定规则,对文献的形式特征和内容特征进行分析、选择和记录的过程。著录的结果在书目数据库中称为书目记录。

一条书目记录表达了一个完整文献的特征,包括作者、书名、出版发行地、出版发行者、出版年月、页数、尺寸、国际标准书号、价格、分类号、主题词。它们大部分取自书名页和版权页上的信息。分类号及主题词是对图书内容特征进行揭示后所得到的分类检索标识和主题检索标识。

文献著录的本质是对文献特征进行揭示,著录质量的好坏将直接影响检索效果。如果提供的著录项目不完整、不准确,将会导致检索中发生误检和漏检。因此,文献著录的基本要求是准确和规范。准确性要求著录结果要全面、客观、准确地揭示文献的内容特征和形式特征。规范性要求著录要标准化,按照统一的方法著录文献。为此。1983年我国正式颁布了《文献著录总则》(GB 3792.1—83),旨在为文献著录的规范化提供指导性框架。表2-1-2所示为文献著录示例。

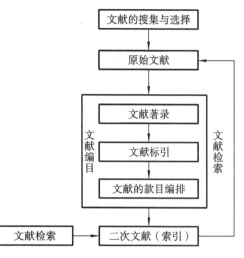

图 2-1-5　文献编目与检索过程

表 2-1-2　文献著录示例

书 的 著 录	期刊的著录
作者:刘慈欣 题名:三体 出版发行:重庆:重庆出版社,2016 版本:典藏版 载体形态:302页;21 cm ISBN:978-7-229-10060-5 文摘类型:I 中图分类号:I247.55 主题:科学幻想小说;中国;当代	来源:刊 题名:"深阅读"之争议与再思考 作者:李凡捷;李桂华 作者单位:四川大学公共管理学院信息资源管理系 刊名:国家图书馆学刊 卷期页码:2017,No.06 总第114期,p.16～25 出版单位:国家图书馆 中图分类号:G252.17 关键词:深阅读;争议;阅读推广;阅读参与;阅读体验 文摘:(略)
会议的著录	学位论文的著录
题名:现代医学中国化,传统医学国际化 关键词:现代医学;中国化;传统医学 作者:吴根诚;王彦青;张玉秋 作者单位:复旦大学基础医学院中西医结合学系 中国上海,200032;复旦大学中西医结合研究院 中国上海,200032 母体文献:第五届传统医学与现代医学比较国际学术大会论文集 会议名称:第五届传统医学与现代医学比较国际学术大会 会议时间:2016-08-25 会议地点:贵州兴义 主办单位:中国中西医结合学会 语种:中文 在线出版日期:2017年10月24日 页码:214-216 文摘:(略)	论文题目:科技情报机构知识服务能力研究 作者:杨春静 授予学位:硕士 导师姓名:程刚 授予学位单位:安徽财经大学 中图分类号:G358 论文页数:94 出版时间:2017年12月 主题词:科技情报机构;知识服务能力;模糊聚类分析;多属性决策方法 文摘:(略)

（二）文献标引

文献标引是在文献分析的基础上，以一定的检索语言作为依据，将文献中具有检索意义的内容特征及形式特征转换成相应的检索标识的过程（图 2-1-6）。

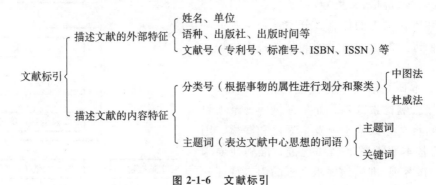

图 2-1-6　文献标引

（三）文献款目编排

款目是著录文献的结果，是反映文献的内容特征和形式特征的著录项目的组合，有时也可能包括文献著录的其他部分。款目名称及含义如表 2-1-3 所示。

表 2-1-3　款目名称及含义

款目名称	含　　义
题名款目	以文献题名为标目的款目，是组织题名目录与字典式目录的基础
责任者款目	以责任者名称为标目的款目，是组成责任者目录的主要内容
名称款目	以个人名称、团体名称和地理名称为标目的款目
分类款目	以文献的主要分类号为标目的分类款目
主题款目	以主题词为标目的款目
附加款目	利用文献次要特征为标目的款目。其作用是在同一种目录里充分反映文献内容，并再次提供检索途径，以补充主要款目的不足。附加款目包括题名附加款目、名称/题名附加款目、著者附加款目、主题附加款目和分类附加款目

（四）索引

索引是查找图书、期刊或其他文献中的语词、概念、篇目或其他事项的检索工具，通常由一系列按字序或其他逻辑次序排列的款目组成，其基本功能是揭示文献的内容和指引读者查找文献，也称为二次文献。索引名称及含义如表 2-1-4 所示。

表 2-1-4　索引名称及含义

索引名称	含　　义
题名索引	按照文献题名的字序排列、提供文献题名检索途径的索引。包括书名索引、刊名索引、报名索引、影视片名索引、诗歌首行索引等
关键词索引	从文献篇名、正文或文摘中的具有实际意义的词语中抽取出来编制成的索引
全文索引	将文献中出现的字、词、短语抽取出来编制而成的索引，是进行全文检索的基础
主题索引	以主题词为标目并按字序编排的索引，可揭示文献的主题内容，供读者查找有关主题的文献线索
分类索引	款目按某个分类体系编排的索引。利用这种索引，可以随时缩小检索范围或进行扩检
著者索引	按文献著者姓名字序排列，提供著者检索途径的索引。包括个人著者索引和团体著者索引
机构索引	以文献中涉及的机构名称为索引款目标目，并按机构名称字序排列的索引

续表

索引名称	含 义
名称索引	将文献中包含的名称事项按字序排列检索的索引。例如人名索引、团体名索引、会议名索引、系统名索引、软件名索引等
年度索引	按照年度出版的为某种检索刊物或普通期刊服务的各种辅助性索引的总称,是指引读者从文献的内容或外部特征出发查找该年度各期内相关内容的工具,如年度主题索引、年度著者索引等
专利索引	以专利说明书编号、专利申请号、专利权人、专利分类号等为标目,专供查找专利信息的索引

(五) 文献检索原理

文献检索系统是具有多种功能且相对独立的文献检索服务实体的统称。为满足用户的文献需求而建立,其构成要素包括存储在某种载体或设备上的有序文献集合、相应的存储、检索设备和技术以及相关服务体制,具有文献收集存储、检索服务等功能。文献检索原理如图 2-1-7 所示。检索者在查找所需文献时,只要以该文献检索系统所用的标识作为提问标识,与系统中文献信息特征标识进行比较,并将文献特征标识与提问标识一致的文献线索从检索系统中检出,检出的部分就是检索的结果。

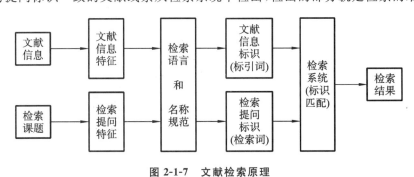

图 2-1-7 文献检索原理

第二节 数据库基础

《计算机科学技术名词》对数据库的定义有广义的和狭义的两种解释。广义上,它是关于数据处理(包括数据库系统)的一门学科,是涉及互相关联的数据集合的获取、转换、存储、查询及其应用的理论、方法和技术。狭义上,它是数据库系统的一个组成部分,是指集成的、共享的、无冗余的数据集合。

目前计算机技术已广泛应用于文献编目工作,文献著录的国际标准格式称为 MACK(machine readable catalogue)。文献编目所产生的书目记录以编码的形式和特定的数据结构保存在计算机存储介质上。一条书目记录对应一篇完整的文献,书目记录的集合构成了书目数据库。计算机检索本质上是代替了人的工作(手翻、眼看、脑子判断),即匹配。当检索提问词与书目数据库中记录的标引词一致时,就找到了符合要求的记录,即命中,所有命中记录的集合就是检索结果。因此,数据库是实现计算机检索必不可少的物质基础。下面就其类型和结构进行简单介绍。

一、数据库结构

数据库由字段(field)、记录(record)和文档(file)构成。

1. 字段 表中的每一列称为一个字段,每个字段都有相应的描述信息。字段是组成记录的基本信息单元,也是数据库检索的最基本单元。

2. 记录 表中的每一行称为一个记录,它由若干个字段组成。

3. 文档 由一组数据记录组成,数据库中的数据是以表为单位进行组织的。一个表是一组相关的按行排列的数据,每个表中都含有相同类型的信息。表实际上是一个二维表格。图 2-2-1 为书目数据库结构举例。

记录号	书名	作者	出版社	出版日期	ISBN	内容简介	分类
1	探索与创新法学卷：社会秩序如何构建	赵心愚，余仕麟主编	四川大学出版社	2014.08	978-7-5614-7921-6	略	政治法律
2	双边投资条约与中国能源投资安全	梁咏著	复旦大学出版社	2012.01	978-7-309-08732-1	略	政治法律
3	物权法疑难问题研究	王全弟，李峰主编	复旦大学出版社	2014.04	978-7-309-10302-1	略	政治法律
4	公共关系评论第1辑	吴友富主编	复旦大学出版社	2014.06	978-7-309-10236-9	略	政治法律
5	亚欧参与式预算民主参与的核心挑战	[法]伊夫·辛多默，[德]鲁道夫·特劳普-梅茨，张俊华主编	上海人民出版社	2012.01	978-7-208-10410-5	略	政治法律
6	转型世界中的政党、国家与治理——2014年比较政治发展报告	复旦大学陈树渠比较政治发展研究中心编	复旦大学出版社	2014.05	978-7-309-10635-0	略	政治法律
7	大转型开放社会秩序的生成逻辑	吴兴智著	学林出版社	2012.12	978-7-5486-0453-2	略	政治法律
8	构建新型国际关系改革开放以来的中国外交转型研究	钟龙彪著	天津人民出版社	2016.04	978-7-201-10243-6	略	政治法律
9	第十三个骑士	李达著	上海人民出版社	2016.07	978-7-208-13151-4	略	小说传记
10	高铁从这里出发	卢盘卿著	天津人民出版社	2016.06	978-7-201-10502-4	略	小说传记
11	犹在梦中	默音著	上海人民出版社	2016.03	978-7-208-13658-8	略	小说传记
12	想象的西藏	徐东著	上海人民出版社	2016.07	978-7-208-13911-4	略	小说传记

字段1、字段3、字段4、字段5、字段6、字段7、字段8、字段9；记录

图 2-2-1　书目数据库结构举例

一条完整的书目记录由若干描述文献某一方面特征的字段组成,如书名字段、作者字段、出版社字段、ISBN 字段、分类字段等,书目记录的集合构成了书目数据库。文档是指数据库记录的编排方式,一般包括顺排文档和倒排文档。顺排文档是按照自然顺序存储数据记录的文档,体现为记录号的大小顺序,它的组织方式为线型结构,逻辑顺序与物理顺序相一致,它构成了数据库的主体内容。在倒排文档中,记录的特征标识作为排列依据,其后列出含有此标识的记录号,使用倒排文档可以大大提高检索的效率。在检索过程中,不是由记录号查文献特征,而是由特征查记录号,与顺序文档检索功能正好相反,故称倒排文档。通过倒排文档只能检索到相关文献记录号和篇数,如果要输出文献的题录及文摘,还需访问顺排文档,即通过记录号获得文献的全部特征。

二、文献数据库的类型

文献数据库是以结构化文献信息为主要内容的数据库。产生于 20 世纪 60 年代初期,多数是在书本式检索刊物的基础上形成的。按内容可分为一次文献数据库(全文数据库)和二次文献数据库(书目、文摘、索引数据库)。

根据文献数据库收录信息内容不同,主要有以下类型的数据库。

1. 一次文献数据库　一次文献数据库又叫全文数据库,由包含正文在内的文献完整信息内容所构成的数据库,如期刊论文全文、报纸全文、会议论文全文、图书全文等。

2. 二次文献数据库　二次文献数据库包括书目数据库、文摘数据库和索引数据库。书目数据库由代表文献著录特征的信息构成的数据库,通常可以通过作者名、题名、主题词和关键词等进行检索。文摘数据库是由论文的摘要、题名及作者名等题录信息所构成的数据库。索引数据库是将文献中包括人名、地名、词语、概念及其他具有检索意义的事项,按照一定方式有序编排成各种索引,以供检索的数据库。

3. 数值数据库 数值数据库是由储存的数据和某些特殊符号组成的代码形成的数据库。主要收录原始调查报告、总结报告、统计报告、观测报告和实验报告等资料中摘录出的数值数据和表格,运用数据库理论和方法赋予检索标识,可供检索利用。

4. 统计数据库 统计数据库是以调查、统计活动过程中所取得的反映自然状况、国民经济和社会现象的数字资料和与之相联系的其他资料为内容的数据库,如中国统计数据库。

5. 事实数据库 事实数据库是以客观事实为内容的数据库,包含对客观事物的概念、属性和变化情况的描述信息,如人物传记数据库、企业名录数据库、产品指南数据库、成果介绍数据库、科技成果数据库、城建管理数据库等。

6. 音像数据库 音像数据库是用数字方式记录声音与影像所形成的数据库,如库客音乐数据库。

7. 图像数据库 图像数据库是包含数字图像或图形信息及相关文本说明资料的数据库,如公元图像数据库。

8. 多媒体数据库 多媒体数据库是由文本、图像、音频和视频等多媒体数据为内容组成的数据库,具有数据量大、结构复杂和时序性等特点,如新华社多媒体数据库。

根据内容聚合不同,数据库可以分为如下两种:①专题数据库是由特定主题、特定领域、特殊行业的相互关联的数据和信息所构成的数据库。可在有关软件的支持下,为特定服务对象提供专门信息服务。②特色数据库是能充分反映本单位在同行中具有文献和数据资源特色的信息汇总,是图书馆在充分利用自己的馆藏特色的基础上建立起来的一种具有本馆特色的数据库。

根据数据库使用方式不同,可以分为如下三种:①本地数据库是建立在本地信息服务系统中的数据库,可以是镜像或本地装载等形式;②远程数据库是存储在异地服务器中,通过网络远程提供访问和其他服务的数据库;③光盘数据库是将各种文献及媒体信息进行数字化处理后,存入光盘上形成的数据库;④网络数据库是通过互联网提供访问和服务的数据库。

三、检索方法

检索相关文献是最常见的检索问题,它是指检索某一主题的文献,相关方法主要有如下三种。

1. 常用法 按照检索时所关注的时间可分为顺查法、逆查法和抽查法三种。①顺查法是以问题发生的年代为起点,从最初的年代往近期查找,用于了解某一事物发展的全过程。此法查得全,但较费时。②逆查法是由近及远地查找文献,重点为近期。③抽查法是只需查找某一时间段的文献。

2. 追溯法 追溯法也叫引文法,利用原始文献所提供的参考文献,追踪查找参考文献的原文,其追溯过程可不断延伸。美国的《科学引文索引》(SCI)就是基于这种思想编制出来的。该法的优点是方便易行,缺点是作者列出的参考文献有限,故能够获得的文献不全,容易漏检。

3. 综合法 综合法是将以上两种方法结合起来使用,既进行常规检索,又利用文献所附的参考文献进行追溯检索。其优点是检索效率高,能较快地找到一批有价值的相关文献。对于一个新的课题来说,往往既不知道著者姓名,也不知道文献来源,这时只有从文献的内容特征入手,采用主题检索或分类途径查找相关文献。在收集资料的过程中,如果发现某篇文章较好,便可根据该文章的参考文献查找更多的相关文献。

四、检索步骤

检索步骤是指完成课题检索的具体安排。图 2-2-2 所示为文献检索步骤流程图。它包括分析课题、选择数据库、选择检索词、编写检索式及原文获取 5 个主要环节。检索前要弄清楚检索课题的类型及要求,选择恰当的数据库或检索工具书,并确定从何种检索途径入手,该查什么类目、选用什么检索词等,而在具体的检索过程中,则要随时浏览与分析检索结果,不断调整检索式,直到找出一定数量的相关文献为止。下面对检索步骤中的几个环节进行简单介绍。

1. 明确检索目的 一般来说,检索目的大致可以分为以下三种。

第一种是查找关于某一课题的系统详尽的信息,包括掌握其历史、现状和发展,如撰写毕业论文、申

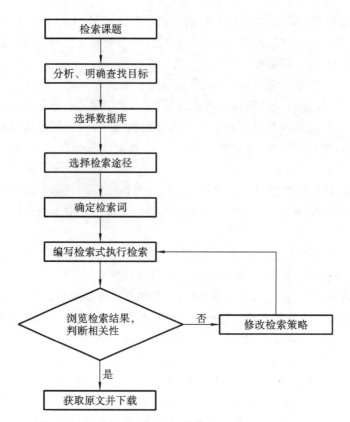

图 2-2-2 文献检索步骤流程图

请研究课题、进行科技成果查新等。这类需求要求检索全面、彻底,检索的资源类型多,覆盖的时间年限长,所以要求较高的"查全率"。

第二种是查找一些片断信息,解决一些具体问题。例如,用户在科学研究或生产过程中遇到了技术难题,需要参考国内外同行的经验和研究成果;撰写论文时,针对某个问题查找一些相关参考资料等。这类需求不需要查找大量资源,但必须针对性很强,结果必须准确,速度要快,所以要求较高的"查准率"。

第三种是查找关于某个课题的最新信息。这类需求的用户通常一直对某个课题进行跟踪研究,或从事管理决策,新技术、新项目的研发等工作,需要密切跟踪最新的研究成果,掌握最新科研动态,关注同行的研究进展,这就要求检索的资源必须是最新的,而且更新速度较快。这类需求对查准率和查全率没有很高的要求,属于要求查新类的课题。

2. 选择数据库 在全面分析课题的基础上,根据用户要求得到的信息类型、时间范围、课题检索经费支持等因素进行综合考虑后,选择相应的检索系统和数据库。正确选择数据库是保证检索成功的基础。熟悉各种数据库的收录学科范围是正确选择数据库的前提。

3. 选择检索词 检索途径是指检索的角度或路径。主要包括内容特征途径和外部特征途径两类。前者主要有分类途径、主题途径、代码途径等,后者主要有题名途径、责任者途径、编号途径(专利号、标准号、科技报告号)等。在文献检索中常用的检索途径有自由词(关键词)检索、主题词检索、分类检索和篇名检索等。

检索词是在检索时所用的表示提问主题的词、词组、数值或符号,是构成检索表达式的最基本单元。广义上可以理解为检索时向计算机提交的检索提问。确定检索词是整个检索过程中较难把握且容易出错的环节,检索词选择是否恰当,直接影响着检索结果。可以说合适的检索词是提高查全率和查准率的关键之一。

[例1]利用基因工程的手段提高植物中的淀粉含量。

第一步,从课题名称中提取概念如下:基因工程、淀粉、含量。

第二步,将概念词按重要性排序:淀粉(研究对象),基因工程(技术手段),提高淀粉含量(研究目的)。

第三步,编写检索式:淀粉 and 含量 and 基因工程。

[例2]检索小儿心脏瓣膜疾病诊断方面的文献。

第一步,从课题名称中提取概念如下:心脏瓣膜疾病、诊断、小儿。

第二步,心脏瓣膜疾病属于某一类疾病,具体的疾病名有主动脉瓣关闭不全、主动脉瓣狭窄、二尖瓣关闭不全、二尖瓣狭窄等至少20种。

第三步,编写检索式:(心脏瓣膜疾病 or 主动脉瓣关闭不全 or 主动脉瓣狭窄……)and 诊断 and(小儿 or 儿童)。

4. 调整检索策略 对检索出的文献进行综合分析与评价。如果符合检索要求,可直接输出检索结果;如果检索结果与检索期望存在差距,就要分析出现误检或漏检的原因,并进行检索策略的调整。检索策略调整包括调整数据库、调整检索途径、调整检索词、调整检索表达式,直至得到满意的结果。检索策略的调整有查全和查准两个不同方向。

5. 获取原文 利用文摘数据库查找文献时,其结果多为文献线索,此时还需要获取原文。原文获取从本质上讲是查找馆藏的问题。获取原文的途径包括网上查找原文、本馆馆藏、馆际互借或文献传递、联机订购等。获取的全文若打不开,要检查计算机系统是否装有与所下载文献格式一致的全文阅读器。

五、检索评价

检索评价是对利用检索系统开展的服务和产生的结果进行测评的过程。它衡量了检索结果对用户需求的满足程度,是检索效果的直接反映。其指标包括查全率、查准率、漏检率、误检率等。

查全率是某一检索系统检索出的相关文献数与该检索系统中相关文献总数之比。体现系统从特定文献集合中检出相关文献的能力,是衡量一个检索系统避免漏检的能力的指标。与此相对应的是漏检率,即未检出的相关文献量与文献库中相关文献总量之比,查全率高,漏检率必然低。查准率是某一检索系统检索出的相关文献数与检出的文献总数之比。体现系统拒绝不相关文献的能力,是衡量某一检索系统的信号噪声比的指标和衡量检索系统精度的尺度。与此相对应的是误检率,即检出的不相关文献量与检出的文献总量之比。

查全率与查准率表示了系统的"过滤能力",即让相关文献"通过",并"阻止"无关文献。查全率与查准率的计算公式如下:

$$R(查全率)=\frac{检出的相关文献量}{检索系统中相关文献总量}\times100\%=\frac{a(命中)}{a+c(漏检)}\times100\%$$

$$P(查准率)=\frac{检出的相关文献量}{检出的文献总量}\times100\%=\frac{a(命中)}{a+b(误检)}\times100\%$$

多年实践证明,在一次具体的检索操作中,通常采取策略提高查全率时会降低查准率;反之,提高查准率时又会降低查全率。查全率和查准率这种互逆的关系,使我们在检索中很难实现查准率和查全率均接近100%,因此,要取得较好的检索效果应兼顾二者,一般,查全率为60%~70%,查准率为40%~50%。查全率与查准率的关系如图2-2-3所示。

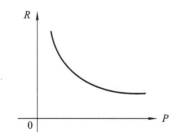

图 2-2-3 查全率与查准率的关系

在文献检索过程中,想提高查全率,就要使用较为宽泛的词语检索,这将导致检索结果中包含较多的无关文献;而要想提高查准率,就要选用较为专指的词语检索,这必然导致较多的相关文献漏检。因此我们检索时要根据课题的实际需求,确定是以查准为主还是以查全为主,或是寻求查准与查全之间的平衡。例如,对比 CNKI 中国学术期刊总库常用主题检索字段的检索效果,查准率排序为关键词>篇名>文摘>主题>全文,查全率排序为全文>主题>关键词>文摘>篇名。可以看出在 CNKI 中国学术期刊总库中查找某一主题的文献时,为了保证较高的查准率,首选篇名或关键词字段;用全文字段检索尽管查全率较高,但查准率很低,筛选相关文献与无关文献需要花费较多的时间。当然若查找的课题较新,文章较少时,则可选择文摘、主题或全文字段,以保证较高的查全率,不漏掉一篇相关文章。

第三节 文献统计分析

一、文献统计分析的必要性

文献的分析研究方法有很多种,大体上可以分为定性分析研究和定量分析研究。前者基于对文献内容的评价,后者是对文献统计数据的分析。早在 20 世纪 50 年代初,科学研究人员就曾按国家、部门、日期、作者的分布情况统计科学文献,以探明科学技术发展的特性,后来,逐渐形成一门新的学科——科学计量学,它作为科学学的一个分支而广泛发展。书目学起源较早,为了探明图书资料的特性,常用统计方法,从而产生一个新的分支——统计书目学。1969 年,Prichard 提出用计量书目学术语取代统计书目学,并定义为“用数学统计方法分析文献以探明文献本身、科学技术及科技人员的特性的一种科学方法”。

科学计量学与计量书目学,两者皆利用数学统计方法对文献进行定量分析研究。因此,将这两个分支合并,统称为文献计量学,即一门对文献进行定量分析研究的科学。

一个学科的成长,经历萌芽、发展、成熟、分化的过程。此过程中,表述该学科研究成果的文献资料在数量和内容构成上也会相应地发生变化。也就是说,当一个学科萌芽时,只有少数几篇文献,当它发展时,其文献资料量急剧增长,逐渐达到饱和状态,这标志着该学科已经成熟,很少有新的发展,如果分化出新的知识领域,则该门学科的文献量递减,这说明一个学科本身的成长过程与其文献在数量和内容构成上的变化具有密切的关系。近代科学技术发展的一个明显动向,就是学科之间的相互渗透。学科之间的相互渗透与文献之间的相互引用息息相关。我们利用学科成长与其文献在数量、内容构成和相互引用方面的变化之间的密切关系,就能追踪某一学科的产生、发展、分化、相互渗透及其动向。与此同时还能考察表述该学科的文献的某些重要特性,如某一专业文献随时间增长的曲线、科技文献的老化、分散规律等。我们要想对某一学科或知识领域做文献计量学的研究,就必须掌握全部有关文献资料来源。而各类检索工具(文摘、题录、索引等)一般说来具有报道某一学科或知识领域的全部或接近全部文献资料的简要内容,就很合适作为统计分析的依据。此外,引用文献资料也是文献计量学的分析研究对象。如前所述,表现科研成果的各篇论文之间不是孤立的,而是相互引证的。一篇论文的发表,往往在其末尾罗列一大堆“引用书目”或“参考文献”,这样,论文与论文之间便形成引证与被引证的关系。1964 年,美国费城科学情报研究所基于论文之间的相互引证的关系,开始编制一种新型检索工具——《科学引文索引》(Science Citation Index,SCI),它附有详细的统计资料,如果我们仔细分析研究这些统计资料,就能弄清某一知识领域的来龙去脉,从中得出某些值得借鉴的东西。

二、文献统计分析的类型

按照统计的对象和内容来划分,文献统计分析主要有以下几种类型。

1. 文献数量统计 文献数量统计(simple document counting)是最常见的文献定量分析之一,主要对图书、期刊、科技报告、专利文献等各类文献进行统计。如:统计某一学者、机构、地区、国家发表文献的数量随时间的分布,以分析其发展趋势;也可以统计某一学科、主题领域的文献数量随时间或地域的分布,以分析其发展趋势或进行横向比较。统计时会通过各种文献数据库,如 CNKI、SCI 等收集数据资料,按作者、机构、地区、国家、学科、主题等对文献数量进行统计。

2. 作者数量统计 作者人数反映了科学研究队伍的大小,而作者的发文量则反映了作者的科学生产力的大小。通过对不同学科、不同国家的作者数量的统计分析,可以了解这些学科、国家的研究发展水平、侧重点等。此外,对高被引作者的统计则为人才学、科学学研究提供数据。

3. 词频分析 词频分析(word frequency analysis)是文献内容分析的常用方法,主要以词频的高低揭示研究主题受关注的程度。这里的"词"是指能够表达文献主题特征的各类主题词,如用于主题标引的叙词。一般而言,某一主题词出现的频次越高,表明该主题的研究受关注的程度越高,可代表相关领域的研究热点。

学术论文一般要求在摘要之后给出 3~7 个关键词,这些关键词可作为词频分析的数据资料,可利用各类文献数据库收集数据资料,用 Excel 进行词频统计分析。

4. 引文数量统计 学术论文或著作所附的参考文献是文献被利用情况的客观记录,对它们进行统计分析就可以了解文献被利用的程度。

三、引文分析方法

引文分析是指利用统计学、图论、模糊数学等工具,从文献的引证关系入手对文献规律进行定量研究的方法,目的在于指示文献的数量特征及科学研究活动的内在规律性。

1. 文献引证关系 文献引证关系指的是文献的引用与被引用关系。作为科技论文的一个重要特征,作者会在文中采用尾注或脚注等形式与正文对应地列出所引用的文献,即参考文献,用以说明事实的出处。

通常将存在引证关系的两篇文献称为引证对,其中施引文献称为来源文献,而被引文献即参考文献,称为引文。引证对在内容上存在相关性是显而易见的。首先,研究者不会在论文中无缘无故地引用与其主题无关的文献。其次,在科学文献的结构体系中,每一篇文献都是科学发展进程中一个特定事件的记录,正如英国著名学者吉曼(J. M. Ziman)所说:没有一篇科学论文是孤立存在的,它是被深嵌在整个学科文献的系列之中。

存在引证关系的文献在内容上是相关的。将文献的引证关系加以揭示,无论是对文献检索还是对文献定量分析都有着现实意义。例如,人们常常从已知文献的参考文献出发搜集相关文献,即引文检索。此外,文献的引证关系反映了文献在学科上的有机联系,构成前后连贯的脉络。通过引文分析可以求本溯源,建立论文或期刊的学科联系,从而进行文献与科学结构的研究。

2. 引文网络图 文献的引证关系可以用图来表示。通常约定在一个文献集合中,每篇文献称为一个结点,若两篇文献之间存在引证关系,则可用带箭头的有向线段表示"引用",箭头由施引文献指向被引文献。由此得到的有向图称为引文网络图(citation network)。

图 2-3-1 所示为一引文网络示意图。其中的每篇文献按发表年份编号,用圆圈加编号表示,图中纵轴对应于论文的发表年份。

此外,从引文网络图中还可以看出两篇文献基于第三篇文献所建立的"间接"关系。如文献 7、9,由于它们共同引用了文献 2、3、6,可以推断它们的内容也许有相关性。与此类似,文献 2、3 同时被文献 6、7、9 所引用,在内容上也可能有相关性。前者称为引文耦合(bibliographic coupling),后者称为同被引(cocitation)。具有引文耦合的两篇文献,其内容的相关性大小可以用引文耦合频次来表征,它是指这两篇文献具有相同参考文献的篇数。显然,两篇文献的引文耦合频次越高,它们在内容上的相关性越大。与此类似,具有同被引关系

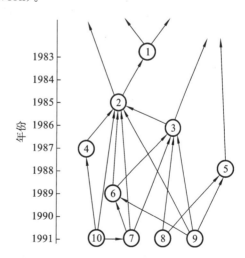

图 2-3-1 引文网络示意图

的两篇文献在内容上的相关性可以用同被引频次来表征,它是指同时将这两篇文献作为引文的文献篇数。显然,两篇文献的同被引频次越高,这两篇文献在内容上的相关性越大。

在图 2-3-1 中,文献 7、9 具有 3 篇相同的参考文献,故它们的引文耦合频次为 3;文献 2、3 同时被文献 6、7、9 引用,故同被引频次为 3。

3. 引文数据库　引文数据库就是一种以文献之间的引证与被引证关系为基础的数据库。引文数据库的作用如下:①通过引文数据库的来源文献和被引文献的检索功能,可以获取更多相关文献信息;②通过追溯论文的参考文献信息,可以扩大检索范围,并了解研究人员对学术资源的利用状况;③通过对某一学科领域的论文发表和论著被引用情况进行检索和分析,可以了解专业人员在该领域的研究工作,或该学科领域学术研究的历史渊源,追踪学科的发展动态和最新进展;④通过引文数据库,可获取机构、学科、学者、期刊等多种类型的统计数据,为学术研究评价、科研绩效评价、期刊质量评价和科学发展等方面的评价提供定量依据。

常用的引文数据库如表 2-3-1 所示。

表 2-3-1　常用的引文数据库

数据库名称	简　介
Web of Science	简称 WOS,由美国科技信息研究所提供。它是最常用的引文数据库。但用它来收集引文数据存在诸多不足,其中最突出的问题是收录范围不均衡,非英语国家的出版物收录偏低
Scopus	目前世界上最大的、具有引文检索功能的文摘数据库,由荷兰爱思唯尔出版商提供。该数据库收录全球 5000 多家出版商的 18000 多种出版物,涵盖 WOS、Ei 及 Medline。收录内容来源地域更加均衡,以充分体现多样性与地域均衡性
Google Scholar	由谷歌公司提供的免费学术搜索工具。它的一大亮点是提供引文链接。用户单击条目下方的"Cited by"(引用次数)即可搜索引用文献。这些文献不仅包括引文数据库中的引用文献,同时还包括在书籍中和各类非联机出版书中的引用文献
中国科学引文数据库(CSCD)	由中国科学院文献情报中心提供,创建于 1989 年。目标是打造中国的"SCI"。目前通过 ISI 的 Web of Knowledge 提供服务。CSCD 收录我国科技类期刊 1200 余种
中国科技论文与引文分析数据库(CSTPC)	由中国科技信息研究所提供,创建于 1989 年。其收录范围为中国自然科学统计源刊和主要社会科学类核心源刊
中文社会科学引文索引(CSSCI)	由南京大学中国社会科学研究评价中心提供,创建于 1998 年。其收录范围为中国大陆出版的中文人文科学、社会科学学术期刊 500 余种
中国人文社会科学引文数据库	由中国社科院文献情报中心提供,学科范围涉及人文社会科学研究的各个领域。收录的期刊有 600 多种
CNKI 中国科学引文数据库(CCD)	由中国学术期刊(光盘版)电子杂志社提供。收录范围为中国学术期刊电子杂志社出版的源数据库产品中的文献和参考文献

4. JCR 及相关指标　《期刊引证报告》(Journal Citation Reports,JCR)是一种评价期刊的重要工具。1975 年由美国科学情报研究所开始出版印刷本,之后由汤森路透公司发布数据库,包括自然科学和社会科学两个专题,每年发布一次。

JCR 以 ISI 引文索引数据库两年的数据为统计周期,对期刊的引用与被引用情况进行系统归类、整理和分析。它从期刊的载文量、论文的被引频次等原始数据出发,利用统计方法对期刊在相关学科中的相对重要性做出定量评价。JCR 用于期刊评价的定量指标有如下几个。

1)载文量　某期刊在一定时期内所刊载的论文的数量。

2)被引频次　以一定数量的统计源(来源期刊)为基础而统计的特定对象被来源期刊所引用的总次数。

3)影响因子　一种期刊评价指标。某期刊前两年发表的论文在统计当年的总被引次数除以该期刊在前两年内发表的论文总数。最初出现于美国科技情报研究所出版的《期刊引证报告》中。从 2009

年开始,该报告又增加了五年影响因子的指标,即统计时间范围为五年。在同一学科中,影响因子越大,那么它在该学科的影响力也越大。

4) 自引 在引用文献的行为中,限于主体本身范围内的引用,如作者引用自己之前发表的文献。

5) 他引 文献被除作者及合作者以外的其他人引用的现象,即引用文献和被引用文献中没有相同的作者。

6) 半衰期 表征文献老化速度的指标,分为历时半衰期和共时半衰期。历时半衰期指某学科(专业)已发表的文献中有一半已不被使用的时间。共时半衰期又称中值引文年龄,指某学科(专业)现时尚在利用的全部文献中较新的一半发表的时间。

课后练习

1. 广义的信息检索包含两个过程,即( )。

A. 检索与利用　　　　B. 存储与检索　　　　C. 存储与利用　　　　D. 检索与报道

2. 计算机信息检索的实质就是由计算机将输入的检索策略与检索系统中存储的文献特征标志及逻辑组配关系进行( )的过程。

A. 逻辑运算　　　　B. 匹配运算　　　　C. 位置运算　　　　D. 精准运算

3. 使用分类语言对信息进行描述和标引,主要是可以把( )信息集中在一起。

A. 同一作者　　　　B. 同一学科　　　　C. 同一主题　　　　D. A+B+C

4. 《中国图书馆分类法》将图书分成( )。

A. 5 大部分 22 个大类　　　　　　　　B. 5 大部分 26 个大类

C. 6 大部分 22 个大类　　　　　　　　D. 6 大部分 26 个大类

5. ( )检索是根据文献的内容特征进行检索的。

A. 分类途径　　　　B. 号码途径　　　　C. 作者途径　　　　D. 刊名途径

6. ( )属于文献的外部特征。

A. 作者　　　　B. 主题词　　　　C. 文摘　　　　D. 分类号

7. 如果对某个课题进行主题检索时,可选择的检索字段有( )。

A. 关键词　　　　B. 作者　　　　C. 刊名　　　　D. 篇名

8. 记录是对某一实体的全部属性进行描述的结果,在全文数据库中一条记录相当于( ),在书目数据库中,一条记录相当于( )。

A. 一条文摘,一篇完整的文献　　　　　　B. 一条文摘,一条题录

C. 一篇完整的文献,一条题录或文摘　　　D. 一条题录,一条文摘

9. 利用文献末尾所附参考文献进行检索的方法是( )。

A. 倒查法　　　　B. 顺查法　　　　C. 追溯法　　　　D. 抽查法

10. 小王在某个数据库中检索到了 90 篇文献,查全率和查准率分别为 40%、80%,则全部相关文献有( )篇。

A. 90　　　　B. 225　　　　C. 72　　　　D. 180

11. ( )是未检出的相关信息量与系统库中实际与课题相关的信息总量的比例。

A. 查全率　　　　B. 查准率　　　　C. 误检率　　　　D. 漏检率

12. ( )不是文献检索的一般要求。

A. 检索时间要短　　　　B. 检出文献要多　　　　C. 检索花费要少　　　　D. 参考价值要大

13. 如果需要检索某位作者的文摘被引用的情况,应该检索( )。

A. 分类索引　　　　B. 作者索引　　　　C. 引文索引　　　　D. 主题索引

14. ( )是报道文献出版或收藏信息为主要功能的工具。

A. 题录　　　　　B. 索引　　　　　C. 文摘　　　　　D. 目录

15. 世界三大指标性检索工具中最重要的是(　　)。

A. EI　　　　　B. SD　　　　　C. SCI　　　　　D. CPCI

16. 一篇文章后所附的参考文献称为(　　)。

A. 引文文献　　　　B. 引文著者　　　　C. 来源文献　　　　D. 来源著者

17. 非同一位作者和非同一期刊之间的引用称为(　　)。

A. 引文　　　　B. 索引　　　　C. 自引　　　　D. 他引

18. 期刊论文记录中的"文献出处"字段是指(　　)。

A. 论文作者　　　　　　　　　　B. 论文作者的工作单位

C. 刊载论文的期刊名称及年卷期、起止页码　　D. 收录论文的数据库

19. 文献检索的正确过程是(　　)。

①选择检索途径　②选取数据库　③确定检索词　④获取原文　⑤确定检索目的　⑥研究课题

A. ①②③④⑤⑥　　B. ⑥⑤②①③④　　C. ②①⑥③⑤④　　D. ⑤③①②⑥④

20. 要查找吴敬琏所发表的文章，首选途径为(　　)。

A. 题名途径　　　　B. 号码途径　　　　C. 著者途径　　　　D. 以上都行

参考答案

第三章 图书馆资源与服务

PPT 课件

学习目标

1.了解图书馆的定义、类型和基本职能。
2.了解图书馆资源构成、管理和服务。
3.掌握馆藏文献的检索与利用。

内容框架

图书馆资源和服务
- 图书馆：图书馆定义、职能和类型
- 图书馆资源：信息资源、人力资源、设施资源
- 图书馆服务
  - 文献流通服务
  - 参考咨询服务
  - 文献检索服务
  - 读者培训与阅读推广服务
  - 学科服务
- 馆藏书刊利用
  - 书刊组织：索书号与排架
  - 馆藏目录检索
    - 单馆馆藏目录查询系统：ILASⅢ图文管理系统
    - 联合目录查询系统
      - 国家图书馆联机公共目录查询系统
      - CALIS 联合目录公共检索系统

知识链接

　　呈缴本制度，是指一个国家或地区为完整地收集和保存全部出版物，用法律或法令形式规定所有出版机构或负有出版责任的单位，凡出版一种出版物，必须向指定的图书馆或出版主管机关免费缴送一定数量的样本。此样本称为呈缴本、样本或缴送本。目前世界上各主要国家的国家图书馆都接受呈缴本，它在一定程度上保证了国家图书馆收藏图书的全面性。

第一节　图书馆概述

一、图书馆定义

从世界第一个图书馆定义出现以来，至今已有 195 年的历史。最早提出图书馆定义的是德国人施

Note

35

莱廷格,他曾在《试用图书馆学教科书大全》(1808年)中给图书馆下了一个比较严密的定义。他说:"我所说的图书馆,是将收集的相当数量的图书,加以整理,根据求知者的各种要求,不费时间地提供给他们利用。"1933年出版的《中国大百科全书》认为:图书馆是收集、整理和保存文献资料并向读者提供利用的科学、文化、教育机构。因此,要能快速准确地找到所需文献,就要了解图书馆,并学会利用图书馆。

《图书馆·情报与文献学名词》(第一版)较全面地给出了图书馆的定义:图书馆是搜集、整理、收藏图书报刊等文献信息资料和为读者提供文献使用及参考咨询服务的文献信息机构,也是为一定社会、政治、经济服务的文化教育机构。相对于传统图书馆,数字与网络环境下图书馆藏品的载体发生了很大变化,不仅包括传统的纸质文献,还包括数字资源和音、视频资料。当代图书馆不仅被视为文献信息中心,更被视为知识中心和学习中心。

二、图书馆职能

图书馆是一种社会机构,其职能一般归纳为两大范畴,即图书馆基本职能和图书馆社会职能。国际图书馆协会联合会(IFLA)1975年在法国里昂召开的图书馆职能科学讨论会上,一致认为现代图书馆的职能有四种:①保存人类文化遗产;②开展社会教育;③传递科学情报;④开发智力资源。另外,图书馆作为一个文化教育机构,在人民生活水平日益提高的今天,还为满足社会成员需要提供了第五种功能,即提供文化娱乐。文化欣赏娱乐消遣的职能是新时代的社会需求赋予图书馆的职能。

日本野村综合研究所情报管理开发室长井上如在《大学图书馆的经济管理》一文中认为,图书馆的工作通常可分为三部分来考虑,那就是收集、整理和提供。其中提供又可以叫做使用或服务。图书馆职能通常是通过图书馆的业务工作实现的,一般包括文献的收集、整理、典藏和服务四个部分。如图书馆有专门的采访人员,根据学校教学科研需求、读者需求进行馆藏文献建设;专业的编目人员对馆藏文献进行分类、管理;流通部门为读者提供报刊阅览、图书借阅、馆际互借等服务;图书馆还为读者提供计算机检索、参考咨询、读者培训等服务,以提高文献资源的利用。

三、图书馆类型

国际标准化组织于1974年颁布了《国际图书馆统计标准》(ISO 2789—1974),将图书馆分为六大类。

1) 国家图书馆 负责收藏本国的主要出版物,以及各种珍本、善本特藏文献,起着国家总书库的作用,如呈缴本制度。

2) 高校图书馆 各类高等院校图书馆,它们主要为本校师生服务。

3) 其他主要的非专门图书馆 具有学术特征的非专门图书馆。

4) 学校图书馆 中小学图书馆。

5) 专业图书馆 由协会、学会、政府部门、商业公司或其他团体支持的图书馆。

6) 公共图书馆 那些免费或只收少量费用,为一个区域的公众服务的图书馆。

基于此国际标准,结合国情,我国通常按图书馆的管理体制(隶属关系)进行划分,如文化系统图书馆,教育系统图书馆,科学研究系统图书馆,工会系统图书馆,军事系统图书馆等。通常认为公共图书馆、科学图书馆、高等院校图书馆是我国整个图书馆事业的三大支柱。

第二节　图书馆资源与服务

一、图书馆资源

图书馆资源是指图书馆为了利用而组织起来的相互联系的多种资源的动态有机整体,它主要由信息资源、人力资源、设施资源三个方面构成。

1. 信息资源 信息资源是图书馆赖以生存的基础,可分为馆藏信息资源和网络信息资源。馆藏信息资源是指图书馆收藏的、为用户提供信息需求服务的各类信息资源,包括印刷型和数字型。印刷型馆藏资源包括纸质图书、期刊、报纸、学位论文、古籍、非公开出版物等;数字型馆藏资源包括录音带、录像带、多媒体光盘、微缩胶片、电子书等,也有通过购买获得使用权的各种中外文文献数据库,如中国知网、维普中刊、Springer、PubMed 等,还有具有所有权的自建数据库,如学位论文数据库等。网络信息资源是指以互联网方式向用户提供服务的各类信息资源,如社会信息,网络信息具有一定的动态性。图3-2-1所示为现代图书馆信息资源构成。

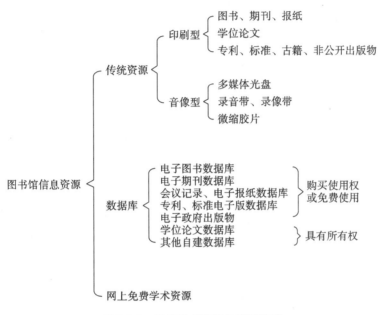

图 3-2-1　现代图书馆信息资源构成

2. 人力资源 人力资源是图书馆发展的关键因素,包括图书馆各种人员及由人员衍生出的管理方法,相关人员可分为图书馆员、读者。其中图书馆员资源在逻辑上又包括图书馆理论和方法、图书馆政策和法规、技术资源等,因为这些资源是图书馆员的智力结晶;把图书馆员以外的读者资源纳入人力资源的研究范围中,实质上是让读者参与图书馆管理,将为图书馆事业注入新的活力,如有些馆建立的专家顾问团、青年志愿者服务队、学生图书馆管理协会等都是对读者资源的开发。

3. 设施资源 设施资源包括图书馆建筑、设备资源和馆内用品。其中,设备资源占主体,又可分为传统和现代两种:前者包括书架、桌椅等设备;后者包括电子计算机等设备,它是现代图书馆的标志。设施资源是图书馆的物质基础,特别是现代化设备的配置已成为现代图书馆的标志,因而越来越受到重视和建设。

二、图书馆服务

图书馆利用馆藏文献信息、设备设施等各种图书馆资源,向读者或用户提供文献信息或情报的一系列活动称为图书馆服务,有时也称图书馆读者工作。现代图书馆包括发展读者(如发放借书证)、读者研究、文献流通和推广服务(包括文献外借、阅览服务、文献复制服务、馆际互借、流动图书馆服务等)、馆藏报道、阅读推广、参考咨询和文献检索、读者教育等。图书馆服务的原则是"读者第一""用户至上",一切从方便读者出发,对不同类型的读者提供有区别的服务。一般主要包括以下几种服务形式。

1. 文献流通服务 文献流通服务是指图书馆以馆内阅览、外借、文献复制、馆际互借、文献传递等方式将馆藏提供给用户使用的服务工作。包括以下几种:①阅览服务:图书馆根据文献类型设立了多个阅览室,如图书阅览室、期刊阅览室、电子阅览室,以方便读者阅读不同类型的资源。为此,还提供了座位预约服务。②借阅服务：允许读者通过办理必要的借书手续将图书携出馆外，并要求在规定的时间内还回。为此，还提供了到期提醒、催还服务等。③馆际互借：也可以根据图书馆之间的协定，将读者需要的文献实体或其复本，从合作图书馆借出或传递到本馆，以弥补本馆馆藏不足。④文献传递：图书馆或其他文献收藏机构根据读者需求，直接向读者提供其所需要文献的服务形式。常见的方式有邮寄借书、送书上门等，近年常指将馆藏文献以实体或电子形式送到读者居住地或发送到电子邮箱。⑤保存本：图书馆为保证本馆藏书品种齐备而将每种入藏图书的其中一册加盖特殊标记，单独入库保存的藏书。通常不外借，仅供特殊需要者在馆内查阅或复印。⑥流动图书馆服务：为远离图书馆或不便于到馆的读者及潜在读者提供的馆外文献服务。在很多国家，图书馆界意识到当代社会要求图书馆加强社会职能，应将图书馆服务扩展到广大的潜在读者群中去，因此，图书馆开始广泛开展多种多样的流动服务。

2. 参考咨询服务　参考咨询是图书馆服务的重要组成部分，是读者向图书馆工作人员或其他专家提问并获得解答的一种信息服务方式。它最早出现于1876年的美国，迄今已有100多年的历史。身为"图书馆的心脏"，在开发和报道文献资源、为读者提供信息服务、充分利用智力资源、宣传和扩大图书馆的影响等方面，参考咨询服务一直发挥着至关重要的作用，占据着不可或缺的地位。随着网络技术和信息科学的飞速发展，参考咨询的形式和内容都发生了根本性的改变，在线咨询、实时咨询、互动咨询、可视咨询等各种方式纷纷涌现，为读者提供了网络时代实时、动态、便捷、高效的信息服务。

3. 文献检索服务　文献检索服务是根据用户的要求由专门人员帮助或代替用户查找情报资料并将结果提供给用户的一种情报服务工作。检索服务按照检索手段分为手工检索服务、计算机检索服务和联机检索服务3种类型。检索服务的方式主要有5种：①回溯检索（RS）服务：根据用户需求，对现有文献进行彻底、详尽的检索，把与课题有关的一切文献全部查找出来，提供给用户。②定题情报检索（SDI）服务：针对用户需求，定期提供各种新情报，让用户能及时掌握与自己的生产、科研或教学有关的最新资料，又称"对口服务""跟踪服务"或"主动服务"。③数值型或事实型数据检索服务：提供浓缩式的一次情报，又称"纯情报"，其内容为各种科学数据和事实，如各种物理常数、物质特性及参数、化学分子式以及市场行情等。④全文检索服务：利用各种方法、手段和渠道设法找到用户选中的文献资料，并提供给用户。⑤用户辅导服务：帮助用户学会检索的一项重要服务方式，与提高查全率和查准率有直接关系。

4. 读者培训与阅读推广服务　读者培训就是图书馆利用各种形式的宣传和培训讲座，如开展新生入馆教育、开设文献检索与利用课程、开展不同应用的讲座、开展畅销书书展等，以此来宣传图书馆资源和服务，提高读者获取和利用图书馆文献信息的能力。许多图书馆都拥有自己的网站，通过图书馆主页向读者提供本馆的资源与服务。随着移动互联网和智能手机的广泛普及，用户更喜欢通过移动图书馆或图书馆微信公众号来了解图书馆或使用资源和服务。

阅读推广是图书馆通过精心的创意、策划，将读者的注意力从海量馆藏引导到小范围有吸引力的馆藏，以提高馆藏流通量和利用率的活动。图书馆主要通过开展读书征文、读书知识竞赛、搜书大赛、"读书之星"评比、真人图书馆、读书沙龙、精品图书展览、国学经典大赛等多种多样的活动，使阅读推广成为社区、校园读者的特殊体验，划入记忆，形成期待，使读者在持续体验和潜移默化中爱上阅读，爱上图书馆。

5. 学科服务　学科服务是以用户需求为中心，以学科馆员的专业知识和相关专业知识为基础，依托图书馆文献信息服务平台，在一定条件下为学科用户开展的深层次信息服务。随着国内图书馆学科馆员制度的引入，学科服务成为图书馆读者服务的一项重要内容。与传统的参考咨询服务相比，学科服务是一项开拓性的主动参与式的创新服务，它要求学科馆员深入到用户的科研或教学活动中，帮助他们发现和提供更多的专业资源和信息导航，为用户的研究和工作提供针对性很强的信息服务，如提供学科资源保障体系建设、全方位学科咨询等，它是图书馆创新精神和个性化服务特征的具体体现。

第三节　馆藏书刊利用

图书馆馆藏印刷型文献主要由图书和期刊两大类组成,每一本书和刊在书架或期刊架上都有一个固定的位置,它们分别以一定的规则排列,便于读者检索和利用。

一、书刊组织与排架

(一) 索书号

早期的图书馆大多采取闭架管理,即读者不能接近书架直接查阅书刊,而需由图书馆工作人员根据借阅请求代取书刊。随着管理技术的发展,各图书馆普遍采取开架借阅形式,即读者可直接进入书库,从书架上自由选取所需书刊。这就要求读者了解图书馆图书和期刊的排架、检索方法,才能更好地获取所需资源。

图书馆的书刊通常按学科分类,按索书号的顺序排架。索书号又称排架号,它是每种图书在图书馆整个藏书体系中特有位置的号码,也是图书排架、读者索书和藏书清点的标志和依据。索书号标签通常贴在书脊下方,便于读者识别。根据藏书组织方式的不同,可分为分类索书号及固定排架索书号等种类。

分类索书号由分类号和书次号两部分组成,用"/"或空格分隔。分类号是根据《中国图书馆分类法》确定图书所属的学科类别,书次号为区分同类书籍中的不同图书而编制的号码,规定着这些图书的排列次序。如:《医学文献检索》索书号 G254.9/34,其中 G254.9 是分类号,34 是书次号。

国内书次号的划分尚无统一标准,但常采用以下三种。

1. 种次号　种次号是书次号的一种。按一个图书馆内文献分编先后次序为同类不同种文献编制的排列顺序号码。即同一类录下按照图书到馆的先后顺序予以编写的号码。这种方法简单,只按数字的先后顺序排列即可,但其缺点在于常会使同一作者所著的同一类著作分散在不同的位置。如:《中国科幻小说年选》/刘慈欣编选 I247.7/3590、《时光尽头》/刘慈欣著 I247.55/125、《流浪地球》/刘慈欣著 I247.5/18469。

2. 著者号　著者号是书次号的一种。按照图书著者名称的字序(音序或形序)编制的区别同类不同种图书的号码。即按一定方法将作者的姓名转换成编号的形式,作为同类书区分的依据,取号方式有两种,拼号法和按著者号码表排。通常利用《通用著者号码表》将作者姓名的拼音所对应的号码(一般是三位)形成的唯一的一个号码作为书次号。例如,由作者张琪玉著的《情报检索语言实用教程》,其索书号为 G25/Z150。

3. 著者号加年代号　按著者号和年代号结合来作为书次号,如《论语》B222.2/Z228 2006。

(二) 排架

索书号由"分类号/书次号"组成,排架时先按 22 个基本类依次排架,也就是先比较一级类号,一级类号相同时,再比较二级类号,以此类推。

1. 图书排架　按照同一书架从上到下、从左到右的顺序,先按照分类号的字母顺序排列,分类号相同的再按书次号的顺序排列,这样相近学科的图书就会集中在一起,方便读者按学科分类查找图书。

2. 期刊排架　与图书排架类似,但期刊种类、数量相比图书少很多,因此不同馆也会有不同的排架方法,图书馆一般会将期刊分为现刊和过刊,并分别存放。现刊是指当年出版的期刊,过刊是出版一年后装订成册的合订本。

二、馆藏目录检索

馆藏目录是按照特定的方法组织起来的用于揭示、报道和检索一所或多所图书馆的馆藏文献资源的目录型检索工具。随着计算机技术、网络技术及图书馆自动化程度的提高,联机公共检索目录得到广泛应用。联机公共目录查询(online public access catalogue,OPAC)系统,又称为联机公共目录查询,也称为在线公共查询目录,是利用计算机网络终端来查询图书馆馆藏文献资源的一种现代化检索系统。OPAC 系统反映了图书馆各种文献的收藏情况,是目前国内外图书馆书目网上查询的通用模式。OPAC 系统的正确使用是减少书目检索时间的一条重要途径。目前,很多馆都将多个检索系统加以整合,通过统一的检索界面进行查找。

OPAC 系统可分为公共图书馆的 OPAC 系统、科技图书馆的 OPAC 系统及高校图书馆的 OPAC 系统。目前几乎每个馆都有自己的公共目录系统,多个馆的 OPAC 系统称为联合目录查询系统,单独馆的 OPAC 系统称为单馆馆藏目录查询系统。

1. 单馆馆藏目录查询系统 图书馆自动化集成管理系统是体现图书馆现代化管理的标志,OPAC 系统是图书馆自动化集成管理系统的一个重要组成部分,也是读者利用图书馆资源的一个切入点。因为每个图书馆所使用的集成系统不同,OPAC 系统的用户界面也略有区别,但功能基本相似,一般主要包含纸质型图书的书目查询、信息发布、新书通告、读者荐购等多个模块,同时可以进行纸质型图书的续借、预约等服务,有些馆还为 OPAC 系统加入个性化的服务,如搜索建议、搜索纠错、馆藏深挖等。OPAC 系统提供多途径馆藏检索,如"简单检索""多字段检索""全文检索",读者还可使用布尔逻辑组配等高级检索方式对文献类型、语种类别、题名、责任者、主题词、索书号、出版社等进行限定检索,提高检索的精准度,以准确检索馆藏中是否有自己需要的书刊资料。例如,深圳图书馆开发的图书馆自动化集成系统 ILASⅢ图文管理系统,可以完成不同层次、多种规模、各种类型的图书馆自动化管理,如图 3-3-1 所示。

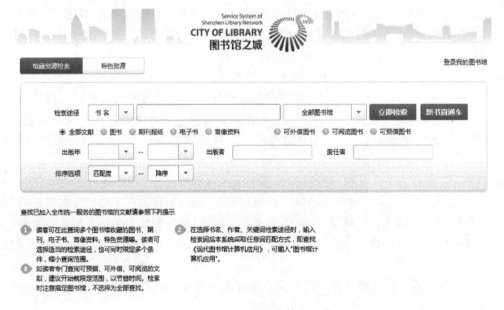

图 3-3-1 ILASⅢ图文管理系统

2. 联合目录查询系统 联合目录是反映一个地区或一个系统甚至全国或世界范围的图书馆、信息服务机构文献收藏情况的一种统一目录。联合目录能扩大读者检索和利用文献的范围,也便于图书馆藏书协调、馆际互借和实现图书馆资源的共建、共享。

1)国家图书馆联机公共目录查询系统 20 世纪 90 年代,随着计算机技术与网络环境的迅猛发展,国家图书馆联合国内多家图书馆完成的"中国国家书目回溯数据库(1949—1987)"和国家图书馆编制发行的"中国国家图书数据库(1988 年至今)",构成一个规模最大、覆盖面最广的中国国家书目数据库。1997 年成立的全国图书馆联合编目中心,在全国范围内组织和管理图书馆联机联合编目工作,共享书目资源。2011 年,该中心开始向所有成员馆免费提供书目数据服务,积极推动信息资源共建共享。

国家图书馆联机公共目录查询系统提供中文文献、外文文献和全部文献查询,可检索图书、报刊、音视频和电子资源。国家图书馆联机公共目录查询系统如图 3-3-2 所示。

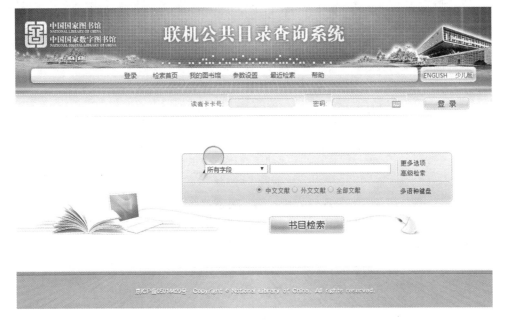

图 3-3-2 国家图书馆联机公共目录查询系统

国家图书馆联机公共目录查询系统可以通过任意字段、题名、著者、主题词、分类号、ISBN、索书号、出版者等多种途径进行检索,用户在检索框里输入相应的检索词即可检索到相应的结果,如图 3-3-3 所示。

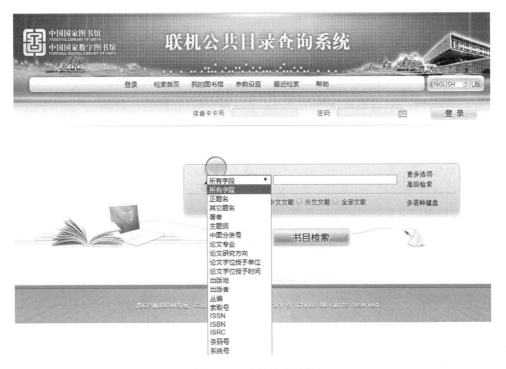

图 3-3-3 文献检索途径

如用题名方式检索:选择检索条件"正题名"→输入"全国护士执业资格考试指导"→在文献类型中选择"中文文献"—点击"书目检索"。检索结果为 2019 全国护士执业资格考试指导[专著]/全国护士执业资格考试用书编写专家委员会编写,人民卫生出版社,出版时间 2018 年,点击题名可以看到分类号和馆藏状态,如索书号 2019/R192/21/书刊保存本库/书刊保存本 A 栋 1 层,如图 3-3-4 所示。

在更多选项检索中提供了不同语言、不同文献类型的检索,如图 3-3-5 所示。

Note

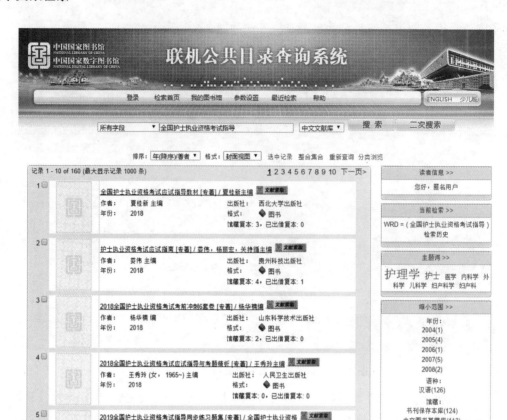

图 3-3-4　题名检索

在高级检索选项中,还有多字段检索、多库检索、组合检索、通用命令语言检索、浏览、分类浏览。只检索某一出版社如人民卫生出版社出版的全国护士执业资格考试指导用书时,如图 3-3-6 所示,首先选择"多库检索"→选择"中文普通图书库"→选择"多字段检索"→在题名一栏输入"全国护士执业资格考试指导"→在出版者一栏输入"人民卫生出版社",如图 3-3-7 所示,即可检索出所需书目信息。

2) CALIS 联合目录公共检索系统　CALIS 联合目录中心数据库是全国"211 工程"100 所高校图书馆馆藏联合目录数据库,是 CALIS 在"九五"期间重点建设的数据库之一。它的主要任务是建立多语种书刊联合目录数据库和联机合作编目、资源共享系统,为全国高校的教学科研提供书刊文献资源网络公共查询,支持高校图书馆系统的联机合作编目,为成员馆之间实现馆藏资源共享、馆际互借和文献传递奠定基础。官方网址:http://opac.calis.edu.cn/。CALIS 联合目录公共检索系统如图 3-3-8 所示。

CALIS 联合目录公共检索系统采用网络方式提供查询与浏览服务。

(1) 多库分类检索:CALIS 联合目录公共检索系统中的数据,按照语种划分,可分为中文、西文、日文、俄文四个数据库;按照文献类型划分,可分为图书、连续出版物、古籍。

(2) 排序功能:默认的排序优先次序是题名、相关度。

(3) 检索历史:保留用户发出的最后 10 个检索请求,用户关闭浏览器后,检索历史将清空。

(4) 多种显示格式:检索结果分为多种格式显示,如详细文本格式、MARC 显示格式。前一种格式对所有用户免费开放,MARC 显示格式只对 CALIS 联合目录成员馆开放,查看或下载 MARC 记录,均按照 CALIS 联合目录下载费用标准收取。

(5) 多种格式输出:对所有用户提供记录引文格式、简单文本格式、详细文本格式的输出,此外,对CALIS 联合目录成员馆还提供 ISO2709、MARCXML、CALIS bookXML、MARC 列表的输出。提供电子邮箱与直接下载到本地两种输出方式。输出字符集提供常用的"GBK""UTF-8""UCS2""MARC8"四种。用户可根据自己的需要进行选择。

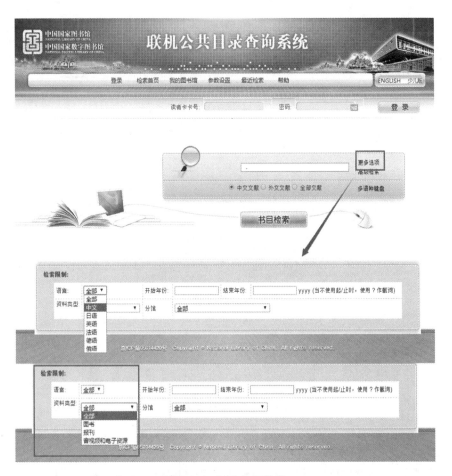

图 3-3-5　更多选项检索

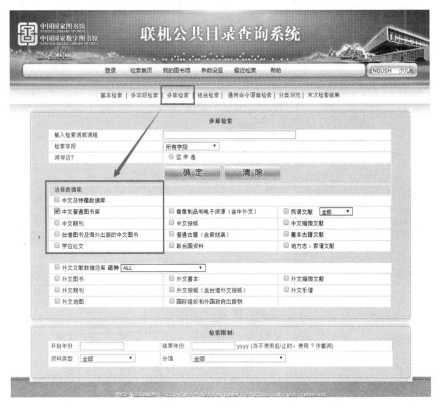

图 3-3-6　多库选择

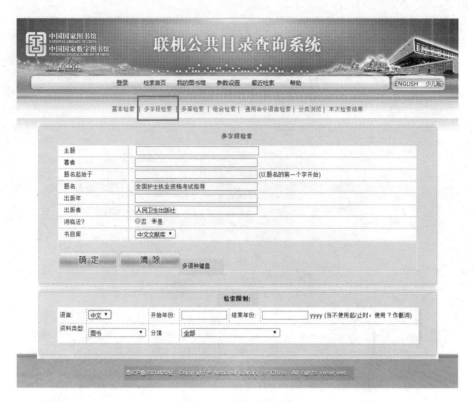

图 3-3-7　多字段检索

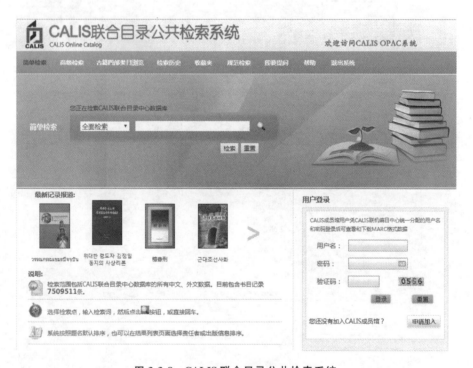

图 3-3-8　CALIS 联合目录公共检索系统

　　（6）浏览功能：对古籍数据提供四库分类的树形列表浏览。

　　（7）收藏夹功能：对有权限的用户提供保存用户的检索式与记录列表、标注书签、添加和维护用户评论的功能，目前这些功能不对普通用户开放。

　　（8）馆际互借：CALIS 联合目录公共检索系统提供用户直接发送请求到本馆的馆际互借网关，用户无须填写书目信息。

课后练习

简答题

1. 简述联机公共目录查询(OPAC)系统的功能。

2. 已知印刷型文献的书目信息,简述获取原文的四个步骤。

3. 假设已知考证所需图书《全国护士执业资格考试指导》,人民卫生出版社出版,试写出若干种(4条以上)你认为可以查找该图书的网络检索途径。

4. 通过哪些书目信息可以较快检索到一本具体的书目?通过哪些书目信息可以检索出一类书目?

参考答案

第四章 网络免费资源

PPT 课件

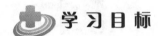

学习目标

1. 了解互联网发展历程及相关知识。
2. 熟悉搜索引擎工作原理及常用搜索技术。
3. 了解互联网资源,掌握网络资源检索方法。

内容框架

```
                    ┌ 互联网发展状况
          互联网基础 ┤ 互联网域名基础知识
                    └ 万维网

                    ┌ 搜索引擎工作原理
                    │                  ┌ 按照信息内容  ┌ 目录式搜索引擎
网络资源与检索 ┤搜索引擎┤ 搜索引擎分类 ┤ 组织方式不同  └ 全文搜索引擎
                    │                  │
                    │                  └ 按照服务对象的不同 ┌ 综合搜索引擎
                    │                                      └ 垂直搜索引擎
                    └ 常用搜索技术

                    ┌ 互联网资源特点
          互联网资源 ┤ 互联网免费学术资源及使用方法
                    └ 互联网医学资源简介
```

知识链接

（1）官方网站,亦称官网(official website)。官方网站是公开团体主办者体现其意志、想法,团体信息公开,并带有专用、权威、公开性质的一种网站。

（2）"钓鱼网站"是一种网络欺诈行为,指不法分子利用各种手段,仿冒真实网站的 URL 地址以及页面内容,或者利用真实网站服务器程序上的漏洞在站点的某些网页中插入危险的 HTML 代码,以此来骗取用户银行或信用卡账号、密码等私人资料。

Note

第一节　网络基础与搜索引擎

一、互联网发展状况

互联网,中文正式译名为因特网,又叫做国际互联网,是由那些使用公用语言互相通信的计算机连接而成的全球网络。

1969年,美国国防部国防高级研究计划署(DOD/DARPA)资助建立了一个名为ARPANET(即"阿帕网")的网络,这个网络把位于洛杉矶的加利福尼亚大学、位于圣芭芭拉的加利福尼亚大学、斯坦福大学,以及位于盐湖城的犹他州立大学的计算机主机采用分组交换技术,通过专门的通信交换机和专门的通信线路相互连接起来。这个ARPANET就是互联网最早的雏形。

到1972年,ARPANET上的网点数已经达到40个,彼此之间可以发送小文本文件,当时称这种文件为电子邮件;利用文件传输协议发送大文本文件,包括数据文件;以及通过远程登录协议使用远程电脑上的资源。1974年,IP协议和TCP传输控制协议问世,合称TCP/IP协议,这两个协议定义了一种电脑在网络间传送报文的方法。1993年万维网和浏览器的应用使因特网有了一个全新的视觉,人们在因特网上所看到的内容不仅是文字,而且有了图片、声音和动画,甚至还有了电影,因特网演变成了一个文字、图像、声音、动画、影片等多种媒体交相辉映的新世界,并以前所未有的速度席卷了全世界。互联网的迅速崛起引起了全世界的瞩目,我国也非常重视,启动了与互联网的连接。

1987—1993年是互联网在中国的起步阶段,国内的科技工作者开始接触互联网。在此期间,以中科院高能物理研究所为首的一批科研院所与国外机构合作开展一些与互联网联网的科研课题,通过拨号方式使用互联网的电子邮件系统,并为国内一些重点院校和科研机构提供国际互联网电子邮件服务。1990年10月,中国正式向国际互联网络信息中心(InterNIC)登记注册了最高域名"CN",从而开通了使用自己域名的互联网电子邮件。1994年1月,美国国家科学基金会接受我国正式接入互联网的要求。1994年3月,我国开通并测试了64 kbps专线,中国获准加入互联网,开启了中国互联网时代。

1995年5月,中国电信开始筹建中国公用计算机互联网(ChinaNet)全国骨干网。1996年1月,中国公用计算机互联网(ChinaNet)全国骨干网建成并正式开通,全国范围的公用计算机互联网络开始提供服务。同年12月,中国公众多媒体通信网(169网)开始全面启动,广东视聆通、天府热线、上海热线作为首批站点正式开通。

1997年,中国公用计算机互联网(ChinaNet)实现了与中国其他三个互联网络即中国科技网(CSTNet)、中国教育和科研计算机网(CERNet)、中国金桥信息网(ChinaGBN)的互联互通。至此,互联网在我国进入了飞速发展时期。

1997年11月,中国互联网络信息中心发布了第1次《中国互联网络发展状况统计报告》。报告中指出:截止到1997年10月31日,我国共有上网计算机29.9万台,上网用户62万人,CN下注册的域名4066个,WWW站点1500个,国际出口带宽18.64 Mbps。中国互联网络信息中心每半年发布一次该报告,2019年第43次《中国互联网络发展状况统计报告》显示,截至2018年12月,我国网民规模达8.29亿,普及率达59.6%,我国手机网民规模达8.17亿,网民通过手机接入互联网的比例高达98.6%;".CN"域名总数为2124.3万个,国际出口带宽为8946570 Mbps。由此可见,互联网在中国飞速发展。

二、互联网域名基础知识

互联网上的任何一台主机都有一个全球唯一的IP地址,我们想要访问某一台服务器,必须首先知道它的IP地址,如123.125.116.28。由于IP地址是一个数字地址,记住几台服务器的IP地址还行,但要记住更多的IP地址恐怕就很困难了。

为了解决这个问题,在互联网中引入了域名的概念。域名是一个层次化的符号名称,层与层之间用小数点"."分隔,位于最右边的一层称为顶级域名(或称为根域名),其他的都是顶级域名的子域名。如 whu.edu.cn 就是一个三级域名,其中 cn 为顶级域名,whu 和 edu 都是 cn 的子域名,而 whu 又是 edu 的子域名。域名中的每一层都有一定的含义,如 cn 代表中国,edu 代表教育,whu 代表武汉大学。

域名分为国家代码顶级域名和通用国际顶级域名两类。国家代码顶级域名由各个国家的互联网络信息中心(NIC)管理,如中国网络信息办公室域名地址为 cac.gov.cn。目前 200 多个国家都按照 ISO 3166 国家代码分配了顶级域名,表 4-1-1 所示为注册量排名前 20 的国家代码顶级域名。通用国际顶级域名则由位于美国的全球域名最高管理机构(ICANN)负责管理,表 4-1-2 所示为常用通用国际顶级域名,如搜狐网域名地址为 sohu.com。

表 4-1-1 部分国家代码顶级域名

注册量排名	顶级域名	对应的国家或地区	注册量排名	顶级域名	对应的国家或地区
1	de	德国	11	au	澳大利亚
2	uk	英国	12	ch	瑞士
3	jp	日本	13	dk	丹麦
4	nl	荷兰	14	ca	加拿大
5	cn	中国	15	cz	捷克
6	ru	俄罗斯	16	kr	韩国
7	pl	波兰	17	us	美国
8	it	意大利	18	at	奥地利
9	fr	法国	19	be	比利时
10	br	巴西	20	se	瑞典

表 4-1-2 常用通用国际顶级域名

顶级域名	代表的行业或组织
net	网络机构
edu	教育机构
gov	政府部门
org	民间组织
com	公司和企业

2018 年 9 月 6 日,国务院办公厅发布了《关于加强政府网站域名管理的通知》,进一步规范了政府网站域名结构:政府网站应使用以".gov.cn"为后缀的英文域名和".政务"为后缀的中文域名,不得使用其他后缀的域名。不承担行政职能的事业单位原则上不得使用以".gov.cn"为后缀的英文域名。中国政府机构大多使用以".gov.cn"为后缀的中国域名,教育机构使用以".edu.cn"为后缀的中国域名,并带有官网认证标识(表 4-1-3)。

表 4-1-3 国内官网域名特征

中国政府机构域名	中国教育机构域名	商业机构域名
中共中央人民政府网站 http://www.gov.cn/	清华大学网站 https://www.tsinghua.edu.cn/	搜狐网站 http://www.sohu.com
中华人民共和国教育部网站 http://www.moe.gov.cn/	武汉大学网站 https://www.whu.edu.cn/	新华网网站 http://www.xinhuanet.com/

续表

中国政府机构域名	中国教育机构域名	商业机构域名
湖北省教育厅网站 http://jyt.hubei.gov.cn/	湖北职业技术学院网站 http://www.hbvtc.edu.cn/	中国高等教育学生信息网（学信网）网站 https://www.chsi.com.cn/
湖北省卫生健康委员会网站 http://wjw.hubei.gov.cn/	广东岭南职业技术学院网站 http://www.lnc.edu.cn/	淘宝网网站 https://www.taobao.com/

网站认证是指第三方权威机构对互联网网站进行的网站身份及相关信息认证。认证目标为向最终用户展示网站经过权威机构认证，具有相应认证资质，以提高用户对网站的信用感。官方网站认证服务是中国官方网站认证中心（COWCC）证明企、事业单位官方网站的合法性和真实性的认证服务。中国官方网站认证中心是筛选真实的官方网站，通过对官方网站进行认证，体现网站诚信可靠和真实有效，授予官方网站认证标志，方便网民识别网站而成立的第三方认证机构。

网站辨别方法：①查验"可信网站"，通过第三方网站身份诚信认证辨别网站真实性。目前不少网站已在网站首页安装了第三方网站身份诚信认证——"可信网站"，可帮助网民判断网站的真实性。"可信网站"验证服务，通过对企业域名注册信息、网站信息和企业工商登记信息进行严格交互审核来验证网站真实身份，通过认证后，企业网站就进入中国互联网络信息中心（CNNIC）运行的国家最高目录数据库中的"可信网站"子数据库中，从而全面提升企业网站的诚信级别，网民可通过点击网站页面底部的"可信网站"标识确认网站的真实身份。网民在网络交易时应养成查看网站身份信息的习惯，企业也要安装第三方身份诚信标识，加强对消费者的保护。②核对网站域名，假冒网站一般和真实网站有细微区别，有疑问时要仔细辨别其不同之处，例如，在域名方面，假冒网站通常将英文字母 I 替换为数字 1，CCTV 被换成 CCYV 或者 CCTV-VIP 这样的仿造域名。③比较网站内容，假冒网站上的字体样式不一致，并且模糊不清。假冒网站上没有链接，用户可点击栏目或图片中的各个链接看是否能打开。④查询网站备案，通过 ICP 备案可以查询网站的基本情况、网站拥有者的情况，对于没有合法备案的非经营性网站或没有取得 ICP 许可证的经营性网站，根据网站性质，将予以罚款，严重的关闭网站。⑤查看安全证书，目前大型的电子商务网站都应用了可信证书类产品，这类的网站网址都是"https"打头的，如果发现不是"https"开头，应谨慎对待。

三、万维网（WWW）

WWW 是 World Wide Web 的缩写，中文称为"万维网"，常简称为 Web。分为 Web 客户端（常用浏览器）和 Web 服务器程序（网页），即用户通过 Web 客户端（浏览器）访问、浏览 Web 服务器上的页面。万维网网页提供丰富的文本、图形、音频、视频等多媒体信息，并提供导航功能（超链接），使得用户可以方便地在各个页面之间进行浏览。

我们在浏览器的地址栏里输入一个网页超链接，这个超链接叫做 URL（uniform resource locator，统一资源定位符）。正如每台计算机在互联网中都有一个唯一的域名地址，WWW 中的每个网页也都有一个唯一的 URL，URL 超链接是域名地址的延伸。当你在浏览器的地址栏中输入一个网页超链接或是单击某一超链接时，URL 就确定了要浏览网页的地址，然后浏览器通过超文本传输协议（HTTP），将 Web 服务器上站点的网页代码提取出来，在本地显示成所看到的网页。

URL 超链接（也叫 URL 地址）的一般格式如下。

〈通信协议〉://〈主机〉/〈路径〉/〈文件名〉

〈通信协议〉：提供文件的服务器所使用的通信协议。如超文本传输协议（HTTP，hyper text transfer protocol）是互联网上应用最为广泛的一种网络传输协议，是用于从 WWW 服务器传输超文本到本地浏览器的传输协议，所有的 WWW 文本都必须遵守这个标准。

〈主机〉：上述服务器所在主机的 IP 地址。

〈路径〉：网页文件在上述主机的路径。

〈文件名〉:该文件的名称。

如:https://www.cnki.net/subpages/News.html 为中国知网知网动态的 URL 超链接。https://www.cnki.net/software/xzydq.htm＃CNKIe-Learning 为中国知网数字化学习软件下载中心的 URL 超链接。

四、搜索引擎

(一) 搜索引擎工作原理

搜索引擎(search engine)是一个根据一定的策略,运用特定的计算机程序从互联网上搜集信息,在对信息进行组织和处理后,将检索相关结果展示给用户的系统。

互联网上蕴藏着丰富的信息资源,从新闻、商业信息、图书馆资源、大学和专业机构介绍、国际组织和政府出版物、软件到娱乐信息等,无所不包。它已经成为全球范围内传播科研、教育、商业和社会信息的重要渠道。要从互联网中准确迅速地找到自己所需的信息,必须用到网络信息检索工具——搜索引擎。图 4-1-1 所示为基于机器人的搜索引擎工作示意图。

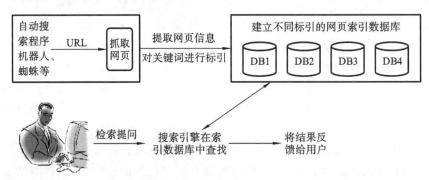

图 4-1-1 基于机器人的搜索引擎工作示意图

1. 网页搜集 每个独立的搜索引擎都有自己的网页抓取程序爬虫(spider)。爬虫顺着网页中的超链接,从这个网站爬到另一个网站,通过超链接分析连续访问抓取更多网页。被抓取的网页被称为网页快照。由于互联网中超链接的应用很普遍,理论上,从一定范围的网页出发,就能搜集到绝大多数的网页。

2. 预处理 搜索引擎抓到网页后,还要做大量的预处理工作,才能提供检索服务。其中,最重要的就是提取关键词,建立索引库和索引。其他还包括去除重复网页、分词(中文)、判断网页类型、分析超链接、计算网页的重要度/丰富度等。

3. 查询服务 用户输入检索词进行检索,搜索引擎从索引数据库中找到匹配该检索词的网页;为了用户便于判断,除了网页标题和 URL 外,还会提供一段来自网页的摘要及其他信息。

(二) 搜索引擎分类

从不同角度,可将搜索引擎划分为不同的类型。

1. 按照信息内容的组织方式不同

1) 目录式搜索引擎 以人工方式或半自动方式搜集信息,由搜索引擎的编辑人员查看信息后,依据一定的标准对网络资源进行选择、评价,人工形成信息摘要,并将信息置于事先确定的分类框架中而形成的主题目录。其收录的网络资源经过人工挑选和评论,因此具有信息准确、信息质量较高的优点。例如,最著名的目录搜索引擎雅虎,1999 年 9 月,中国雅虎网站开通;2013 年 8 月 31 日,中国雅虎宣布停止服务。

2) 全文搜索引擎 全文搜索引擎检索网站的全部页面,能够对网站的每篇文章的每个词进行索引,返回给用户的检索结果是与检索请求相关的页面地址和页面介绍。全文搜索引擎根据数据采集的方式不同又分为独立搜索引擎和元搜索引擎。

(1) 独立搜索引擎:拥有自己的检索程序,俗称机器人(robot)程序或爬虫(spider)程序。机器人是一个能以人类无法达到的速度不断重复执行某项任务的自动程序,这个程序像爬虫一样通过超链接在网络间"爬来爬去",搜集各个网站上符合分类要求的网站信息,并自建网页数据库,搜索结果直接从自身的数据库中反馈给用户。如谷歌、百度。

（2）元搜索引擎：多个独立搜索引擎的集合，通过一个统一的检索界面，把用户请求同时发送给多个独立搜索引擎，并把结果聚合进单个列表，或者根据来源显示给用户。元搜索引擎（META search engine）一般没有自己的网络机器人及数据库，它们的搜索结果是通过调用、控制和优化其他多个独立搜索引擎的搜索结果并以统一的格式在同一界面集中显示。如：①比比猫（bbmao）搜索：综合了百度、谷歌、雅虎、搜狐、搜狗等搜索引擎的搜索结果，现在网站已经无法打开。②MEZW搜索：目前还能够正常使用的中文元搜索引擎，主要为用户提供准确、干净的网页内容搜索服务，其网站介绍中没有具体列出聚合了哪些搜索引擎。

2. 按照服务对象的不同

1）综合搜索引擎（通用搜索引擎）　大部分搜索引擎都是综合性的搜索引擎。它们面向全体互联网用户，收集了各方面、各学科、各行业数以千万甚至以亿计算的网页内容，其数据库容量非常大，如谷歌、百度等都属于这一种。

2）垂直搜索引擎　也称专业搜索引擎，对互联网上的某些专业领域的信息进行搜集、整合，定向分字段抽取出所需数据进行处理，并以某种形式提供给用户的信息检索系统。

垂直搜索引擎是搜索引擎的细分和延伸，对比综合搜索引擎的海量信息无序化，垂直搜索引擎则显得更加专注、具体和深入。垂直搜索引擎的应用方向很多，比如购物搜索、房产搜索、人才搜索、地图搜索、mp3搜索、图片搜索……几乎各行各业各类信息都可以进一步细化成各类的垂直搜索引擎。

（三）常用搜索技术

由于互联网资源的快速增长，搜索引擎的功能也进行了细分，推出了众多专业搜索引擎，检索操作也变得越来越方便了。下面简单介绍搜索引擎常用的检索规则。

1. 简单查询　在搜索引擎中输入关键词，然后点击"搜索"，系统很快会返回查询结果，这是最简单的查询方法，使用方便，但是查询的结果却不准确，可能包含着许多无用的信息。

2. 布尔逻辑检索　采用布尔代数和集合论的方法，用布尔表达式表示用户提问，通过对检索标识与检索提问的逻辑运算完成信息获取的过程。用"与"（逻辑积）、"或"（逻辑和）、"非"（逻辑差）表示逻辑变量之间的运算。不同搜索引擎对布尔逻辑运算符的使用也有不同。

1）逻辑"与"　通常用运算符"与""and""空格"或"＋"表示其文件集相交的关系。A和B两个检索项之间的布尔逻辑关系为"乘"的运算，表示检索结果既含有检索项A，又含有检索项B才能命中（图4-1-2）。

［例1］查找干扰素治疗白血病的文献。

检索表达式：干扰素 and 白血病。

表明检索结果必须同时含有运算符两边的检索词才为命中。在输入检索表达式时，运算符必须用英文符号输入，运算符前后必须留一空格。

作用：可缩小检索范围，提高查准率。

2）逻辑"或"　通常用运算符"或""or"或"|"表示多个文件集并列的关系。A和B两个检索项之间的布尔逻辑关系为"和"的运算，检索结果只要含有A、B两项中的任何一项即可命中（图4-1-3）。

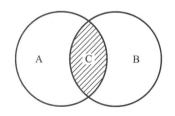

图 4-1-2　逻辑"与"

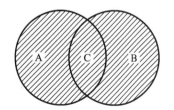

图 4-1-3　逻辑"或"

［例2］查找乳腺肿瘤疾病的有关文献。

检索表达式：乳腺肿瘤 or 乳腺癌。

［例3］查找脑血管疾病的有关文献。

检索表达式：脑血管疾病 or 脑血栓 or 脑梗死 or 脑栓塞 or 脑梗死 or 脑出血 or 脑缺血 or 脑血管意外。

表明检索结果至少要有一个检索词出现在命中记录中。在使用逻辑"或"检索时,一定要全称、简称同时用,特别要注意规范词和自由词,不要漏掉同义词和近义词,在查上位词时不要忘了下位词,还有外来词的译写变化也会影响查全率。

　　作用:可扩大检索范围,提高查全率。

　　3)逻辑"非"　通常用运算符"非""not"或"一"表示两个文件集逻辑差的关系。A 和 B 两个检索项之间的布尔逻辑关系为"非"的运算,从包含检索项 A 的检索结果中去掉包含检索项 B 的检索结果(图4-1-4)。

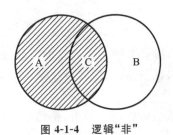

图 4-1-4　逻辑"非"

　　[例 4]查找除放疗外的有关白血病治疗方面的文献。

　　检索表达式:白血病治疗 not 放疗。

　　或:白血病 and(治疗 or 疗效)not(放疗 or 放射疗法 or 放射治疗)。

　　表明检索结果中要排除 not 后面的检索词,即减除无关资料。布尔逻辑运算符遵守数学运算法则 not—and—or,在检索式中,只有 and、or 前后的检索词可以互换,如果有 not 时,前后检索词不能互换。

　　作用:可缩小检索范围,提高查准率。

　　3. 使用括号改变检索顺序　优先查询,"()"必须在半角或英文状态下输入。

　　4. 使用双引号或书名号进行精确搜索　用双引号可以进行整句话的精确搜索,注意引号必须是英文符号输入。在搜索中,中文书名号是可被查询的。加上书名号的查询词有两层特殊功能:①书名号会出现在搜索结果中;②被书名号扩起来的内容,不会被拆分。例如,查电影"手机",如果直接输入"手机",检索出来大多是通信工具"手机",如果加书名号检索《手机》,检索结果就是电影"手机"。

　　5. 使用截词符　表示不确定字符的检索运算符,在于扩大检索范围。"＊"表示无限截词符;"?"表示有限截词符,必须在半角或英文状态下输入。

　　[例 5]"急性＊胰腺炎"可检出急性胰腺炎、急性重症胰腺炎、急性胆源性胰腺炎、急性出血坏死性胰腺炎、急性出血性胰腺炎。

　　[例 6]检索与免疫相关的文献,检索表达式可用"免疫＊"。

　　[例 7]"拉?呋定"可检出拉咪呋定、拉米呋定。

　　6. 位置检索　用于表示两个检索词之间位置的检索符。用于缩小检索范围(用于外文数据库)。包括以下含义。

　　(1)表示左右两个检索词出现在同一个句子中。

　　(2)with 要求其两侧的检索词必须紧密相连,除空格和标点符号外,不得插入其他词或字母,两词的词序不可以颠倒。检索表达式形式:A(w)B。

　　(3)near 要求其两侧的检索词必须紧密相连,除空格和标点符号外,不得插入其他词或字母,两词的词序可以颠倒。检索表达式形式:A(n)B。

　　[例 8]白血病并发症。

　　检索表达式:白血病(w)并发症。

　　7. 快照　在检索时经常会遇到"该页无法显示"(找不到网页的错误信息)。出现这种情况的原因很多,如网站服务器暂时中断或堵塞、网站已经更改链接等。搜索引擎会预先拍下网页的快照,每条搜索结果下都有"快照"字样,点击后的页面即为快照,页面地址栏中的链接即为快照地址。

　　8. 文档搜索　将搜索范围限定在指定的文件类型中。使用的命令一般是"filetype",其格式如"filetype:文件格式类型",支持的文件类型有 txt、ppt、xls、doc、rtf、swf、pdf、ps、def 等。例如,免疫学 filetype:.ppt,可以看到检索结果都是 ppt 文档。用户也可以使用搜索引擎的高级检索功能,或在相应文库中查找自己需要的文档。如果需要特定格式的文档(doc、pdf、ppt、xls、txt),可以先按照文档的类型进行选择,再点击搜索。

　　[例 9]检索儿童脑性瘫痪的康复指南。

　　检索表达式:儿童 and 康复 and(脑性瘫痪 or 脑瘫)and(指南 or 共识 or 规范)filetype:.pdf。

　　9. 标题检索　把搜索范围限定在指定的网页标题中。使用的命令一般是"intitle"或"title",其格式为"intitle:检索词"。例如,"intitle:艾滋病",打开其中一个网站,可以看到网页上有醒目的"艾滋病"标题。

10. 站点检索 把搜索范围限定在指定的域名中。使用的命令一般是"site",其格式如"site:.网站部分地址"。例如,"糖尿病 site:.gov.cn",打开其中一个网站链接 http://sxws.sx.gov.cn/art/2018/10/29/art_1511130_22389011.html,该网址是绍兴市疾病预防控制中心的网站。

11. URL 检索 把搜索的范围限定在指定的 URL 超链接中。网页的超链接中往往包含着某些重要的信息。使用的命令一般是"inurl",命令格式:检索词 inurl:链接特征词。例如,"photoshop inurl:jiqiao",打开其中一个网站,可以看到其 URL 为 http://www.xuexila.com/ps/jiqiao/628911.html。

第二节 互联网资源

一、网络资源特点

互联网信息资源非常丰富,越来越多的人选择从互联网获取信息。所有连入互联网的个人和组织都能在其中发布和获取信息,享受其所提供的信息服务,并且不再受时间和空间的限制。由于互联网具有强大的交互性和共享性,互联网不可避免地成为最大的信息来源,与传统文献相比,其特点主要体现在以下几个方面。

1. 资源丰富 互联网信息包括不同学科、不同领域、不同地区、不同语种,有文本、图像、图形、照片、动画、电影、音乐等多种形式,是多媒体、多语言、多类型的信息混合体。

2. 简单易用 简单易用的搜索引擎以及网上的免费资源是互联网得到众人青睐的主要原因。相当多的用户包括学生、教师甚至专业人员查找资料时,其首选不是图书馆,而是互联网,谷歌、百度则是众多年轻人的最爱。

3. 时效性强 由于网络传播速度快,几乎在事件发生时就能将信息传播到世界各地,互联网已经成为继电视、广播和报纸之后的第四媒体。

4. 发布自由,管理无序 互联网就是一个开放的、没有管理机构的信息平台。互联网信息的发布自由且随意。任何组织和个人都可以将自己拥有的且愿意让他人共享的信息在网上发布。海量的信息和快捷的传播使得互联网信息呈无序状态,许多信息资源缺乏加工和组织,只是时间序列的"堆砌"。由于互联网资源不像传统的文献那样被固定在一定的媒体上,其变化无常的特性成为令人头痛的问题。许多用户都曾经遇到过"错误404,文件未找到"或"该页无法显示"的情况。这一常见现象说明信息所在的网站、网页在不断地变化,曾经被标识过的资源已经被移动或已不存在,即互联网资源可以在短时间内建立、更新、更换地址或消失。

5. 内容庞杂,质量不一 互联网信息大多没有经过严格的审查,没有统一的标准,缺乏必要的质量控制和管理机制。有价值的信息和垃圾信息交织在一起,商业信息、学术信息及个人信息混为一体,既有正式出版的学术信息,也有暴力、色情等不健康的信息。信息质量良莠不齐,为互联网信息的有效利用带来了一定的障碍。

二、互联网免费学术资源

互联网学术资源有收费资源,也有免费资源。互联网免费学术资源通常是指可以免费检索、阅读、下载、利用、具有学术研究价值的电子资源。丰富的免费学术资源极大地方便了网络用户,降低了科研成本,节约了时间。从不同的角度可以将互联网免费学术资源归纳为不同类型。

(一)电子出版物

1)电子图书 电子图书数据库分为两类,一类由纸质图书数字化后形成;另一类是依托网络出版发行和销售的纯电子版图书,如中华电脑书库、EBSCO eClassics 电子书等。

2)电子期刊　期刊数据库专门收录期刊论文。电子期刊也分为被数字化的纸质期刊和纯电子版期刊两种。值得一提的是纯电子版期刊,如开放获取期刊,信息量大且质量高,如中国科技期刊开放获取平台、GoOA 开放获取论文一站式发现平台等。

3)电子报纸　电子报纸是指传统纸质报纸的电子版,如今电子报纸已经成为网络新闻媒体,电子报纸必须借助计算机或移动智能设备阅读。

4)会议信息数据库　会议信息分为会议预告信息和会议文献。会议预告信息可以通过会议网站、学术团体的机构网站获取,如中国学术会议在线、丁香会议等。

5)专利、标准文献数据库　多数专利、标准文献可以在网上免费获取,如国家知识产权局官方网站、中国国家标准化管理委员会网站、汤森路透 WOS 平台上的德温特专利数据库。

6)多媒体资源　互联网多媒体资源丰富,包括网络公开课、精品课、网络在线课程、科研图片、学术、视频类资源等。

7)政策文件　包括政府法令、规章制度、方针政策、指示决议和调查统计等,也包括科技报告、技术改革、调查报告、科技资料和科学技术政策等,可通过相关政府官方网站获取,如国家科技报告服务系统。

（二）网站信息

1)大型学科综合网站　大型学科综合网站内容丰富、栏目众多,例如,很多医学综合性网站既为医务人员提供专业的学术资源,又向大众提供科普性医疗保健知识和信息。

2)学科专业网站　各学科专业网站主要面向的用户是专业工作者,为他们提供各种专业的学术资源。这类网站所提供的内容技术含量高,更具有权威性,而且可以提供最新的科技信息。

3)政府机构网站　政府机构通过其官方网站提供的免费资源包括基金项目指南、统计报告、法律法规及政策性文献、行业信息和动态等。政府机构官方网站提供的信息权威、可靠、安全性高。

4)研究机构网站　研究机构主要指各种专业学会、协会等学术团体机构及科研院所。这类机构网站提供的免费资源包括学术会议信息、学科最新动态、期刊或指南等出版物、科技报告、多媒体资源等。

5)教育机构网站　许多教育机构都建立本机构的知识仓储,将教师、科研人员发表的期刊、会议论文、专著、科研数据、研究成果和学生的学位论文等数字化保存,提供免费服务。此外,教育机构网站还提供高校的历史沿革、学术交流、专家信息、科研、教育等信息。

（三）学科专业论坛

论坛作为一个网络交流的公开场所,可以在其中自由地发表自己的观点。专业论坛是专业人士交流的平台,人们通过发帖、上传文件等方式交流经验、分享心得,共同探讨行业技术难题,通过论坛可以在他人的帮助下获得学术资源。

（四）专家个人、学术机构博客／微博

学术博客是获得开放存取资源的重要渠道之一。很多行业的专业人士都开通了博客,将个人的研究成果、科研心得、经验教训、教学课件、教学视频、收集的某一主题领域的资料放在博客中。

（五）手机 APP／微信公众号

手机 APP 及微信公众号的应用价值日趋显现,越来越多的企业、学术团体开发专有的 APP 或微信公众号,围绕市场、社交媒体、搜索引擎、门户网站、移动平台进行应用,已成为重要的互联网信息资源发布、利用平台,深受用户喜爱。

三、互联网信息使用方法

1. 直接访问网站／网页　在日常生活中,我们经常去一些自己熟悉的网站查找自己想要的信息,如到搜狐网看新闻、到淘宝网购物、到爱奇艺查找视频等,这种知道信息所在网站／网页的网址或网络实名,可快速检索到结果的方法被称为"直接访问网页"。

2. 使用搜索引擎 当我们无法预知所要查找的信息在网络中的确切位置时,我们可以利用分类目录或关键词,在特定搜索引擎中查找所需信息,如百度、谷歌,使用搜索引擎检索是我们最常用的一种互联网信息检索方法。

3. 论坛和博客 论坛和博客是互联网信息的重要载体之一,所含信息量大,涉及范围广,便于不同层次、不同需求的网友自由交流。当我们直接浏览网页或利用搜索引擎都无法找到答案时,可以在相关论坛和博客发布提问,向网友寻求答案,如百度贴吧、知乎、微博搜索等。需要注意的是,论坛和博客的信息质量良莠不齐,在利用时应该仔细甄别。大多数论坛需要注册才能获取更多权限,如回复和下载等。高级权限往往需要付费才能使用。

四、互联网医学资源简介

(一) 开放获取

开放获取是一种新的出版模式和学术交流模式。在尊重著作权和作者权益的前提下,在互联网上免费提供文献全文,允许任何用户阅读、下载、复制、分发、打印、搜索或链接文献全文。开放获取是国际学术界、出版界、文献信息服务机构为推动科研成果在互联网的自由传播而发起的运动。分为"金色道路"和"绿色道路"两种模式。例如,中国科技期刊开放获取平台(COAJ),官方网址:http://www.coaj.cn/。中国科技期刊开放获取平台界面如图 4-2-1 所示。

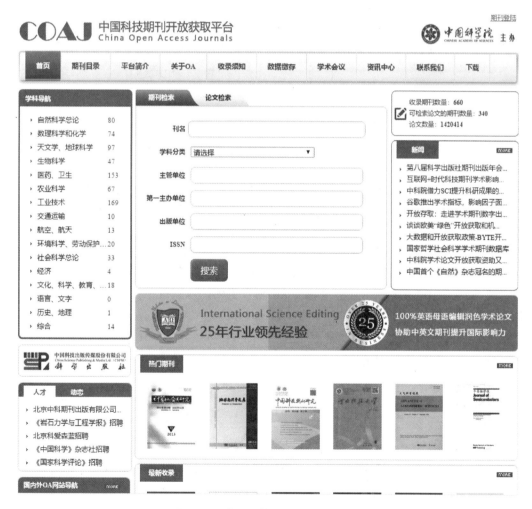

图 4-2-1 中国科技期刊开放获取平台

(二) 预印本服务

预印本服务与"后印本"相对。科研工作者的研究成果在正式出版物上发表之前,出于和同行交流

目的自愿先在学术会议上或通过互联网发布的科研论文、科技报告等文献。例如,中国科技论文在线,
官方网址:http://www.paper.edu.cn/journal/index.shtml。中国科技论文在线界面如图 4-2-2 所示。

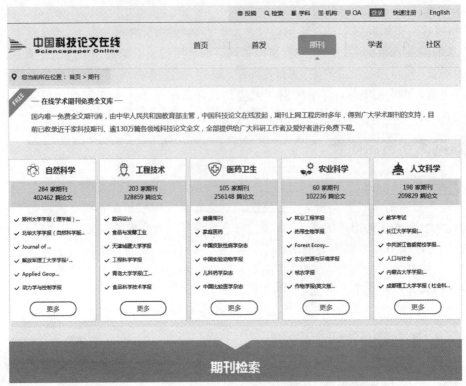

图 4-2-2　中国科技论文在线

(三) 百度

百度是全球最大的中文搜索引擎及最大的中文网站,全球领先的人工智能公司,2000 年 1 月 1 日
创立于中关村,公司创始人李彦宏拥有"超链分析"技术专利,使中国成为美国、俄罗斯、韩国之外,全球
仅有的四个拥有独立搜索引擎核心技术的国家之一。基于对人工智能的多年布局与长期积累,百度在
深度学习领域领先世界,并在 2016 年被《财富》杂志称为全球 AI 四巨头之一。每天,百度响应来自百余
个国家和地区的数十亿次搜索请求,是网民获取中文信息的最主要入口。

百度通过互联网向广大网民提供中文搜索及相关服务。服务的 URL 是 http://www.baidu.com。

经过多年的不懈努力,百度积累了大量的文献资源,建立了百度文库、百度图片库、百度视频库等多
种数据库资源,推出了众多的产品和智能化服务,让用户更便捷地获取信息,找到所需资源。百度产品
及功能如表 4-2-1 所示。

表 4-2-1　百度产品及功能

百度产品细分	产品名称	功　　能
搜索类	百度一下	百度提供的通用搜索引擎,又称百度网页搜索
	百度识图	用图片搜信息,发现更多可能
	百度图片	搜索海量网络图片
	百度视频	搜索海量网络视频,新增好看视频、全民小视频等
	百度音乐	搜索、试听、下载海量音乐,包括千千音乐、太合音乐人等
	百度地图	搜索功能完备的网络地图
	百度新闻	搜索浏览新闻资讯

续表

百度产品细分	产品名称	功　能
学习类	百度技术学院	做技术的学习者
	百度学术	提供海量中、英文文献检索
	百度传课	百度在线教育平台
	百度文库	阅读、下载、分享文档
	百度优课	中小学教师工作必备
	百度百科	查询、贡献网络百科全书
	百度知道	寻找答案、回答问题
	百度阅读	电子书世界、阅读更方便
	百度经验	实用生活指南
	宝宝知道	更专业的母婴孕育知识社区
工具类	百度翻译	轻松解决语言差异困扰
	百度网盘	文件备份、分享、同步工具
	百度取证	一站式电子数据取证/公证服务平台
	百度口碑	传播更真实的评论
	百度糯米	生活服务平台
	百度百聘	更专业的招聘搜索引擎
	百度 Hi	简单的与好友聊天的工具
	百度浏览器	一款迅捷、简洁的浏览器
	百度输入法	拼音、五笔输入法
	百度影音	边下边看、支持视频搜索
服务类	百度云	百度全系列云计算产品
	百度认证	互联网营销职业认证
	小度商城	小度 AI 产品的家
	百度导航	hao123、百度网址大全

（四）搜狗

搜狗是搜狐旗下的子公司。搜狗的名称取自 2001 年电影《大腕》里的幽默台词——"他们搜狐,我们搜狗,各搜各的!"。搜狗通过互联网向广大网民提供中文搜索及相关服务。搜狗服务的 URL 是 http://www.sogou.com。

搜狗 CEO 王小川凭借其对前瞻性的技术趋势的把握和敏锐的市场嗅觉,于 2004 年 8 月推出全球首个第三代互动式中文搜索引擎——搜狗搜索,是搜索技术发展史上的重要里程碑。经过十多年的发展,搜狗搜索已成为中国第二大搜索引擎。2006 年 6 月 5 日,搜狗输入法的第一个版本诞生,这是业界首次利用先进的搜索引擎技术开发的输入法,被誉为"互联网输入法"。2008 年 12 月 22 日,依托搜索引擎的技术优势,搜狗浏览器第一个版本诞生,凭借"不卡不死""全网加速""视频提取""智能双核"等创新功能,搜狗浏览器迅速成为市场的一支新锐力量,并引领了浏览器市场的变革。

"搜索＋输入法＋浏览器"的三级火箭模式,使搜狗迅速成为国内顶尖的互联网服务公司。2014 年 6 月,搜狗搜索正式接入微信公众号数据,用户在搜狗搜索结果页可浏览到与检索词相关的微信公众号及全部文章。用户还可根据搜索到的内容,直接对内容订阅号加关注。2015 年 11 月 8 日,搜狗全面接入知乎内容数据,推出搜狗-知乎搜索垂直频道,聚集知乎优质内容,知乎启用搜狗为其定制的搜索技术解决方案,完全升级知乎搜索的底层引擎。

搜狗的产品线包括网页应用和桌面应用两大部分。网页应用以网页搜索为核心,在音乐、图片、视频、新闻、地图领域提供垂直搜索服务;桌面应用旨在提升用户的使用体验:拼音输入法帮助用户更快速地输入,搜狗双核浏览器大幅提高用户的上网速度,是互联网上最快速最流畅的新型浏览器,拥有国内首款"真双核"引擎,独家采用"云恶意网址库"和"实时查杀"双重网页安全技术,有效防止病毒通过浏览器入侵。搜狗产品及功能如表4-2-2所示。

表4-2-2 搜狗产品及功能

搜狗产品细分	产品名称	功 能
搜索类	网页搜索	收录百亿网页,每日更新超过5亿
	搜狗英文搜索	对接全球万亿的英文信息,提供权威、全面、精准的英文网页信息
	搜狗微信搜索	微信公众号,精彩内容独家收录,一搜即达
	图片搜索	搜索互联网缤纷世界
	视频搜索	网罗海量精彩视频,提供完美观看体验
	新闻搜索	即时采集近2000家新闻源,每分钟更新
服务类	网址导航	搜狗精选的优秀网站大全,方便实用
	地图搜索	提供中国最好的网上地图服务,覆盖所有地级城市
	搜狗指南	提供全面、专业、权威的生活解决方案,让生活变得更简单
	搜狗明医	提供真实权威的医疗信息,明明白白看医生
	购物搜索	全网商品比比看,低价购物利器
	应用搜索	海量应用,精品推荐,随心下载
	搜狗软件下载	高速下载最新最全的软件
学习类	搜狗学术	提供权威学术内容,满足各领域专业的学术搜索需求并提供一手的文案
	搜狗知乎	搜知乎上搜狗,聚集知乎最新最热内容
	搜狗百科	海纳各领域知识,新一代百科全书
	搜狗问问	有问题,来问问,一问天下应
	搜狗阅读	搜狗阅读,快乐阅读,享受阅读
	搜狗翻译	轻松解决语言差异困扰,您身边的翻译专家
	搜狗百宝箱	股票、天气、电话号码等便利查询工具
	搜狗实验室	创意产品、原型演示、资料下载、学术论文
	知识搜索	搜索全民的智慧,帮你寻找答案
工具类	搜狗浏览器	首创"真双核"高速引擎和四级加速体系,堪称"上网最快的浏览器"
	搜狗输入法	最实用的输入法
	搜狗公交	最便捷、最可靠的公交助手
	搜狗导航	新一代智能导航,没有拥堵,畅通无阻

(五)微博搜索

微博是人们在线创建、分享和发现内容的社交媒体。微博使用户能够以文本的形式表达和分享他们的想法、观点和故事,并配合多媒体呈现,包括照片、音乐、短片和评论。用户可以通过选择跟随其他用户来建立与他们的关系。用户发布或转发的提要将自动出现在用户追随者的信息提要中。关系可能是不对称的。被跟随的用户不需要批准跟随者跟随他们的决定,尽管用户可以选择限制对某些订阅源的访问或者将某个跟随者列入黑名单。由于微博允许用户在不建立互惠关系的情况下跟踪其他用户,也就是说,用户可以根据自己的兴趣个性化,像跟随朋友和熟人一样轻松地跟随名人和陌生人。

Twitter(中文译名推特)是一家美国社交网络及微博服务的网站,也是全球互联网上访问量最大的十个网站之一,由博客技术先驱—ogger创始人埃文·威廉姆斯(Evan Williams)等人在2006年3月创办。Twitter是微博的典型应用,它可以让用户更新不超过140个字符的消息,这些消息也被称作"推文(Tweet)"。

2010年1月网易微博正式上线内测版。随着微博在网民中的日益火热,在微博中诞生的各种网络热词也迅速走红网络,微博效应正在逐渐形成。2011 年 7 月 19 日,中国互联网络信息中心(CNNIC)发布第 28 次《中国互联网络发展状况统计报告》,报告显示,2011 年上半年,中国微博用户从 6331 万增至 1.95 亿,增长约 2 倍。微博在网民中的普及率从 13.8% 增至 40.2%。

新浪微博每天会有上亿条微博产生,而发布微博的用户来自全国各地各行各业。他们发布的微博上到天文地理、下到吃喝穿用,一条条微博汇聚成了信息的海洋,构成了一个超大的微博宝藏。当用户想从这海洋般的信息中寻找某些特定信息的时候,微博搜索就非常有用了。微博搜索功能允许用户通过关键词和标签在微博平台上搜索订阅源、用户、应用和图片。微博搜索官方网址:https://s.weibo.com/。微博搜索界面如图 4-2-3 所示。

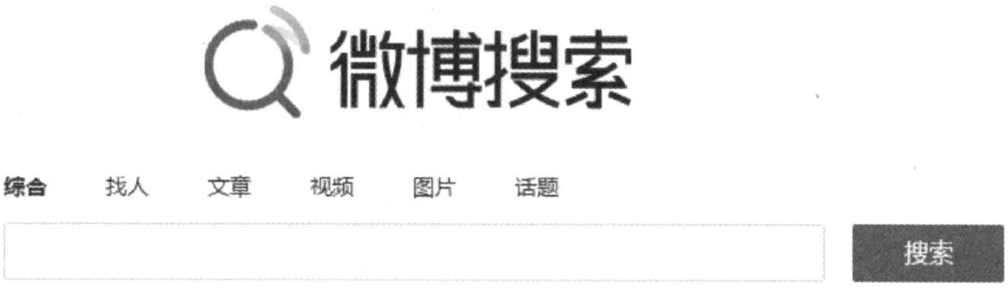

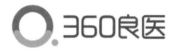

图 4-2-3 微博搜索

（六）医学类网站和搜索引擎

1. 360 良医搜索 官方网址:https://ly.so.com/。360 良医搜索界面如图 4-2-4 所示。

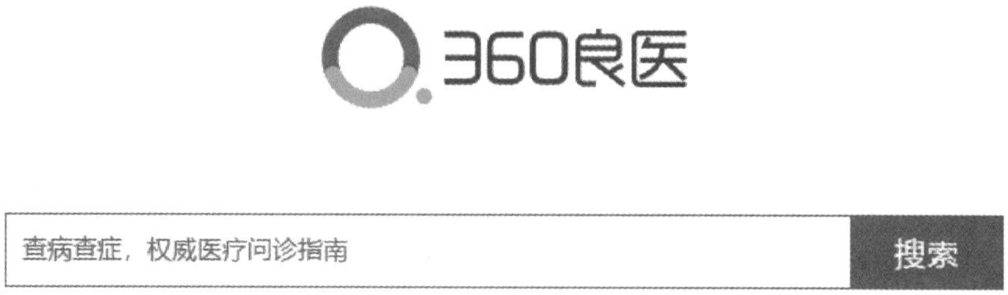

图 4-2-4 360 良医搜索

2. 搜狗明医 官方网址:http://mingyi.sogou.com/。搜狗明医界面如图 4-2-5 所示。

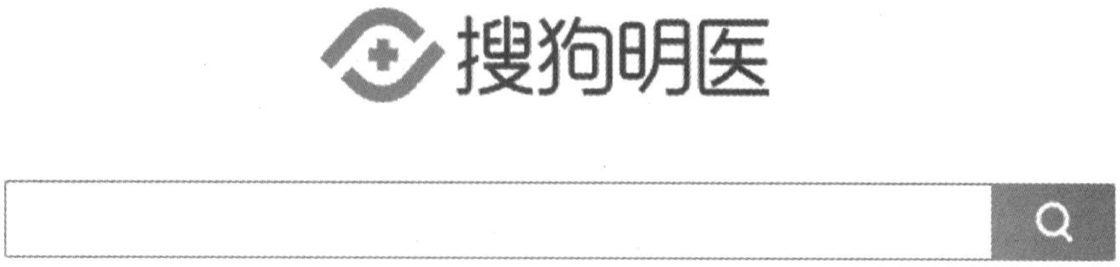

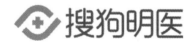

图 4-2-5 搜狗明医

3. 丁香园 丁香园是中国领先的医疗领域连接者及数字化领域专业服务提供商。从 2000 年 7 月成立以来,丁香园打造了国内领先的医疗学术论坛及一系列移动产品,并全资筹建了线下诊所。通过专业权威的内容分享平台、丰富全面的数据积累、标准化高质量的医疗服务,丁香园连接医院、医生、科研人士、患者、生物医药企业和保险企业,覆盖千万大众用户,并拥有 550 万专业用户,其中包含 200 万医生用户。目前丁香诊所已在杭州和福州落地,并计划延伸至更多城市。官方网址:http://www.dxy.cn/。丁香园首页如图 4-2-6 所示。

4. 好大夫在线 好大夫在线成立于 2006 年,是互动峰科技(北京)有限公司运营的、国内领先的互联网医疗平台,也是行业中最受信赖的医疗平台之一。多年来,好大夫在线运用互联网的新思维及新技术,尊重医疗行业的特有规则,一切从患者需求出发,踏实创业,逐渐形成"线上咨询""预约转诊""线上

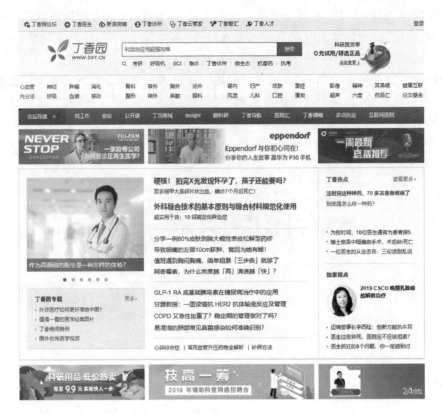

图 4-2-6　丁香园

复诊""远程专家门诊""家庭医生签约后服务"等多种较成熟的服务形式,打造了一个医生认可、患者信任、口碑极佳的互联网医疗服务平台。官方网址：https://www.haodf.com/。好大夫在线首页如图4-2-7所示。

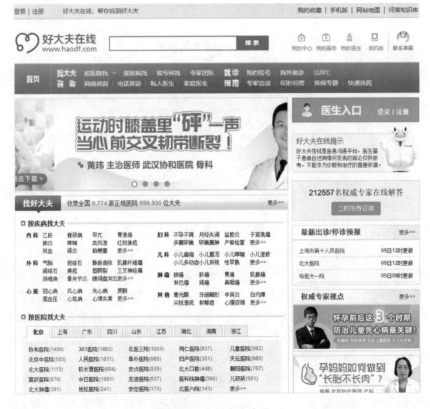

图 4-2-7　好大夫在线

5. 医学论坛网 医学论坛网是业内领先的医学专业门户网站,网站成立于1999年,前身是中国医学论坛报官网,现已独立运营。医学论坛网专注于为广大医务工作用户提供最新的国内外医学资讯、疾病诊疗的研究进展,报道重大国际医学会议,提供临床问题的解决方案,是医生相互交流的平台。医学论坛网与国家卫健委百姓健康电视频道深度合作,联手打造一个集互联网、电视、新媒体、视频、音频优势于一身的医学专业信息平台,为国内医务人员提供快捷、优质、权威、严谨、公正的国内外医学资讯和信息交流环境。官方网址:http://www.cmt.com.cn/。医学论坛网首页如图4-2-8所示。

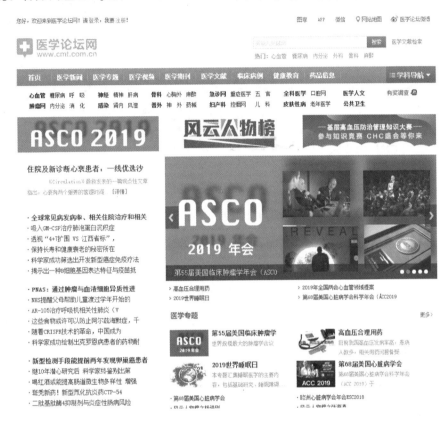

图4-2-8 医学论坛网

6. 正保医学教育网 正保医学教育网是正保远程教育旗下的一家大型医学教育网站,成立于2005年1月,是国内目前大型医学远程教育基地,从事40多类、1000多门网上课程辅导,以口碑师资力量、专业网络视频多媒体课件技术、严谨细致的教学作风,为我国培养了大量医学行业人才,辅导效果较为明显。截至2019年,网站被百度收录的各类医学专业信息和考试信息近1000万条,注册学员近500万人,日最高独立IP访问量117万人次,日最高峰值页面流量达2000多万次,是广大考生了解医学类考试政策、动态和参加培训的重要网站,在考生中有着一定的影响力和号召力。官方网址:https://www.med66.com/。正保医学教育网首页如图4-2-9所示。

7. 万方医学网 2008年,万方数据分别与中华医学会、中国医师协会等多个医学领域内的权威机构建立了医学期刊全文数据独家战略合作伙伴关系,获得这些医学期刊全文的独家数据库与网络发行权。多年来,公司已开发出医药信息服务系列产品,为广大用户提供国内外最齐全、最重要的医学期刊资源和其他资源,并且率先实现了中外文期刊一站式、一体化网络服务。官方网址:http://med.wanfangdata.com.cn/。万方医学网首页如图4-2-10所示。

8. 中国卫生人才网 国家卫生健康委人才交流服务中心(以下简称中心)成立于1998年12月,业务领域主要涵盖人才评价、人才培训、国际化交流与合作、人才社会化服务、政策研究等,同时,还承担着职业技能鉴定、涉外专业技术人员资格认定等职能,先后挂牌成立了世界卫生组织人力资源合作中心和中法卫生人才培训合作中心。服务对象涵盖各级各类卫生机构和卫生健康人才。官方网址:https://www.21wecan.com/。中国卫生人才网首页如图4-2-11所示。

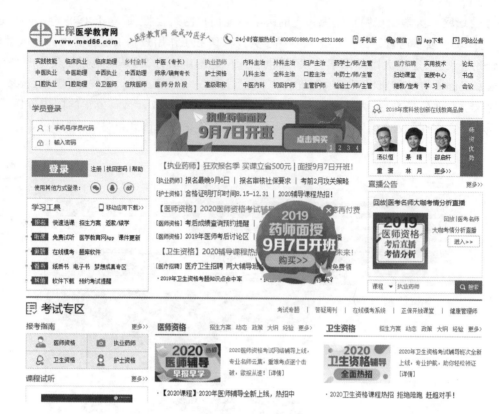

图 4-2-9　正保医学教育网

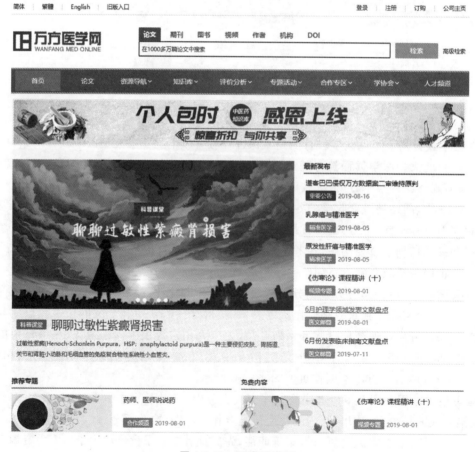

图 4-2-10　万方医学网

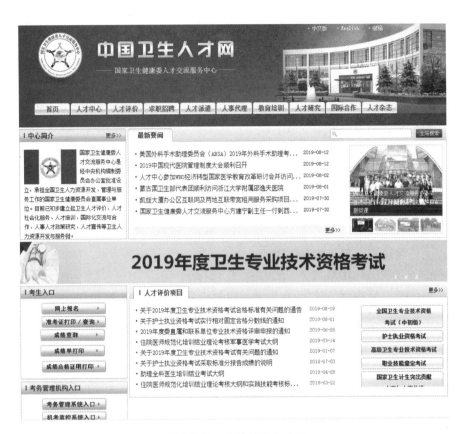

图 4-2-11　中国卫生人才网

9. 中国医疗人才网　中国医疗人才网是广东省人才交流协会医疗人才专业委员会旗下官网,是专业的医疗行业人才招聘网站。官方网址:http://www.doctorjob.com.cn/。中国医疗人才网首页如图4-2-12 所示。

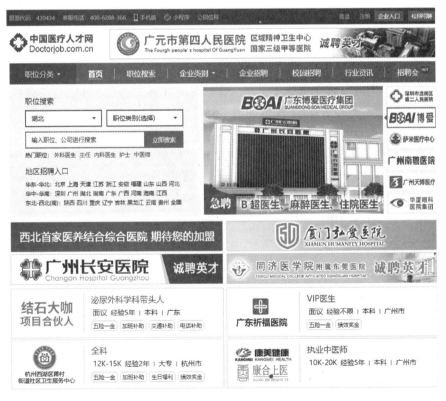

图 4-2-12　中国医疗人才网

课后练习

一、选择题

1. 互联网上每台主机一般具有如下域名（　　）。
   A. 主机名.机构名.最高层域名　　　　B. 机构名.主机名.最高层域名
   C. 机构名.最高层域名.主机名　　　　D. 最高层域名.机构名.主机名

2. 由一个主页和若干从属页面构成，将有关的信息集合组织在一起，这种网络信息组织方式称为（　　）。
   A. 文件　　　　B. 超文本　　　　C. 数据库　　　　D. 网站

3. 下列哪个主机在地理位置上属于中国？（　　）
   A. Microsoft.au　　　B. IBM.il　　　C. bta.cn　　　D. eeec.com

4. 能够查出倒数第二字符为"e"的所有单词相应的检索词表达式为（　　）。
   A. ＊e＊　　　　B. ？e＊　　　　C. ？e？　　　　D. ＊e？

5. 布尔逻辑表达式"在职人员 not（中年 and 教师）"的检索结果是（　　）。
   A 检索出除了中年教师以外的在职人员的数据　　　B. 中年教师的数据
   C. 中年和教师的数据　　　　D. 在职人员的数据

6. 在计算机检索中，布尔逻辑运算符的运算次序是（　　）。
   A. or＞not＞and　　B. not＞or＞and　　C. and＞not＞or　　D. not＞and＞or

7. 检索关于"心脏介入治疗"的 word 文档信息，下列操作正确的是（　　）。
   A. 心脏介入治疗 filetype：word　　　B. 心脏介入治疗 filetype：doc
   C. 心脏介入治疗 filetype：文档　　　D. 心脏介入治疗 filetype：word 文档

8. 下面哪种逻辑运算表达式检索结果最少？（　　）
   A. A and B and C　　B. （A or B）and C　　C. A or B or C　　D. A and（B or C）

9. 谷歌属于（　　）。
   A. 综合搜索引擎　　B. 垂直搜索引擎　　C. 目录搜索引擎　　D. 元搜索引擎

10. 在百度公司推出的产品中，为网友在线分享文档提供的开放平台是（　　）。
    A. 百度空间　　B. 百度文库　　C. 百度有啊　　D. 百度百科

11. 在百度公司推出的产品中，基于关键词的主题交流社区是（　　）。
    A. 百度空间　　B. 百度贴吧　　C. 百度有啊　　D. 百度百科

12. 为了快速准确地在网上找到需要的生物医学信息资源，我们应该通过（　　）去寻找。
    A. 浏览器　　B. 资源管理器　　C. 搜索引擎　　D. URL 超链接

13. 不法分子利用欺诈手段，仿冒真实网站的 URL 地址及页面内容，以此来骗取用户银行或信用卡账号、密码等私人资料的网站叫（　　）。
    A. 官方网站　　B. 钓鱼网站　　C. 商业网站　　D. 第三方网站

二、简答题

1. 简述影响网络信息检索的因素。
2. 简述搜索引擎工作原理及分类。
3. 试述应从哪几个方面辨别官方网站。

参考答案

第五章　中文文献检索

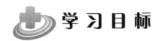 学习目标

1. 了解图书馆电子资源的建设与使用方式。
2. 掌握常用中文文献数据库文献检索方法。
3. 掌握学位论文、会议论文、专利、标准等文献的检索方法。

内容框架

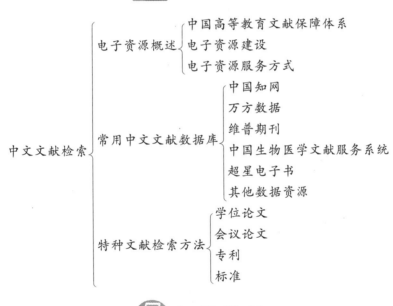

知识链接

发明人、申请人与专利权人

（1）发明人：完成发明创造的人。仅包括自然人（个人）。

（2）申请人：提出发明创造专利申请的人，可以是法人（机构），自然人（个人）。

（3）专利权人：拥有发明创造专利所有权的人。发明创造专利授权后，申请人就成为了专利权人。

（4）专利的发明人不一定是专利权人。《中华人民共和国专利法》第六条：执行本单位的任务或者主要是利用本单位的物质技术条件所完成的发明创造为职务发明创造。职务发明创造申请专利的权利属于该单位；申请被批准后，该单位为专利权人。非职务发明创造，申请专利的权利属于发明人或者设计人；申请被批准后，该发明人或者设计人为专利权人。

Note

第一节　电子资源概述

电子资源（electronic resources），通常指数字信息资源，即一切以数字形式生产和发行的信息资源，其信息包括文字、图片、声音、动态图像等，并以硬盘、磁带、光盘等介质及网络形式展现。国际图书馆协会联合会（International Federation of Library Associations and Institutions，IFLA）2012年发布的定义如下：电子资源是指那些需要通过计算机访问的资料，无论是通过个人电脑、大型机还是手持移动设备。他们可以通过互联网远程访问或在本地使用。常见类型有电子期刊、电子图书、全文（集成）数据库、索引文摘数据库、参考数据库（传记、词典、指南、百科等）、数值和统计数据库、电子图像、电子音频/视频等。

电子资源的出现极大地改变了信息和知识的记录和传播模式，改进了信息提供、信息种类以及信息获取的方式。特别是网络数据库，因其强大的异地信息存取和检索功能以及低成本、高信息量，已成为图书馆重要的馆藏资源，是图书馆传统文献资源的重要补充和网络环境下图书馆进行信息服务、资源共享和馆际协作的基础。

一、中国高等教育文献保障体系

我国政府从1996年开始实施高校"211工程"建设，目的是重点建设一百所左右的高校，实现高层次人才的培养。在这种背景下，作为教育部"211工程"总体建设规划中三个公共服务体系之一的"中国高等教育文献保障体系"（China Academic Library & Information System，CALIS）开始建立起来。CALIS的宗旨是在教育部的领导下，把国家的投资、现代图书馆理念、先进的技术手段、高校丰富的信息资源和人力资源整合起来，建设以中国高等教育数字图书馆为核心的教育文献联合保障体系，实现信息资源共建、共知、共享，以发挥最大的社会效益和经济效益，为中国高等教育服务。CALIS由全国中心、地区中心和成员馆组成三级网络结构，管理中心设在北京大学，下设文理、工程、农学、医学四个全国文献信息服务中心，华东北、华东南、华中、华南、西北、西南、东北七个地区文献信息服务中心和一个东北地区国防文献信息服务中心。中国高等教育文献保障体系如图5-1-1所示。

二、电子资源建设

图书馆电子资源的建设主要有以下三种方式：从数据库提供商或信息服务提供商处购买或取得使用权；将馆藏的印刷型资源数字化；搜集网络信息，并进行整理和组织，形成自建电子资源。三种方式各有优缺点，很多图书馆也使用后两种方式进行电子资源建设，但最主要的方式是从数据提供商或信息服务提供商处购买和引进。

对国外电子资源的引进方式，主要是由CALIS的文理和工程两个全国性中心组织高校进行以"集团采购"的方式进行的。这种方式，一方面，可以帮助大多数图书馆节约时间，减少谈判等环节的麻烦；另一方面，可以凭借集团的力量从数据库供应商那里争取到更优惠的价格和更好的服务。

图书馆的电子资源有些是免费开放的，如馆藏目录及开放期刊（open access journals）、机构库（institute repository）等互联网上免费的学术资源，但大部分则为授权访问，如电子书、电子期刊，这些授权访问的电子资源是图书馆向数据库提供商购买的，且多数属于租用性质，因此，图书馆通过网络向读者提供这些资源时必须遵守使用许可协议，如读者在访问时需要资格认证。

电子资源易于复制与传播，这使得版权问题日益突出。虽然图书馆在签订数据库购买合同时，数据库商并没有对数据下载量做出明确的限制，但他们会利用各种先进的技术手段对数据库的使用情况进行实时监控。一旦发现某台计算机有数据库商认定的"滥用"行为，如短时间内通过下载软件大量下载数据，系统就会禁止相关IP段的用户访问。目前，数据库商对滥用行为是以正常阅读速度来界定的，即

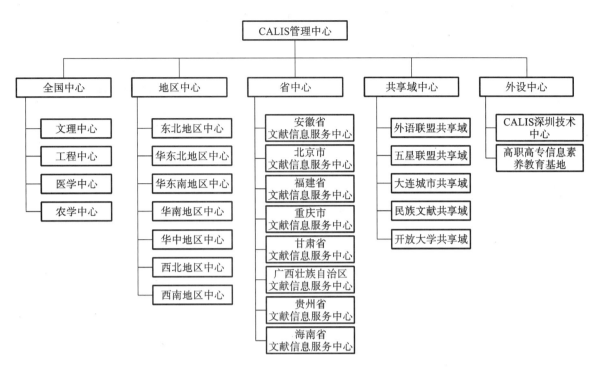

图 5-1-1　中国高等教育文献保障体系

如果下载文献的速度远超出正常阅读速度就视为滥用。通常正常阅读一篇文献至少需要几分钟。

为了避免版权纠纷,读者在使用电子资源时应遵守一定的行为规范:不使用下载软件下载;不集中连续系统地批量下载;不私自设置代理服务器;不将所获得的文献资料用于个人学习和研究以外的其他用途。

三、电子资源服务方式

电子资源常见的服务方式有以下三种。

1)专线方式　数据库提供商通过租用网络专线提供服务。终端用户可免费直接访问数据库,如美国的《科学引文索引》(SCI)。

2)远程方式　数据库提供商通过互联网提供服务。终端用户通过 IP 地址认证或身份认证方式访问数据库。

3)本地镜像　数据库商将系统软件和数据都在本地服务器上复制一份。大多数据库都可将用户单位已付费的数据资源复制到本地服务器上,这有利于资源的拥有与长期保存。但也存在诸多问题,如镜像服务器的日常维护、数据更新滞后、数据和服务缺失等。

第二节　常用中文文献数据库

一、中国知网(CNKI)

CNKI 是国家知识基础设施(National Knowledge Infrastructure)的简称,又称中国期刊全文数据库。1999 年由清华大学、清华同方发起组织实施,目前是世界上中文全文信息量规模最大的数字化学习平台,官方网址为 http://www.cnki.net。

(一) CNKI 主要全文数据库

CNKI 提供学术期刊、学位论文、会议论文、报纸文献、专利说明书、标准、工具书、年鉴、图书、古籍、

Note

成果信息、科研项目、学术机构信息、学者信息、引文索引等多种类型的资源,如表5-2-1所示。

表 5-2-1 CNKI 主要全文数据库列表

资源名称	内 容	说 明
中国学术期刊（网络版）1915—	产品分为十大专辑:基础科学、工程科技Ⅰ、工程科技Ⅱ、农业科技、医药卫生科技、哲学与人文科学、社会科学Ⅰ、社会科学Ⅱ、信息科技、经济与管理科学。 主管单位:中华人民共和国教育部	《中国学术期刊（网络版）》是世界上最大的连续动态更新的中国学术期刊全文数据库,是"十一五"国家重大网络出版工程的子项目,是《国家"十一五"时期文化发展规划纲要》中国家"知识资源数据库"出版工程的重要组成部分
中国优秀博硕士学位论文全文数据库 1984—	文献来源:全国 474 家培养单位的博士学位论文和 755 家硕士培养单位的优秀硕士学位论文。 主管单位:中华人民共和国教育部	目前国内相关资源最完备、高质量、连续动态更新的中国优秀博士、硕士学位论文全文数据库
国内外重要会议论文全文数据库 1999—	国内外会议、会议视频。 主管单位:中华人民共和国教育部	重点收录1999 年以来,中国科协系统及国家二级以上的学会、协会、高校、科研院所、政府机关举办的重要会议及在国内召开的国际会议上发表的文献
中国重要报纸全文数据库 2000—	国内公开发行的 500 多种重要报纸。 主管单位:中华人民共和国教育部	收录 2000 年以来中国国内重要报纸刊载的学术性、资料性文献的连续动态更新的数据库
中国年鉴网络出版总库 1949—	—	中国国内的中央、地方、行业和企业等各类年鉴的全文文献,是目前国内最大的连续更新的动态年鉴资源全文数据库
中国工具书网络出版总库	工具书总库4.0 版公测、汉语大词典 & 康熙字典、工具书（中小学版）、工具书（少儿版）、建筑工程造价预算与规范数据库、"文革"期间中草药实用手册、中国规范术语、智叟助教辅学平台、商务印书馆精品工具书数据库、植物志	集成了近200 家知名出版社的 3000 余部工具书,类型包括语文词典、双语词典、专科辞典、百科全书、图录、表谱、传记、语录、手册等,约1500 万个条目、70 万张图片
专利数据库中国专利 1985—国外专利 1970—	数据来源:国家知识产权局知识产权出版社	"中国专利全文数据库（知网版）"包含发明专利、实用新型专利、外观设计专利三个子库,准确地反映中国最新的专利发明。 "海外专利摘要数据库（知网版）"专利说明书全文链接到欧洲专利局网站
标准数据库 1950—	标准分类:"国家标准全文数据库"（SCSF）按照中国标准分类法（CCS 分类）、国际标准分类法（ICS 分类）和 CNKI168 学科分类法	"标准数据总库"是国内数据量最大、收录最完整的标准数据库,分为"中国标准题录数据库"（SCSD）、"国外标准题录数据库"（SOSD）、"国家标准全文数据库"和"中国行业标准全文数据库"
中国科技项目创新成果鉴定意见数据库 1978—	成果分类:按照《中国图书资料分类法》（第四版）和 GB/T 13745《学科分类与代码》进行学科分类 数据来源:中国化工信息中心	"中国科技项目创新成果鉴定意见数据库（知网版）"主要收录正式登记的中国科技成果,按行业、成果级别、学科领域分类。核心数据为登记成果数据,具备正规的政府采集渠道,权威、准确

资源名称	内 容	说 明
中国法律知识资源总库（CLKD）	中国法律知识资源总库（CLKD）是由国家新闻出版总署批准，清华大学主办。囊括法律法规、论文文献、典型案例等法律信息资源	目前中国信息量最大、技术最先进、水平最高的大型动态法律知识服务系统
图片	"CNKI学术图片知识库"图片内容分类体系共包括五个大类：形态图、谱线图、曲线图、系统图、分析图	CNKI学术图片知识库所有图片资源均来源于CNKI中国文献资源总库，包括期刊论文、硕博论文、会议论文、工具书、专利等全文数据库。图片知识库是从其中挑选最有价值的学术类图片整合而成的知识库
古籍（国学宝典）	研制单位：北京国学时代文化传播股份有限公司。收录上起先秦、下至民国两千多年的所有用汉字作为载体的历代典籍，并收录了清代至当代学者对相关古籍研究的重要成果	"国学宝典数据库"是一套面向中文图书馆、中国文化研究机构、专业研究人员和文史爱好者的中华古籍全文资料检索系统
Frontiers期刊	文献来源：全文下载服务由高教社系统处理（http://journal.hep.com.cn/）。自2006年正式创刊以来，以网络版和印刷版形式出版了25种刊物，其中自然科学类18种，人文社会科学类7种	Frontiers系列期刊是教育部主管、高等教育出版社出版、德国施普林格公司负责海外发行的大型英文学术期刊项目，旨在凝聚国内顶级科研力量，建设一个中国品牌的国际化学术交流平台，也是目前国内覆盖学科最广的系列英文学术期刊
特色期刊	高等教育、精品科普、精品文化、精品文艺、党建期刊、经济信息、政报公报、基础教育	—
图书	中文图书、外文图书	—
引文学术辑刊	中国引文数据库	目前中国最大最全的引文数据库
中国经济社会发展统计数据库	集统计数据查询、数据挖掘分析及个人数据管理功能于一体的大型统计年鉴（资料）数据总库	—

（二）检索途径

不同类型文献提供的检索途径也略有不同，这是由文献著录特征所决定的。在检索时，只有检索提问词与检索途径匹配，才能正确检索出所需结果。不同类型文献检索途径如表5-2-2所示。

表5-2-2　不同类型文献检索途径

是否跨库	文献类型	检 索 途 径
可跨库检索	学术期刊	主题、关键词、篇名、全文、作者、单位、刊名、ISSN、CN、基金、摘要、被引文献、中图分类号、DOI
	博硕	主题、关键词、题名、全文、作者、导师、第一导师、学位授予单位、摘要、目录、被引文献、中图分类号、学科专业名称
	会议	主题、关键词、篇名、全文、作者、单位、会议名称、基金、摘要、论文集名称、被引文献、中图分类号
	报纸	主题、关键词、题名、全文、作者、报纸、中图分类号
	年鉴	正文、题名、出版者、年鉴

续表

是否跨库	文献类型	检 索 途 径
可跨库检索	专利	主题、关键词、专利名称、全文、申请号、公开号、分类号、主分类号、申请人、发明人、同族专程项、优先权、代理人
	标准	主题、关键词、标准名称、全文、标准号、发布日期、实施日期、发布单位名称、出版单位、中国标准分类号、国际标准分类号、起草人
	成果	主题、全文、成果名称、关键词、成果简介、中图分类号、学科分类号、成果完成人、第一完成单位、单位所在省市、合作完成单位
单库检索	图书	主题、标题、作者、关键词、摘要、DOI、单位、出版社
	古籍	全文、书名、编者、卷名
	法律法规	全文、主题、题名、作者、作者单位、来源、关键词、摘要
	政府文件	标题、主题、发布机关、发文字号、全文、来源
	企业标准	标准名称、主题、标准号、发布单位
	科技报告	标题、关键词、索取号、摘要、作者、作者单位、出版地
	政府采购	标题、主题、采购单位、全文

（三）学科统一导航

基于学术文献的特点,CNKI平台提供了以十大专辑和168门学科导航为基础的统一导航,通过使用统一导航可控制检索的学科范围,提高检索准确率及检索速度。点击学科左侧折叠标签,并勾选学科范围,可作为缩小要检索的学科范围的控制条件,默认为全选。学科检索范围限定如图5-2-1所示。

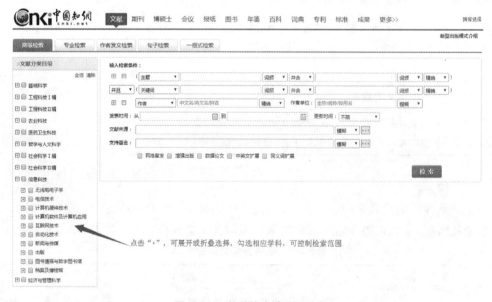

图 5-2-1 学科检索范围限定

（四）检索方式

CNKI提供了多种检索方式,并提供检索结果分组排序、导出、检索结果可视化分析等功能。

1）一框式检索 CNKI提供了类似搜索引擎的一框式检索,包括文献检索、元知识检索、引文检索。默认为文献检索,可跨库检索,也可单库检索。用户在检索时要先选中子数据库(☑为选中),然后选择检索途径,最后输入相匹配的检索词,点击" 🔍 "即可进行检索。

2）高级检索 为用户提供更灵活、方便的构造检索式的检索方式。

3）专业检索 使用逻辑运算符和检索词构造检索式进行检索。

4）作者发文检索 通过作者姓名、单位等信息,查找作者发表的全部文献及被引、下载等情况。

5）句子检索 通过用户输入的两个检索词,查找同时包含这两个词的句子。由于句子中包含了大量的事实信息,通过检索句子可以为用户提供有关事实问题的答案。

6）文献来源检索 包括检索学术期刊、博士学位授予点、硕士学位授予点、会议论文集、报纸、年鉴(种)和图书出版社。通过确定这些文献来源,可以分别点击来源数据库查找到其出版的所有文献,再利用分组、排序等工具,可对这些文献进一步分析和调研。

7）CNKI 指数 以 CNKI 收录文献为基础的免费数据分析服务,它能形象地反映不同检索词在过去一段时间里的变化趋势。通过 CNKI 指数,使用者可以检索、发现和追踪学术热点话题。

（五）检索案例

［例1］检索阿司匹林治疗心肌梗死方面的文献(图 5-2-2)。

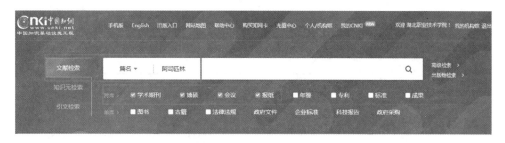

知网例1
操作视频

图 5-2-2　CNKI 一框式检索

检索分析:该课题默认为跨库检索,为提高查准率,检索途径选择"篇名",检索词为"阿司匹林"和"心肌梗死",操作方法如下。

（1）选择一框式检索,默认跨库检索"学术期刊""博硕""会议""报纸"。

（2）然后在检索途径中选择"篇名"检索,并在文本框中输入"阿司匹林"。

（3）点击" 🔍 "进行检索。

（4）在第一步检索的结果中,选择"篇名"途径,输入检索词"心肌梗死",点击"结果中检索",即可得到课题结果(图 5-2-3)。

（5）检索结果可按"相关度""发表时间""被引""下载"4 种方式排序。

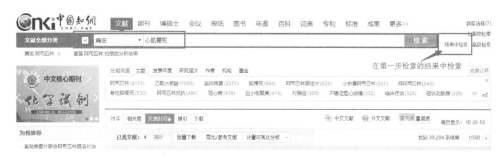

图 5-2-3　结果中检索

［例2］检索乙型肝炎防控方面的期刊文献。

检索分析:检索文献类型为"期刊文献",检索途径"篇名",检索词"乙型肝炎"或"乙肝",与"治疗"对应的检索词有"防控"或"控制"或"预防",操作方法如下。

（1）为了缩小检索范围,在文献分类目录首先选择"医药卫生科技"—"感染性疾病及传染病",文献类型选择"期刊"。

（2）为了提高查准率,检索途径选择"篇名",检索词"乙型肝炎"或"乙肝";为了提高查全率,检索词"防控"或"控制"或"预防"的检索途径选择"主题","模糊"检索;点击"检索"按钮即可进行检索(图

5-2-4)。

（3）检索结果可按"相关度""发表时间""被引""下载"4 种方式排序。

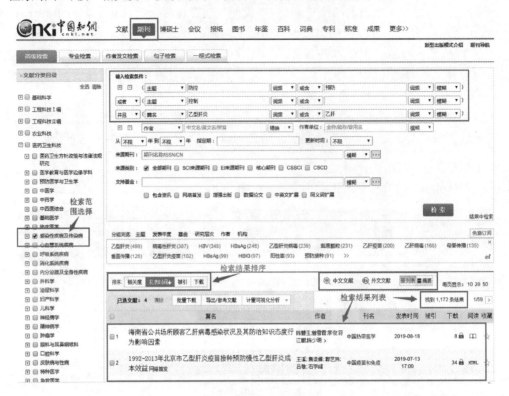

图 5-2-4　CNKI 高级检索

高级检索说明如下。

（1）在输入检索条件时,可以点击"＋"增加输入检索条件框,并与上一行检索条件自由组配逻辑关系。每一个检索条件框都提供基于文献特征的检索途径选择。

（2）若一个检索项需要两个检索词做控制,且检索途径相同,可在同一行的两个检索框中输入检索词,关系可选择"并含""或含""不含";若检索途径不同,可在每一行选择不同的检索途径,并输入检索词,逻辑关系可选择"并且""或者""不含"进行组配。

（3）检索平台还提供了扩展词推荐、精确/模糊匹配检索,可帮助用户获得与输入的检索词的扩展信息和控制文献检索的精确度。

（4）在高级检索中,还提供了对检索范围的限定,便于提高检索结果的查准率。对文献检索范围的限定可以通过以下条件进行。

① 文献发表时间控制条件:在检索中可以限定检索文献的出版时间。使用时,在发表时间后的下拉框中选择时间范围,可限定从具体的某个日期到某个日期的时间范围,若起始时间不填写,系统默认为从文献收录最早时间为起始时间;若截止时间不填写,系统默认检索到当前日期的文献。

② 文献来源控制条件:在检索中可限定文献的来源范围。例如,文献的出版媒体、机构或提供单位等,可直接在检索框中输入出版媒体、机构的名称检索词,也可以点击检索框后的"文献来源列表"按钮,选择文献来源输入检索框中。

③ 文献支持基金控制条件:在检索中可限定文献的支持基金,可直接在检索框中输入基金名称的检索词,也可以点击检索框后的"基金列表"按钮,选择支持基金输入检索框中。

④ 发文作者控制条件:在检索中可限定文献的作者和作者单位。在下拉框中选择限定"作者"或"第一作者",在后面的检索框中输入作者姓名,在作者单位检索框中输入作者单位名称,可以限定在某单位的作者发文中检索,可排除不同机构读者同名的情况。若要检索多个作者合著的文献,点击检索项前的"＋"号,添加另一个限定发文的作者。

注意:所有检索框在未输入检索词时默认为该检索项不进行限定,即如果所有检索框不填写时进行检索,将检出库中的全部文献。

[例3]通过作者发文检索钱伟长在清华大学或上海大学时发表的文章。

操作过程如下。

(1)进入高级检索页面,选择作者发文检索。

(2)在第一行作者栏,输入作者名"钱伟长"。

(3)在作者单位栏,输入作者单位"清华大学",在作者单位栏第二行输入作者单位"上海大学",点击检索即可(图5-2-5)。

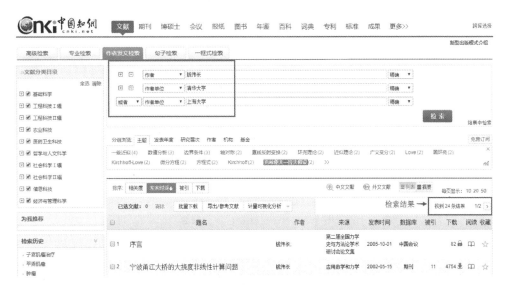

图 5-2-5 CNKI 作者发文检索

[例4]检索近二十年近视眼手术治疗的文献,哪篇文献引用次数最多?发文量最多的是哪一年?

1)检索目的分析 该课题为查找近视眼手术治疗相关文献,对文献发表时间进行了限定,文献检索侧重查全。

2)拟定检索词和检索式

(1)从分类目录中选择学科领域:依次选择"医药卫生科技"—"眼科与耳鼻咽喉科"—"眼科学"。

(2)该课题有两个相关的概念"近视眼"和"手术治疗"。"近视眼"是"近视"的子概念,为提高检索相关性,检索词选用"近视",检索途径选择"篇名";与近视眼手术治疗相关的方法有植入术、切削术、磨镶术、塑形术、激光治疗、准分子治疗等,因此检索词可选择"术"或者"激光"或者"准分子",为提高查全率,检索途径选择"主题";近视眼手术治疗有其专有名词"Lasik"和"Lasek",分别是"准分子激光原位角膜磨镶术"和"准分子激光上皮下角膜磨镶术",两者逻辑关系为"或",可限定"篇名"字段。因此,该课题检索表达式为(SU='术' or SU='激光' or SU='准分子') and TI='近视' or TI='Lasik' or TI='Lasek',时间限定近二十年,检索范围选择"眼科学",点击检索即可(图5-2-6)。

(3)检索结果按被引降序排序,找出被引次数最多的经典文献。

(4)在计量可视化分析中选择全部检索结果分析,分析图上显示了发文量最多的一年。

[例5]对"老年痴呆症药物研究"进行指数检索,以了解5年或10年的学术关注度、用户关注度。

从检索结果可以看出CNKI中关于"老年痴呆症药物研究"相关文献收录较少,且发表时间较早,也反应了老年痴呆症药物研究的困难(图5-2-7至图5-2-9)。

指数检索结果说明:①学术关注度,即篇名包含此检索词的文献发文量趋势;②媒体关注度,即篇名包含此检索词的报纸文献发文量趋势;③用户关注度,即篇名包含此检索词的文献下载量趋势统计。

(六)检索结果下载与导出

中国知网提供批量下载、导出/参考文献功能,也可逐篇操作。图5-2-10所示为批量下载、导出/参考文献操作,勾选所需文献,点击"导出/参考文献"按钮,即可导出所选文献的GB/T 7715—2015格式

知网例4
操作视频

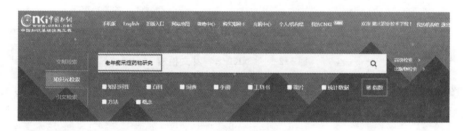

图 5-2-6 近视眼手术治疗检索

图 5-2-7 指数检索

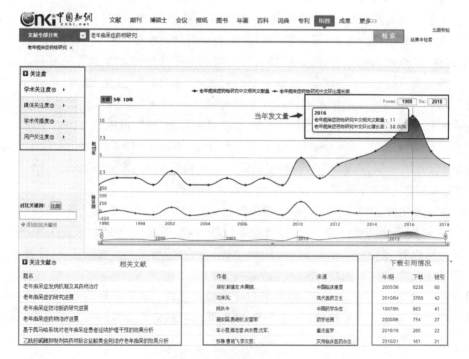

图 5-2-8 学科关注度

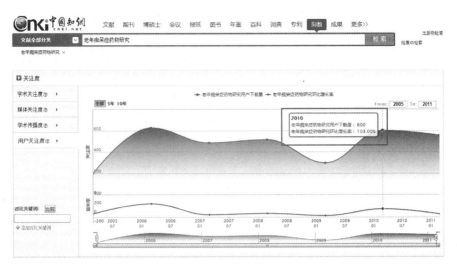

图 5-2-9　用户关注度

引文（图 5-2-11）。CNKI 提供诸如 GB/T 7715—2015 格式引文、CAJ-CD 格式引文、查新（引文格式）、查新（自定义引文格式）、知网研学（原 E-Study）、Refworks、EndNote、NoteExpress、NoteFirst、自定义（支持需输出更多文献信息的查新等用途）等多种文献导出格式供读者选择。

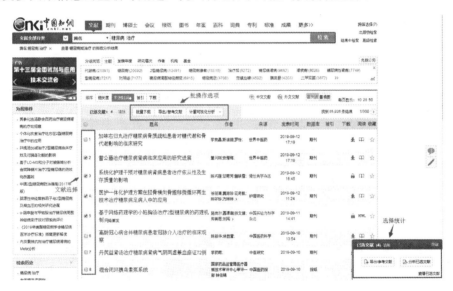

图 5-2-10　批量下载、导出/参考文献

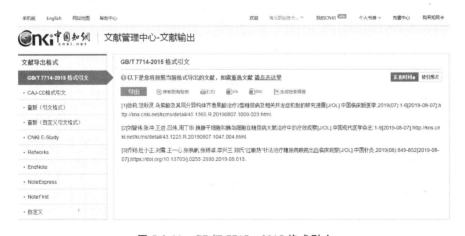

图 5-2-11　GB/T 7715—2015 格式引文

图 5-2-12 所示,是一篇文章的详细浏览页,可进行单篇下载、导出/参考文献操作。

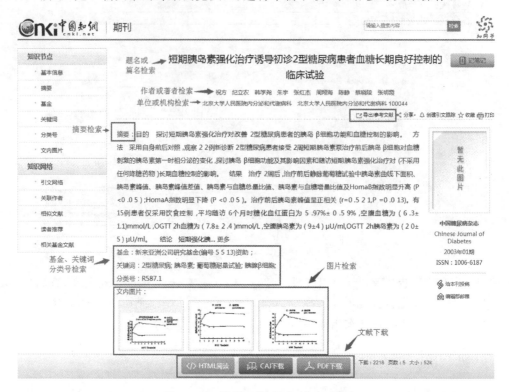

图 5-2-12　单篇下载、导出/参考文献

CNKI 在文献检索页面提供了两种文献的下载方式,普通文献分为 CAJ 下载(CNKI E-Study)和 PDF(Adboe PDF)下载,博硕士论文只能以 CAJ 格式下载,并分为整本下载、分页下载和分章下载三种(图 5-2-13);普通文献下载方式如图 5-2-14 所示。

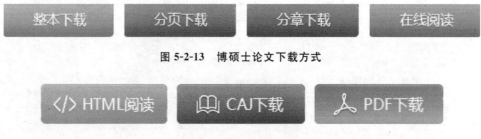

图 5-2-13　博硕士论文下载方式

图 5-2-14　普通文献下载方式

(七) 引文网络图

引文网络图将与文献有关的参考文献、二级参考文献、引证文献、二级引证文献、共引文献、同被引文献等高学术价值文献,以知识网络的方式表现,本文即节点文献(图 5-2-15)。

1) 参考文献　反映本文研究工作的背景和依据。

2) 二级参考文献　本文参考文献的参考文献,进一步反映本文研究工作的背景和依据。

3) 引证文献　引用本文的文献。本文研究工作的继续、应用、发展或评价。

4) 二级引证文献　本文引证文献的引证文献。更进一步反映本研究的继续、发展或评价。

5) 共引文献　与本文有相同参考文献的文献,与本文有共同研究背景和依据。

6) 同被引文献　与本文同时被作为参考文献引用的文献。

二、万方数据知识服务平台

北京万方数据股份有限公司是国内较早以信息服务为核心的股份制高新技术企业,是在互联网领

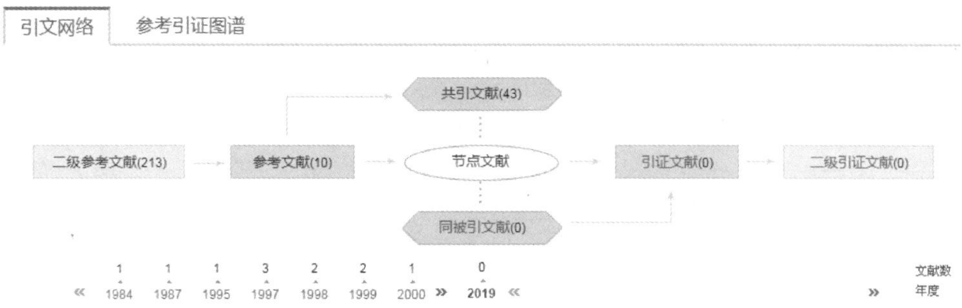

引文网络 参考引证图谱

共引文献(43)

二级参考文献(213) → 参考文献(10) → 节点文献 → 引证文献(0) → 二级引证文献(0)

同被引文献(0)

| 1 | 1 | 1 | 3 | 2 | 2 | 1 | 0 | | 文献数 |
| 1984 | 1987 | 1995 | 1997 | 1998 | 1999 | 2000 | **2019** | | 年度 |

图 5-2-15　引文网络图

域,集信息资源产品、信息增值服务和信息处理方案为一体的综合信息服务商。公司目前有六家股东单位,分别为中国科技信息研究所、中国文化产业投资基金、中国科技出版传媒有限公司、北京知金科技投资有限公司、四川省科技信息研究所和科技文献出版社。万方数据知识服务平台网址 http://www.wanfangdata.com.cn。

（一）万方数据全文数据库

万方数据股份有限公司与牛津大学出版社、韩国科学技术信息研究所、剑桥大学出版社等国外知名出版机构展开深度合作,全面集成期刊、学位、会议、科技报告、专利、视频等十余种数据资源类型,覆盖中文、英文、德文、日文等多语种文献,致力于帮助用户精准发现、获取与沉淀学术精华。万方数据主要资源如表 5-2-3 所示。

表 5-2-3　万方数据主要资源

资源名称	内 容 介 绍
中国学术期刊数据库（CSPD）	收录始于 1998 年,年增 300 万篇,每周更新 2 次
中国学位论文数据库（CDDB）	收录始于 1980 年,年增 30 万篇,并逐年回溯,与国内 900 余所高校、科研院所合作,占研究生学位授予单位 85% 以上
中国学术会议文献数据库（CCPD）	收录始于 1982 年,共计 7 万多个重要学术会议文集,年收集 4000 多个重要学术会议,年增 20 万篇全文,每月更新
中外标准数据库（WFSD）	全文数据来源于国家指定标准出版单位,专有出版,文摘数据来自中国标准化研究院国家标准馆,数据权威
中外专利数据库（WFPD）	收录始于 1985 年,年增 25 万条,收录范围涉及 11 国、2 组织,其中 11 国为中国、美国、澳大利亚、加拿大、瑞士、德国、法国、英国、日本、韩国、俄罗斯;2 组织为世界专利组织、欧洲专利局
中国科技成果数据库（CSTAD）	收录始于 1978 年,来源于国家、省市、地方的成果公报、登记成果及推广成果等
中国地方志数据库（CLGD）	新方志收录始于 1949 年,旧方志收录年代为 0000—1949 年,预计近 80000 册
中国法律法规数据库（CLRD）	收录始于 1949 年,数据源自国家信息中心,权威、专业,涵盖国家法律法规、行政法规、地方法规、国际条约及惯例、司法解释、合同范本等
中国机构数据库（CEOD）	中国企业、公司及产品数据库,国内企业信息,中国科研机构数据库,国内科研机构信息,中国科技信息机构数据库,我国科技信息、高校图情单位信息,中国中高等教育机构数据库,国内高校信息

资源名称	内 容 介 绍
中国专家数据库（CESD）	收录了国内自然科学技术领域的专家名人信息
外文文献数据库	包括外文期刊论文和外文会议论文。外文期刊论文是全文资源。每月更新
科技报告数据库	中文科技报告源于中华人民共和国科学技术部,收录始于1966年;外文科技报告源于美国政府四大科技报告(AD、DE、NASA、PB),收录始于1958年
万方视频数据库	现已推出高校课程、会议报告、考试辅导、医学实践、管理讲座、科普视频、高清海外纪录片等适合各类人群使用的精品视频

（二）检索途径

万方数据为不同文献类型提供了多种可选检索途经（表5-2-4）。

表5-2-4 万方数据文献检索途径

文献类型	检 索 途 径
期刊	题名、作者、作者单位、关键词、摘要、刊名、基金
学位	题名、作者、中图分类号、专业、关键词、摘要、导师、学位授予单位
会议	题名、作者、作者单位、关键词、摘要、会议名称、主办单位
专利	题名、摘要、申请/专利号、公开号/公告号、申请人/专利权人、发明人/设计人、主分类号、分类号
科技报告	题名、作者、作者单位、关键词、摘要、计划名称、项目名称
成果	题名、完成人、完成单位、中图分类号、关键词、摘要
标准	题名、关键词、标准编号、起草单位、发布单位
法规	题名、颁布部门、终审法院
地方志	正文、题名、编纂人员、编纂单位
视频	标题、名师/主讲人、机构/主讲人单位、字幕、关键词

（三）检索方式

1. 一框式检索 万方数据首页提供了一框式快速检索,可跨库检索,也可单库检索（图5-2-16）。

2. 高级检索 最多可增加到6种字段不同检索途径的与、或、非逻辑检索,支持精确/模糊两种匹配方式,支持时间限定检索。

3. 专业检索 支持多个字段布尔逻辑表达式检索。

4. 作者发文检索 通过作者检索其发文量（图5-2-17）。

5. 二次检索 万方数据服务平台支持在结果中检索,限定字段主要有标题、作者、关键词、刊名、起始年、结束年等（图5-2-18）。

6. 智能扩展 万方数据服务平台提供当前检索词的同义词、上位词、兄弟词等多种关系图谱展示,以及当前检索的研究趋势、相关热词等。点击检索结果页右边"《"按钮可展开智能扩展检索、研究趋势检索、相关热词检索等功能（图5-2-19）。

7. 跨语言检索 选择不同语种的文献,如图5-2-20所示。

8. 检索历史 万方数据知识服务平台将保留登录后的检索历史记录30天,包括检索式、检索结果数量、检索时间等,支持对检索式重新组合进行检索,如图5-2-21所示。

（四）文献导出

检索结果排序可按相关度、出版时间、被引频次、下载量等指标排序,方便用户对检索文献进行筛

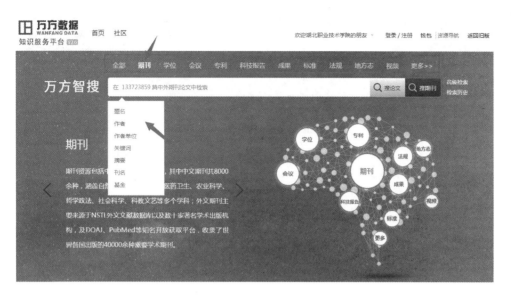

图 5-2-16　万方数据快速检索

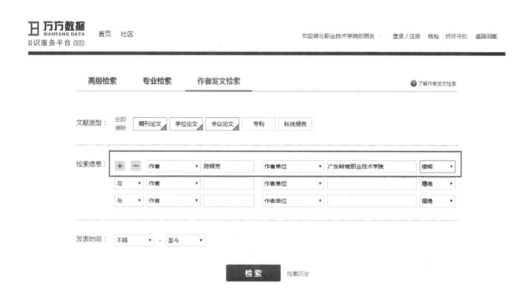

图 5-2-17　作者发文检索

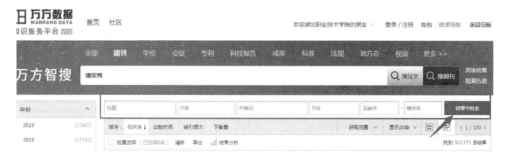

图 5-2-18　二次检索

选,通过相关度或出版时间排序可以找到相关度高的或最新的文献;通过被引频次排序可找到引用量高的经典文献,通过下载量排序可以找到高质量但未被引起注意的优秀文献。检索出来的文献可以选择下载、在线阅读、导出、收藏、分享等多种操作(图 5-2-22)。万方数据导出参考文献格式包括 GB/T 7715—2015 格式引文、NoteExpress、Refworks、NoteFirst、EndNote、Bibtex、自定义格式、查新格式等多

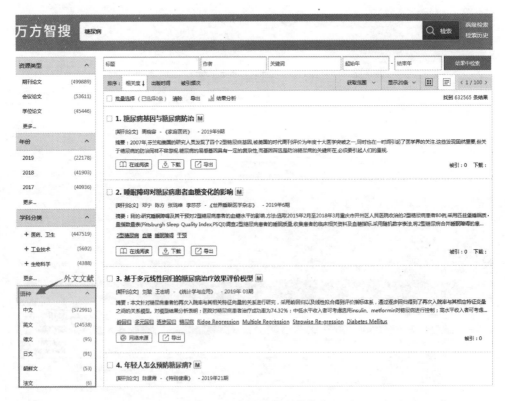

图 5-2-19　智能扩展

图 5-2-20　不同语种文献检索

种引文格式。

（五）检索案例

［例 1］查找"国内乳腺癌手术治疗新进展"的综述。

1）检索目的分析　该课题为查找最新进展研究的综述,因此要对最近几年该领域的文献侧重查全

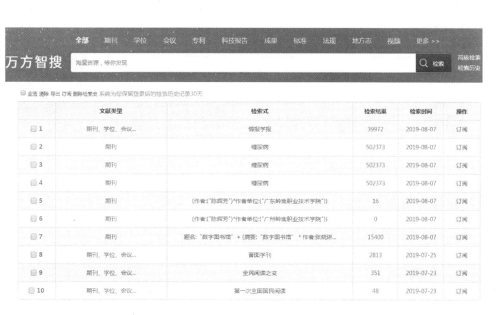

图 5-2-21 检索历史

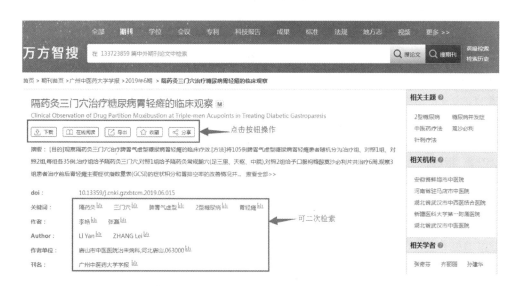

图 5-2-22 文献下载与导出

检索。

2）课题内容特征分析 该课题属于妇科疾病中乳腺肿瘤这一学科，包含"乳腺肿瘤"和"手术治疗"两个概念面。"新进展"一词比较泛指，不作为检索词，以免造成大量漏检，可以用论文发表的年份来限定。

3）课题的形式特征分析 由于乳腺癌是常见病、高发病，对这类课题研究的文献会比较多，因此检索年限限定为近三年，文献类型选择期刊文献和会议论文，文献语种包括中外文语种。

4）选择数据库及检索系统 由于侧重查全，所以选择收录文献量大、检索功能强大的核心检索系统检索。根据学科专业，可选择 CBM、万方数据、CNKI 全文数据库。

5）拟定检索词和检索式 该课题中有两个概念面密切相关的词，即"乳腺肿瘤"和"乳腺癌"，由于外科和手术都是治疗方法，所以"治疗"一词可以不作为检索词，检索年限限定为近三年。检索式：题名或关键词检索：（乳腺癌 or 乳腺肿瘤）and（手术 or 外科）。

检索后发现命中结果数太多，应调整检索策略；浏览后发现直接用"乳腺癌"和"手术"为检索词更恰当，并去除"手术前后护理"的文献，限定文献类型为综述，调整检索式为题名或关键词：（乳腺癌 and 手术）not 护理 and 综述（图 5-2-23）。

图 5-2-23　万方数据高级检索

[例2]诱发宫颈癌的相关因素分析。

1）检索目的分析　该课题着重病因分析,因此要对该领域的文献侧重查全检索。

2）课题内容特征分析　该课题属于妇科疾病研究,规范化主题词为"宫颈肿瘤","诱导因素"为本检索项目的具体研究方向,可选取与"诱导因素"对应的副主题词——遗传因素、化学诱导、病因学,同义词——诱发因素、诱因。

3）课题的形式特征分析　文献类型选择期刊和会议论文,由于该课题各国都有研究,因此文献语种包括中外文语种。

4）选择数据库及检索系统　由于侧重查全,所以选择收录文献量大、检索功能强大的核心检索系统检索。根据学科专业,可选 CBM、万方数据、CNKI 全文数据库。

5）拟定检索词和检索式　该课题中两个概念面密切相关的词"宫颈癌"和"宫颈肿瘤"与"诱发因素",逻辑关系为"与",子概念:诱发因素、诱导因素、遗传因素、化学诱导、病因学之间逻辑关系为"或"。检索表达式:题名:((宫颈癌+宫颈肿瘤)*(诱导+诱因+遗传+病因))。其检索页面如图 5-2-24 所示。

三、中文科技期刊全文数据库

重庆维普资讯有限公司(简称维普资讯)成立于 1995 年,前身为中国科技情报研究所重庆分所数据库研究中心,是中国第一家进行中文期刊数据库研究的机构。重庆维普资讯有限公司成为《中文科技期刊数据库》运营机构。网址为 http://qikan.cqvip.com/。

（一）检索方式

1. 一框式检索　如图 5-2-25 所示,维普中文期刊服务平台(简称维普中刊)由三个部分构成,最左边列出了可供选择的检索途径,通过点击三角形按钮可展开、折叠,并选择合适的检索途径;中间部分为检索词输入框,用户应输入与检索途径相匹配的检索提问词;然后点击最右边的"检索"按钮,即可进行检索。维普中刊默认执行基本检索方式,在平台首页的检索框直接输入检索条件进行检索。维普中刊提供的检索途径有任意字段、题名或关键词、题名、关键词、文摘、作者、第一作者、机构、刊名、分类号、参考文献、作者简介、基金资源、栏目信息等 14 种可选文献特征字段。

2. 高级检索　维普中刊高级检索采用多条件逻辑组配检索,最多可增加到 5 个检索条件,也可通

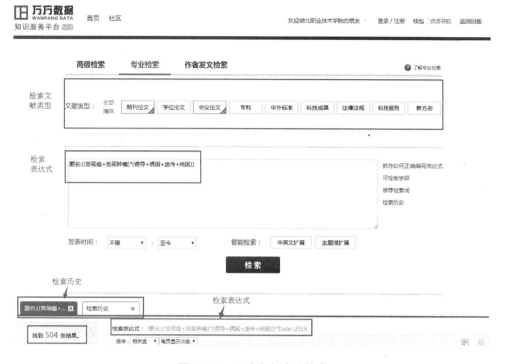

图 5-2-24 万方数据专业检索

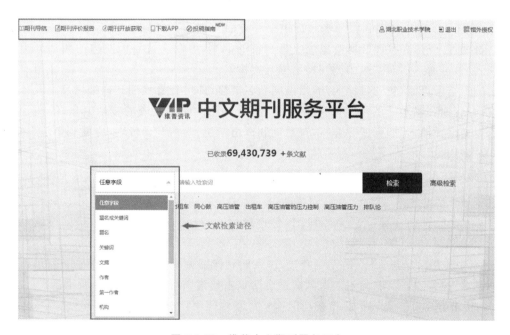

图 5-2-25 维普中文期刊服务平台

过时间限定、检索范围限定、学科限定等方式,方便用户查找不同检索条件限制下的文献,提高查准率。

3. 检索式检索 用户可在检索框中直接输入字段标识和逻辑运算符来进行检索。若系统显示未找到结果,则表示输入的检索式有错或者在该条件下检索无结果,请返回检索界面重新输入正确检索表达式或切换到其他方式获得检索内容。检索规则说明:①逻辑运算符:and(逻辑"与")、or(逻辑"或")、not(逻辑"非")。②字段标识符:U=任意字段、M=题名或关键词、K=关键词、A=作者、C=分类号、S=机构、J=刊名、F=第一作者、T=题名、R=文摘。

4. 二次检索 维普中刊在检索结果页面左半部分,提供了基于结果的二次检索功能,在右半部分提供了导出/参考文献、基于检索结果的引用分析和统计分析,以及基于相关度、引用量、发表时间等多种方式的排序功能,方便用户快速找到目标期刊文献,如图 5-2-26 所示。

·医学文献检索·

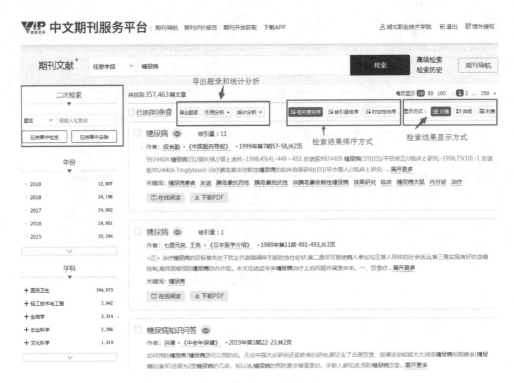

图 5-2-26　检索结果页

5. 期刊导航　维普中文期刊服务平台提供期刊导航功能，打开"期刊导航"界面，"按首字母查找"是选择期刊拼写首字母，即可展开所有以该字母为首的期刊，可以通过页面左边的期刊分类进行筛选。如果已知期刊名，可通过页面左边的期刊检索框直接检索。

在期刊检索结果页面，找到目标期刊，点击期刊名链接，即可查看该期刊详细信息。具体信息如下：①期刊详情，查看期刊基本信息；②期刊收录汇总，查看每期次期刊发表的文献信息；③期刊发表作品，查看期刊已发文献详情；④期刊发文分析，查看期刊产出情况；⑤期刊评价，查看期刊影响引子。

（二）检索案例

［例 1］用期刊导航途径检索在《中华护理杂志》上发表的有关阿尔茨海默病患者护理方面的文献。

操作过程如下。

（1）进入维普中刊期刊导航页面，通过刊名直接检索，或通过"按首字母查找"检索，如图 5-2-27 所示。

（2）找到《中华护理杂志》并点击期刊链接，进入期刊详细页面，点击"发表作品"栏目，在左边"刊内检索"选择"题名"途径，检索词"阿尔茨海默病患者"，点击检索即可，如图 5-2-28 所示。

［例 2］利用维普中刊同义词扩展检索功能检索肾衰竭药物疗法方面的文献。

操作过程如下。

（1）打开维普高级检索页面，选择检索途径"题名或关键词"，输入检索词"肾衰"，点击"同义词扩展"，勾选"肾衰竭"同义词，也可在文本框中输入相关同义词，并用半角分号隔开，点击确定，如图 5-2-29 所示。

（2）检索词扩展为"慢性肾功能衰竭＋慢性肾功衰竭＋慢性肾脏衰竭＋肾功能衰竭＋慢性肾衰竭＋慢性肾功能不全＋慢肾衰＋慢性肾衰＋肾衰"，在下一行输入检索词"药物治疗"，检索途径为"题名或关键词"，点击检索即可，如图 5-2-30 所示。

（三）手机授权

一般用户大多通过 PC 端访问数据库资源，不论是账号方式还是 IP 方式都非常方便。随着移动互联网的普及，智能手机的功能越来越强大，很多年轻用户更习惯使用手机检索、下载文献。因此，维普中文期刊检索平台还提供了对手机授权功能。用户先要下载维普中刊 APP，并选择接入机构取得授权的

维普例 1
操作视频

Note

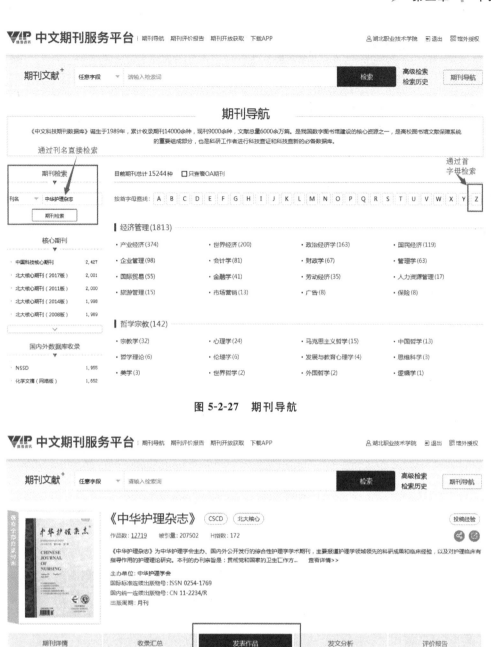

图 5-2-27　期刊导航

图 5-2-28　期刊内检索

IP 范围内的 WIFI 网络,使用 APP 自带的二维码扫描功能,扫描平台 PC 端访问页面(http://qikan.cqvip.com/)右上方的授权二维码,通过绑定手机号取得数据库访问权限,如图 5-2-31、5-2-32 所示。

四、中国生物医学文献服务系统

中国生物医学文献服务系统(CMD),涵盖资源丰富、专业性强,能全面、快速反映国内和国外生物医学领域研究的新进展,学科范围广泛,年代跨度大,更新及时。中国生物医学文献服务系统官方网址

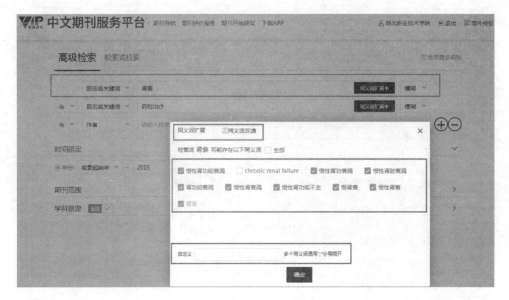

图 5-2-29　同义词扩展检索

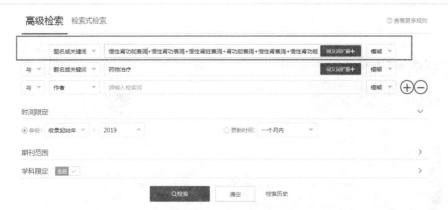

图 5-2-30　同义词表达式

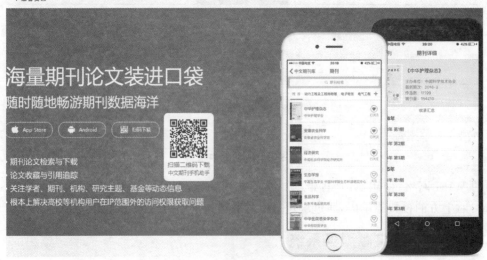

图 5-2-31　维普中刊 APP 下载

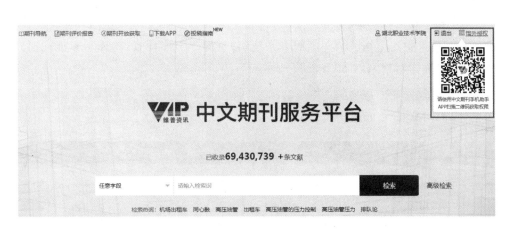

图 5-2-32 扫码授权

为 http://www.sinomed.ac.cn/。

（一）中国生物医学文献服务系统（CMD）资源构成

中国生物医学文献服务系统（CMD）资源如表 5-2-5 所示。

表 5-2-5 中国生物医学文献服务系统（CMD）资源

资源名称	内容
中国生物医学文献数据库（CBM）	收录 1978 年至今国内出版的生物医学学术期刊 2900 余种,其中 2019 年在版期刊 1890 余种,文献题录总量 1080 余万篇。全部题录均进行主题标引、分类标引,同时对作者、作者机构、发表期刊、所涉基金等进行规范化加工处理;2019 年起,新增标识 2015 年以来发表文献的通讯作者,全面整合中文 DOI(数字对象唯一标识符)链接信息,以更好地支持文献发现与全文在线获取
中国生物医学引文数据库（CBMCI）	收录 1989 年以来中国生物医学学术期刊文献的原始引文 2000 余万篇,经归一化处理后,引文总量达 640 余万篇。所有期刊文献引文与其原始文献题录关联,以更好地支持多维度引文检索与引证分析
西文生物医学文献数据库（WBM）	收录世界各国出版的重要生物医学期刊文献题录 2900 余万篇,其中协和馆藏期刊 6300 余种,免费期刊 2600 余种;年代跨度大,部分期刊可回溯至创刊年,全面体现协和医学院图书馆悠久丰厚的历史馆藏
北京协和医学院博硕学位论文库（PUMCD）	收录 1981 年以来北京协和医学院培养的博士、硕士学位论文全文,涉及医学、药学各专业领域及其他相关专业,内容前沿、丰富
中国医学科普文献数据库（CPM）	收录 1989 年以来近百种国内出版的医学科普期刊,文献总量达 43 万余篇,重点突显养生保健、心理健康、生殖健康、运动健身、医学美容、婚姻家庭、食品营养等与医学健康有关的内容

（二）检索方式

中国生物医学文献服务系统（CMD）一贯注重数据的深度揭示与规范化处理。根据美国国立医学图书馆《医学主题词表》(MeSH)中译本、中国中医科学院中医药信息研究所《中国中医药学主题词表》以及《中国图书馆分类法·医学专业分类表》对收录文献进行主题标引和分类标引,以更加深入、全面地揭示文献内容。同时,CMD 还对作者、作者机构、发表期刊、所涉基金等进行规范化处理,标识第一作者、通讯作者,持续提升作者、机构、期刊、基金检索的准确性与全面性。

CMD 按检索资源不同,可分为多资源的跨库检索和单库检索(中文文献、西文文献、博硕论文或科普文献),均支持快速检索、高级检索、主题检索和分类检索。同时,将智能检索、精确检索、限定检索、过滤筛选等功能融入相关检索过程中。

1. 跨库检索　进入中国生物医学文献服务系统,首页即为跨库检索,跨库检索能同时在 SinoMed 平台集成的所有资源库进行检索,如图 5-2-33 所示。

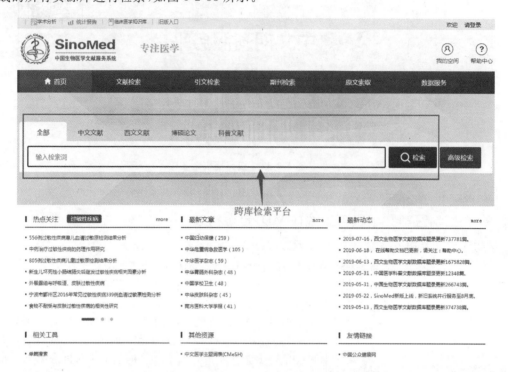

图 5-2-33　中国生物医学文献服务系统首页

2. 高级检索　首页的检索输入框右侧点击进入跨库高级检索。中国生物医学文献服务系统中所有数据库均支持高级检索。高级检索主要功能如下:①检索表达式实时显示编辑以及可直接发送至"检索历史";②构建检索表达式,每次可允许输入多个检索词功能;③扩展 CBM 检索项,新增"核心字段"检索及通讯作者/通讯作者单位检索;④在中文资源库中,针对作者、作者单位、刊名、基金检索项增加智能提示功能,西文库中增加刊名智能提示功能。

3. 主题检索　支持多个主题词同时检索,有利于提高查全率和查准率。通过选择合适的副主题词、设置是否加权(即加权检索)、是否扩展(即扩展检索),可使检索结果更符合您的需求。输入检索词后,系统将在《医学主题词表》(MeSH)中译本及《中国中医药学主题词表》中查找对应的中文主题词。也可通过"主题导航",浏览主题词树查找您需要的主题词。

4. 分类检索　从文献所属的学科角度进行查找,支持多个类目同时检索,能提高族性检索效果。可使用类名查找或分类导航定位具体类目,通过选择是否扩展、是否复分,使检索结果更符合您的需求。

5. 限定检索　将文献类型、年龄组、性别、对象类型、其他等常用限定条件整合到一起,用于对检索结果的进一步限定,可减少二次检索操作,提高检索效率。一旦设置了限定条件,除非用户取消,否则在该用户的检索过程中,限定条件一直有效,如图 5-2-34 所示。

(三)检索案例

[例1]在 CBM 中查找郎景和院士作为第一作者发表的卵巢肿瘤方面的文献。

操作如下。

(1)进入 CBM 高级检索,在构建表达式中选择"第一作者",输入"郎景和",这里默认精确检索,在智能提示下选择其所在单位名称。

(2)增加检索框,选择"核心字段",输入"卵巢肿瘤",这里默认智能;三个检索之间选择"AND",点击"检索"按钮即可检索,如图 5-2-35 所示。

[例2]在 CBM 的"主题检索"中查找"糖尿病并发症白内障的治疗"方面的文献。

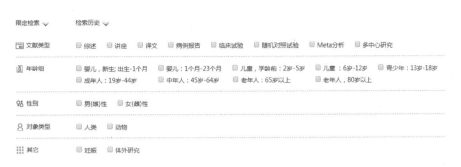

CBM 例 2
操作视频

图 5-2-34　限定检索

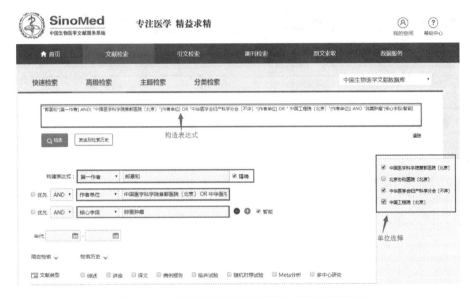

图 5-2-35　中国生物医学文献服务系统高级检索

操作如下。

（1）进入 CBM 的主题检索页面，在查找主题词检索框中输入"糖尿病"，点击"查找"按钮，浏览查找结果，在列出的主题词中点击"糖尿病并发症"，如图 5-2-36 所示。

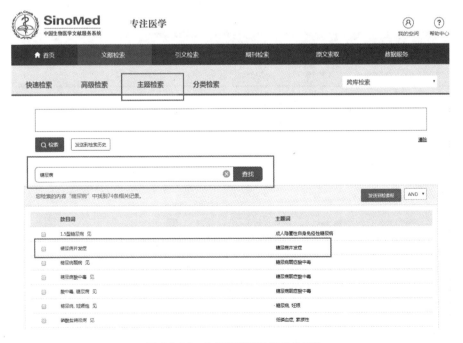

图 5-2-36　主题词"糖尿病并发症"

（2）在主题词注释详细页面，显示了该主题词可组配的副主题词、主题词的详细解释和所在的树形结构，可以根据检索需要，选择是否"加权检索""扩展检索"。"糖尿病并发症的治疗"应选择副主题词"治疗"，然后点击"发送到检索框"，如图 5-2-37 所示。

注意：加权是反映主题词对文献重要内容表征作用的一种手段。一般来说，加权主题词与文献核心内容的关联性相较于非加权主题词而言，要更为紧密。因此加权检索是一种缩小检索范围、提高查准率的有效方法；扩展检索是对该主题词及其下位词进行检索，相对而言，是一种扩大范围的检索。

（3）在主题词注释详细页面检索框中输入"白内障"后，点击"查找"按钮，在列出的主题词中点击主题词"白内障"，如图 5-2-38 所示。

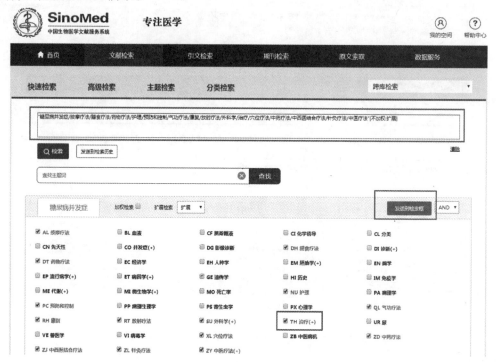

图 5-2-37　副主题词"治疗"

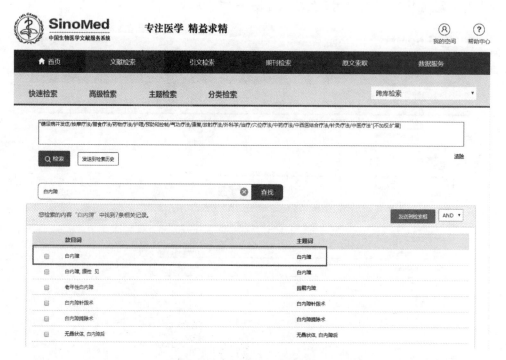

图 5-2-38　"白内障"主题词

（4）在主题词注释详细页面,选择副主题词"治疗"。在逻辑组配选择框中选择"AND"后,点击"发送到检索框",点击检索表达式框对应的"检索"按钮,即可检索出"糖尿病并发症白内障的治疗"方面的文献,如图 5-2-39 所示。

[例 3]在 CBM 的"分类检索"中查找"肺肿瘤的药物疗法"方面的文献。

操作如下。

（1）在 CBM 分类检索页面的检索框中输入"肺肿瘤"后点击"查找",可看到"肺肿瘤"分类号,如图 5-2-40 所示。

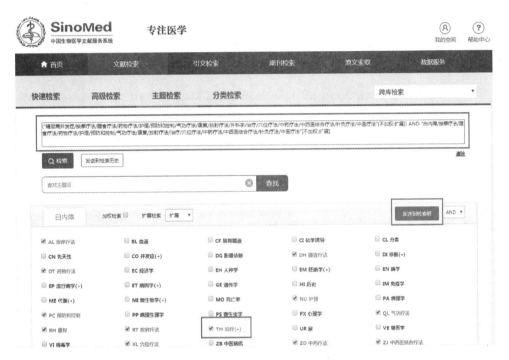

图 5-2-39 副主题词"治疗"

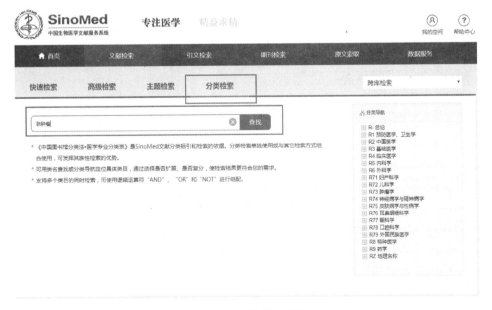

图 5-2-40 查找分类号

（2）在分类号显示页,点击分类名,如图 5-2-41 所示。

（3）可扩展检索,发送到检索框,选择复分号"药物疗法、化学疗法",点击检索表达式对应"检索"按钮,即可检索出"肺肿瘤的药物疗法"方面的文献,如图 5-2-42 所示。

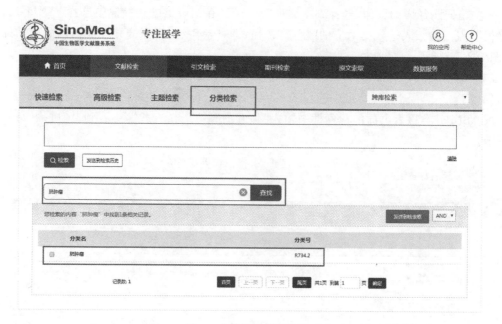

图 5-2-41　文献所属分类

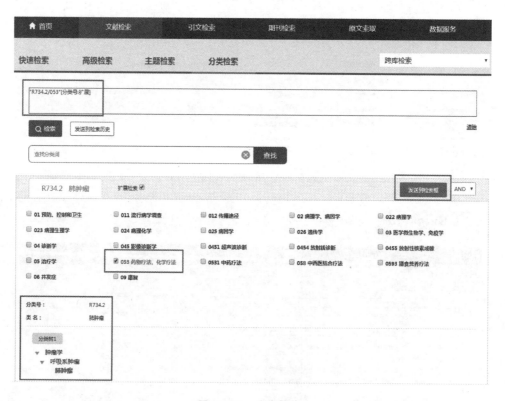

图 5-2-42　分类检索

［例 4］检索"中国人民解放军总医院从 2012 年至今发表文献的被引用情况"。

操作如下。

（1）进入引文检索页面，检索入口选择"被引文献机构"，输入"人民解放军"，在弹出的提示框中选择"中国人民解放军总医院〔北京〕"，在发表年代处选择"2012"，点击"检索"，即可查看到所需结果，如图 5-2-43 所示。

（2）可对检索结果进行多维聚类筛选和限定。同时，方便用户查看其中一篇或多篇文献的施引文献，系统将对重复施引文献进行自动去重，并支持对施引文献从发表期刊、第一作者、时间三个维度进一步筛选过滤，如图 5-2-44 所示。

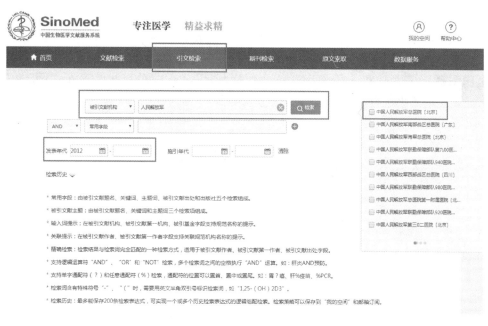

图 5-2-43　引文检索

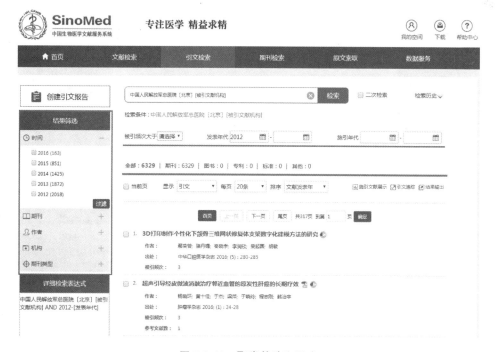

图 5-2-44　聚类筛选和限定

五、超星电子书

《图书馆·情报与文献学名词》中对电子书的描述如下：以数字形式制作、出版、存取和使用的图书。一般以磁性或电子载体为存储载体，并借助一定的阅读软件和设备读取。电子书作为一种新型出版物的主要形态，有别于以印刷型为载体的传统出版物，在全球范围内呈现了爆发式增长。近几年来，我国电子书产业发展迅猛，目前已成为全球第二大电子书单一国家市场。电子书数据库数量众多，但使用方法大同小异。下面以超星移动图书馆为例，介绍电子书资源的使用。

超星集团成立于 1993 年，是全球最大的中文电子书资源提供商之一，建立了包括图书、期刊、论文、报纸等多品种多题材的全文数字资源，为读者提供方便快捷的图书检索和阅读体验。

(一)图书阅读

打开超星数据库汇雅书世界或超星读秀检索平台,在搜索框直接输入检索词,检索词可定位到书名、作者、目录或全文中,然后点击搜索,即可在海量的图书数据资源中进行查找,如图 5-2-45、图5-2-46所示。超星图书资源提供超星阅读器阅读、网页阅读、PDF 阅读三种在线阅读方式,可供读者自由选择。若要下载超星电子书进行浏览,须先安装超星阅读器。

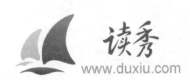

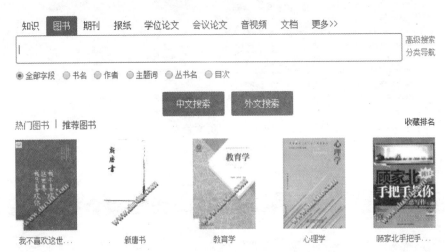

图 5-2-45　超星读秀

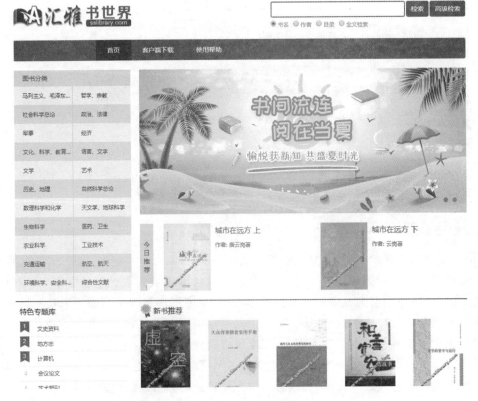

图 5-2-46　汇雅书世界

（二）使用技巧

1. 文字识别（OCR） 选择工具栏上的文字识别按钮" 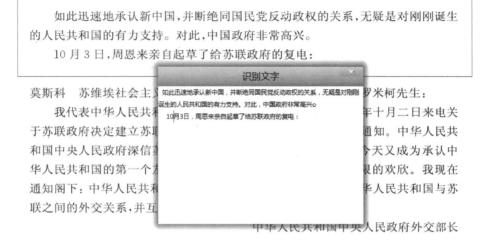 "，在所要识别的文字上画框即可，如图5-2-47 所示。

图 5-2-47 文字识别

2. 书签操作 打开本地图书，点击图书右上角的按钮" "。选择书签，即可查看本书的书签，如图5-2-48所示。

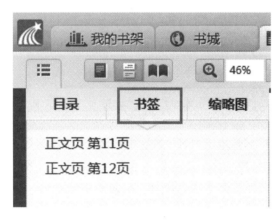

图 5-2-48 书签

3. 标记操作

（1）选择工具栏上的" "按钮，在弹出的浮动工具栏中选择" T "按钮，在目标文本上做标记即可，删除标记时，在" T "上按右键，选择删除即可，如图5-2-49 所示。

（2）在弹出的浮动工具栏中选择" "按钮，可以对目标文字做矩形、椭圆、直线、曲线操作，也可设置标记的不同颜色，删除标记时，在矩形、椭圆、直线、曲线处按右键即可删除，如图 5-2-50 所示。

（三）学习通

学习通是北京世纪超星公司专门针对国内高校推出的一款优秀移动阅读平台。超星公司凭借20多年来积累的海量图书、期刊、报纸、视频等资源为内容支撑，以强大的技术研发力量为保证，打造出集教学、阅读、管理、社交为一体的新型阅读学习平台，在高校图书馆阅读、学习推广工作中发挥了重要作用。

学习通包含移动课堂、修学分、移动阅读、开放课程、移动教务、移动社交等六大子系统，每一个子系统都是一个相互独立又互为补充的有机个体。学习通通过完备的即时通讯功能，为学习通平台上的用

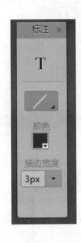

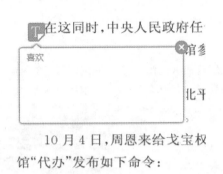
10 月 4 日,周恩来给戈宝权
馆"代办"发布如下命令:

图 5-2-49 做标记

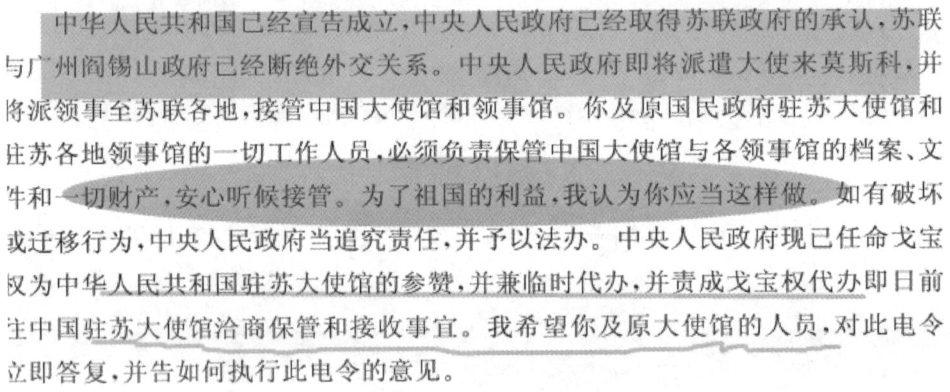

中华人民共和国已经宣告成立,中央人民政府已经取得苏联政府的承认,苏联
与广州阎锡山政府已经断绝外交关系。中央人民政府即将派遣大使来莫斯科,并
将派领事全苏联各地,接管中国大使馆和领事馆。你及原国民政府驻苏大使馆和
驻苏各地领事馆的一切工作人员,必须负责保管中国大使馆与各领事馆的档案、文
件和一切财产,安心听候接管。为了祖国的利益,我认为你应当这样做。如有破坏
或迁移行为,中央人民政府当追究责任,并予以法办。中央人民政府现已任命戈宝
权为中华人民共和国驻苏大使馆的参赞,并兼临时代办,并责成戈宝权代办即日前
往中国驻苏大使馆洽商保管和接收事宜。我希望你及原大使馆的人员,对此电令
立即答复,并告如何执行此电令的意见。

图 5-2-50 不同形状标记

户提供类似朋友圈一样可查看好友共享笔记、好友收藏、好友个人信息等的服务,还可以对精彩内容进
行评论、分享或转发。

读者可以通过应用市场搜索"超星学习通"下载安装,然后点击新用户注册—输入手机号—获取验
证码—设置密码—输入学校或机构名称—输入姓名和学号/工号进行身份验证。用户选择不同的角色
可以使用不能的功能,由于学习通是基于实名制身份验证,这里应如实选择。完成注册后,读者可以通
过手机号登录学习通,也可以学号/工号登录。

学习通首页添加了课程、资源、活动、更多四大模块,如图 5-2-51 所示。点击"更多"模块,将展示更
多的资源和应用,如图 5-2-52 所示。

学习通整合了超星移动图书馆功能,用户可通过学习通进行馆藏查阅、个人借阅查询、图书馆最新
咨询浏览,同时拥有超过百万册电子图书、海量报纸文章及视频课程供自由选择,还可根据需求去不同
模块查找资源,也可通过" 🔍 发现"一框式查找所需资料,方便快捷,一目了然,如图 5-2-53、图5-2-54
所示。

六、其他数据资源

(一) 爱课程

爱课程网是教育部、财政部"十二五"期间启动实施的"高等学校本科教学质量与教学改革工程"委
托高等教育出版社建设的高等教育课程资源共享平台,承担国家精品开放课程的建设、应用与管理工
作。自 2011 年 11 月 9 日开通以来,相继推出三项标志性成果——中国大学视频公开课、中国大学资源
共享课和中国大学 MOOC,受到学习者广泛好评,已成为国际领先、国内最具影响力的高等教育在线开

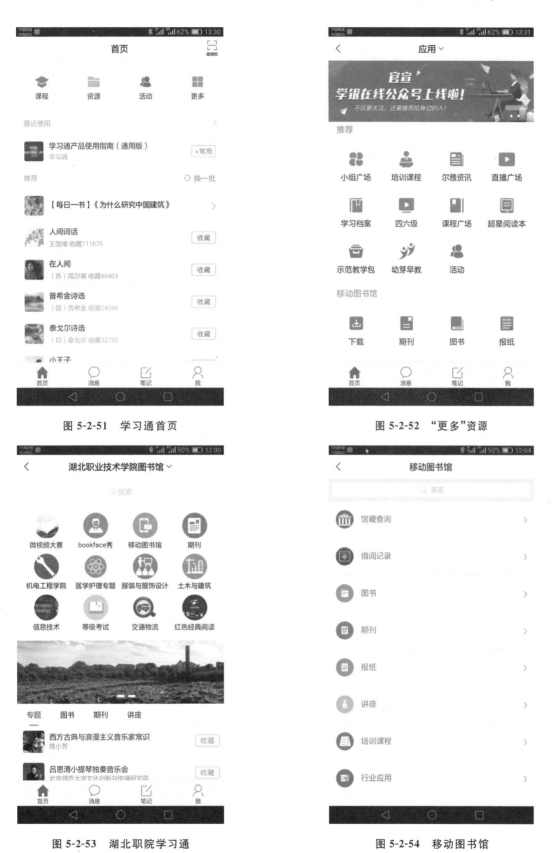

图 5-2-51　学习通首页

图 5-2-52　"更多"资源

图 5-2-53　湖北职院学习通

图 5-2-54　移动图书馆

放课程平台,其网址为 http://www.icourses.cn/home/,如图 5-2-55 所示。

（二）51CTO 学院

北京无忧创想信息技术有限公司(以下简称 51CTO)成立于 2005 年,目前已建成国内领先的服务 IT 技术人员的专业性服务平台。该平台汇聚超过 10000 名技术专家,在人工智能、云计算、开发、物联

Note

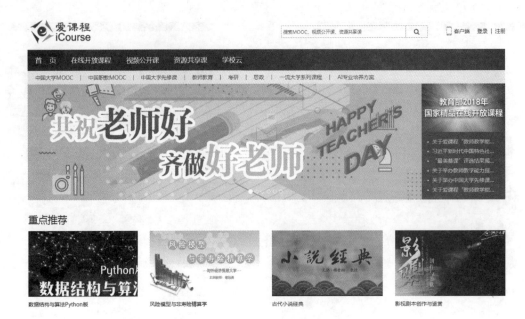

图 5-2-55　爱课程

网、大数据等多个技术领域产出 80 余万篇文章及 1 万多个专题，与包括 IBM、微软、戴尔、华为、腾讯、阿里巴巴、百度等 20000 多家国内外企业成为合作伙伴，与上百家网络媒体、平面媒体、广电媒体、移动媒体等保持良好的密切合作关系。

51CTO 学院目前拥有微职位、视频课、企业版、教育版四个产品，覆盖就业培训、知识付费、企业 E-Learning、高校 MOOC 四个领域，帮助 IT 技术人员及大学生在电脑和手机平台上自由高效学习，实现就业、转行及技能提升。51CTO 学院教育版网址为 http://e-learning.51cto.com/，如图 5-2-56 所示。

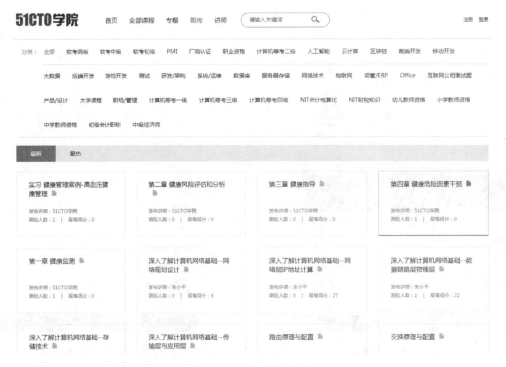

图 5-2-56　51CTO 学院

（三）维普考典

维普考试服务平台（VERS6.0 版）是集考试资源与教学考试功能服务于一体的教育教学辅助系统。该系统包含六个功能模块——职业资格、高教题库、考研专题、自建资源、在线考试、移动应用服务，以及三个资源模块——职业资格、高教题库、考研专题。其网址为 http://vers.cqvip.com/view/professional/index.aspx,如图 5-2-57 所示。

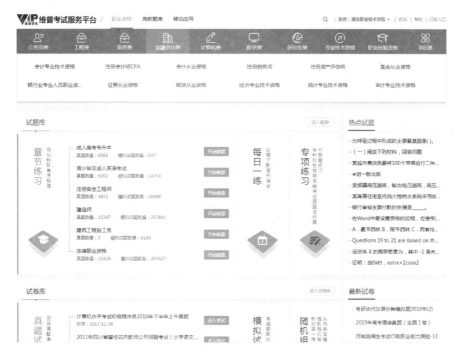

图 5-2-57 维普考试服务平台

维普考试资源不仅涵盖海量的职业资格考试试题试卷,同时还包含多门高等教育学科的试题试卷。在考研专题模块,还单独整理并组织了各类考研学科的课程讲义、学习笔记、各校专业考研真题,以帮助考研人群进行考前学习及复习。平台同时还提供自建资源管理和组织在线考试的功能服务,为机构实施各项教学资源管理、线上教学与考试应用提供帮助,机构成员可以通过本平台完成所在单位专属的学习、作业及考试。

移动应用模块提供两种移动服务解决方案——"维普考典"和"维普掌上题库",两种解决方案均可面向使用者提供考试练习功能。"维普考典"通过 APP 应用提供服务,"维普掌上题库"面向机构提供微信公众号嵌入服务。

（四）博看朗读亭

博看朗读亭伴随着央视中央电视台开年力作,大型文化情感节目《朗读者》的筹划应运而生。博看朗读亭是武汉鼎森电子科技有限公司凭借多年多媒体应用平台开发和数字图书馆服务经验研发的一款朗读产品。在博看朗读亭绚丽的灯光和背景音乐的渲染下,用户可以尽情地在文字中放飞想象,在朗读中感悟人生,如图 5-2-58 所示。

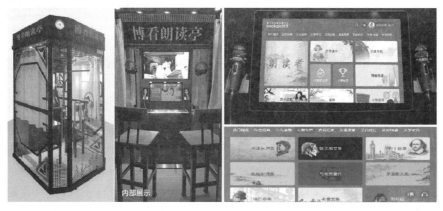

图 5-2-58 博看朗读亭

第三节 特种文献检索

一、学位论文检索

学位论文具有科学性、学术性、新颖性、逻辑性和规范性等特点,是一种重要的文献信息资源,一般不公开出版,作为内部资料由图书馆或者科研管理部门收藏。

(一) 中国优秀博硕士学位论文全文数据库

中国优秀博硕士学位论文全文数据库(http://www.cnki.net/)是中国知网系列数据库之一,由中国学术期刊(光盘版)电子杂志社与清华同方光盘股份有限公司共同研制,收录从 1984 年至今的博硕士学位论文,文献来源于全国近 300 家培养单位的博士学位论文和 760 家硕士培养单位的优秀硕士学位论文,覆盖基础科学、工程技术、农业、医学、哲学、人文、社会科学等各个领域,如图 5-3-1 所示。

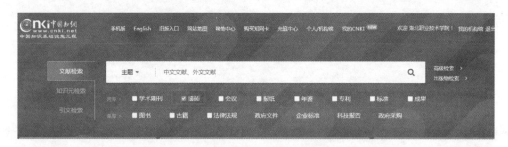

图 5-3-1 中国优秀博硕士学位论文全文数据库

(二) 中国学位论文全文数据库

中国学位论文全文数据库(http://c.wanfangdata.com.cn/thesis)是万方数据的系列数据库之一,其学位论文资源由国家法定的学位论文收藏机构——中国科技信息研究所提供,包括中文学位论文和外文学位论文。中文学位论文收录始于 1980 年,年增 30 余万篇,涵盖理学、工业技术、人文科学、社会科学、医药卫生、农业科学、交通运输、航空航天和环境科学等各学科领域;外文学位论文收录始于 1983 年,如图 5-3-2 所示。

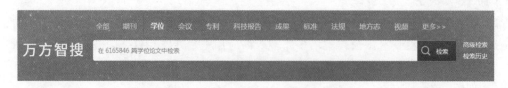

图 5-3-2 中国学位论文全文数据库

(三) NSTL 学位论文数据库

NSTL 学位论文数据库(https://www.nstl.gov.cn/)由国家科技图书文献中心(National Science and Technology Library ,NSTL)提供检索。NSTL 是科技部联合财政部等六部门,经国务院领导批准,于 2000 年 6 月 12 日成立的一个基于网络环境的科技文献信息资源服务机构。由中国科学院文献情报中心、中国科学技术信息研究所、机械工业信息研究院、冶金工业信息标准研究院、中国化工信息中心、中国农业科学院农业信息研究所、中国医学科学院医学信息研究所、中国标准化研究院标准馆和中国计量科学研究院文献馆九个文献信息机构组成。该中心以构建数字时代的国家科技文献资源战略保障服务体系为宗旨,按照"统一采购、规范加工、联合上网、资源共享"的机制,采集、收藏和开发理、工、农、医各学科领域的科技文献资源,面向全国提供公益的、普惠的科技文献信息服务,如图 5-3-3 所示。

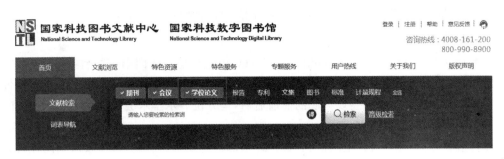

图 5-3-3 NSTL 学位论文数据库

（四）CALIS 学位论文数据库

CALIS 学位论文数据库（http://etd.calis.edu.cn）收集了国内高校学位论文,高校从 2002 年开始联合采购的 PQDT 学位论文数据及 NDLTD 学位论文数据,该系统面向用户提供学位论文的检索与全文获取。

ProQuest 数字化博硕士论文文摘数据库（ProQuest Dissertations & Theses,简称 PQDT,原名 PQDD）,收录有欧美 1000 余所大学文、理、工、农、医等领域的博士、硕士学位论文,是学术研究中十分重要的信息资源。

论文和学位论文网络数字图书馆（Networked Digital Library of Theses and Dissertations, NDLTD）,是由美国国家自然科学基金支持的一个网上学位论文共建共享项目,为用户提供免费的学位论文文摘,还有部分可获取的免费学位论文全文,目前包括全球数百所大学以及合作伙伴组织。CALIS 学位论文数据库如图 5-3-4 所示。

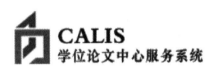

高等教育文献保障系统（CALIS）管理中心 版权所有

图 5-3-4 CALIS 学位论文数据库

二、会议文献检索

会议文献因其较强的学术性、内容新颖、报道迅速等特点,而成为国内和国外科技工作者获取最新信息、把握学科前沿动态的重要情报源。随着各国的学会、协会、研究机构及国际学术组织越来越多,这些组织定期或不定期召开的学术会议,无形中汇聚了大量的会议文献,形成一类非常重要的信息资源。会议文献的重要性和利用率仅次于期刊论文。

会议文献按会议议程进展的时间顺序分为会前文献、会中文献和会后文献三种。会前文献是指会议召开前产生的文献,包括会议通知、日程、时间、地点、征文启事等;会中文献包括议程、开幕词、闭幕词、会议记录、会议决议等;会后文献是指会议结束后出版的会议文献,一般以会议录、汇编、论文集、科技报告、学术讨论报告、会议专刊等为名,以期刊、图书等形式结集出版。

（一）中国学术会议报道

中国学术会议报道(http://www.cnbksy.com/meeting/)是上海图书馆"全国报刊索引"在数字资源服务方面的新尝试。该平台有别于单纯的会议预告平台或会议文献平台,而是将会议预告、新闻报道、会议文献集合起来,为您详细展现会议的前前后后,全方位展示学术会议的魅力,拉近您和学术前沿的距离。

全国报刊索引由上海图书馆"全国报刊索引"编辑部负责编辑和研制,每年收录全国社科、科技期刊6000多种,报纸200余种,基本覆盖全国邮发和非邮发的报刊。内容涉及哲学、社会科学、科学与技术方面的各个学科。条目收录采取核心期刊全收、非核心期刊选收的原则,现年更新量约50余万条,为目前国内特大型文献数据库之一。其首页如图5-3-5所示。

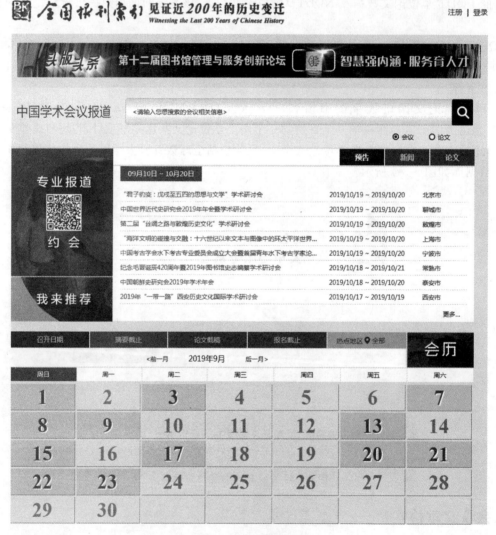

图5-3-5　全国报刊索引首页

（二）NSTL 会议文献收录

NSTL 会议文献数据库包括中文会议和外文会议两个数据库。中文会议论文数据库主要收录1985年以来我国国家级学会、协会、研究会以及各省、部(委)等组织召开的全国性学术会议论文,其收藏重点为自然科学各专业领域,每年涉及600余个重要的学术会议。外文会议论文数据库主要收录了1985年以来世界各主要学科协会、出版机构出版的学术会议论文,学科范围涉及工程技术和自然科学各专业领域。

（三）中国知网会议文献收录

"中国重要会议论文全文数据库"收录了中国重要会议主办单位或论文汇编单位书面授权、投稿到"中国知网"进行数字出版的会议论文，重点收录 1999 年以来，中国科协、社科联系统及省级以上的学会、协会、高校、科研机构、政府机关等举办的重要会议上发表的文献。其中，全国性会议文献超过总量的 80％，部分连续召开的重要会议文献回溯至 1953 年。

"国际会议论文全文数据库"获得了国内、外会议主办单位或论文汇编单位书面授权，重点出版 2010 年以来，IEEE、SPIE、IACSIT 等知名国际组织或中国学术机构主办或承办的国际会议上投稿的文献，其中连续性召开的系列会议文献最早回溯至 1981 年。

（四）万方数据会议文献收录

"中国学术会议论文全文数据库"是学术会议文献全文数据库，主要收录 1998 年以来国家级学会、协会、研究会组织召开的全国性学术会议论文，数据范围覆盖自然科学、工程技术、农林、医学等领域，是了解国内学术动态必不可少的帮手。"中国学术会议论文全文数据库"分为中文版和英文版。其中"中文版"所收会议论文内容是中文；"英文版"主要收录在中国召开的国际会议的论文，论文内容多为英文。

三、专利检索

专利文献，从狭义上讲是指由国务院专利行政部门公布的专利说明书和权利要求书；从广义上讲专利文献还包括说明书摘要、专利公报及各种检索工具书、与专利有关的法律文件等。据世界知识产权组织统计，世界上 90％～95％的发明能在专利文献中查到，并且许多发明只能在专利文献中查到。可以说，专利文献几乎记载了人类取得的每一个新技术成果，是最具权威性的世界技术的百科全书。

专利文献无论是在形式上还是在内容上都具有区别于其他文献类型的特殊之处，主要表现如下：①集技术、法律、经济情报为一体。每一件专利文献都记载着解决一项技术课题的新方案，同时也包含发明所有权和权利要求范围的法律状况。②专利文献报道了从生活日用品到尖端科技的一切应用技术和技术科学的内容，反映了国内外首创的最新成果和技术。③专利文献全面反映一项技术的法律状态，但其保护期限和范围是有限度的。有大量的专利会因为技术更新快、发明人交不起专利年费等原因而提前失效。同时，约有 2/3 的专利申请不能授予专利权。失效后的专利技术与未授权的专利技术不受法律保护，可以无偿使用。此外，专利保护范围一般限于授予专利权的国家和地域，在不受保护的国家可以无偿使用。

（一）专利类型

（1）发明专利是指对产品、方法或者其改进所提出的新的技术方案。发明主要包括产品发明和方法发明两类。产品发明是指人工制造的各种有形物品的发明，如新的机器、设备、材料、工具、用具等的发明。方法发明是指关于将一个物品或者物质改变成另一个物品或者物质所采用的手段的发明，如新的制造方法、化学方法、生物方法的发明等。专利法中提到的发明，并非要求该项发明是经过实践证明可以直接应用于工业生产的技术成果。专利法中所谓的发明可以仅仅是一项解决技术问题的方案，是一种技术构想。

（2）实用新型专利是指对产品的形状、构造或者其结合所提出的适于实用的新的技术方案。

（3）外观设计专利是指对产品的形状、图案或者其结合以及色彩与形状、图案的结合所做出的富有美感并适于工业应用的新设计。

（二）我国专利申请、审批和授予制度

一项发明向专利局提出申请后，专利局依照法律程序进行审查和批准，世界各国专利法对此的规定大致有以下几种。

（1）形式审查制，又称登记制。这种审查制只对专利进行形式审查，视其是否符合专利申请的法定程序，申请文件是否符合要求，申请的发明是否属于专利法的保护范围，是否违反法律和社会公德，是否满足发明单一性的要求，是否缴纳了申请费等。

（2）实质审查制不仅进行形式审查，还对发明进行实质性审查。该制度审查的专利质量高，审查时间长。

（3）延迟审查制指专利局收到专利申请后，经初审合格后，即将申请案公开，并给予临时性保护。申请人在规定期限内随时可提出实质审查请求。

我国对提出申请的专利首先要进行初步审查，即对专利申请是否符合专利法规定的形式要求及是否具有明显实质性缺陷进行审查；发明专利初步审查合格后，还需要进行实质审查，实质审查合格即可授予专利权；实用新型和外观设计专利初步审查合格即可授予专利权。

（三）专利文献检索途径

各国出版的专利说明书基本都按国际统一的格式印刷，著录项目采用统一的识别代码，并标注统一的国际专利分类号。专利说明书的内容和写法有统一的格式，审查有统一的标准，文献的编排有统一的分类。专利文献的著录如图5-3-6所示。

发明名称——一种护理行走功能恢复器

申请号	CN201720144699.8
申请日	2017.02.17
公开（公告）号	CN206995456U
公开（公告）日	2018.02.13
IPC分类号	A61H3/04
申请（专利权）人	李玉荣;张军;
发明人	李玉荣;张军;倪莹;吴克艳;熊蕊;沈泉;陈震;柳弯;
优先权号	
优先权日	
申请人地址	湖北省孝感市玉泉南路17号;
申请人邮编	432100;
CPC分类号	

图 5-3-6 专利文献的著录

1. 号码途径 每项专利都有专利编号，包括申请号和文献号。申请号包括申请号、临时申请号、优先申请号、分类申请号、继续或部分继续申请号、增补或再公告专利申请号、复审或再审查请求号。文献号包括公开号、申请公开号、申请公布号、展出号、审定公告号、授权公告号、专利号、注册号、登记号。

专利编号体系较为复杂，包含了专利的法律信息及外在形式信息。一项专利有多个编号，但每个编号都指向特定的专利信息，因此可以从专利编号入手检索某项特定专利。

2. 名称途径 每项专利都有其名称，其相关人员（专利权人、申请人、发明人、受让人、代理人及代理机构）也有自己的名称。因此也可使用专利或其相关人员的名称对专利文献进行检索。此种检索途径可能检出某项特定专利，也可能检出一批专利。

3. 主题途径 当没有明确目标或不清楚专利的具体名称，而需要检索某个主题内容的专利时，可以从主题途径入手进行检索。专利的技术内容可以通过专利名称、专利分类号及专利摘要等表现出来，因此在不清楚专利名称时，可使用专利分类号或相应的词语（注意同义词的使用）进行主题检索。此种检索途径往往检出的是一批专利，需要进一步筛选和阅读专利说明书全文，从而得到自己需要的信息。

（四）国际专利分类法

专利分类法是一种管理体系，用于对专利进行分类，以便对专利文献进行归档和检索。对于发明和实用新型，目前全球使用最多的专利分类体系是世界知识产权组织（WIPO）管理的分类体系，即国际专利分类（international patent classification，IPC）。对于外观设计，大多数工业产权局采用工业品外观设计分类（也称洛迦诺分类）。

1. IPC 分类体系　IPC 主要用于对发明创造的主题内容进行分类。1954 年 12 月 19 日，欧洲理事会主要国家签订了《关于发明专利国际分类法的欧洲公约》，根据该公约制定的《发明的国际（欧洲）分类表》即 IPC 第一版，于 1968 年 9 月 1 日生效；1971 年《巴黎公约》成员国通过了《国际专利分类斯特拉斯堡协定》，据此制定的 IPC 第二版于 1975 年 7 月 10 日正式生效。之后直到 2005 年，都是每五年更新一次版本。2006 年起每年修订 1～2 次。

IPC 按五级分类：部、大类、小类、大组、小组，下一等级继承上一等级的类号。部是 IPC 分类表最高级，类号由大写英文字母表示，举例如下。

A——人类生活必需

B——作业、运输

C——化学、冶金

D——纺织、造纸

E——固定建筑物

F——机械工程

G——物理

H——电学

每个部被分成若干大类，大类号由部类号加两位数字组成，如 A61 医学或兽医学、卫生学；大类被细分为若干小类，每个小类号由大类号加上一个大写英文字母组成，如 A61B 诊断、外科、鉴定；小类被细分为若干组，组又分为大组和小组，每个大组的类号是由小类号加上 1～3 位数字及用斜线分开的 00 组成，如 A61B7/00 表示听诊仪器；小组是大组的细分，每个小组的类号在斜线前的部分与其大组相同，斜线后是除 00 以外的至少两位数字，如 A61B5/04 表示电听诊器。

2. 其他专利分类

（1）欧洲专利分类体系 ECLA、ICO。

（2）美国专利分类体系 USPC。

（3）日本专利分类体系 FI、F-Term。

（4）联合专利分类（CPC）。

（五）国家知识产权局

我国的专利管理部门是中华人民共和国国家知识产权局（http://www.cnipa.gov.cn/）。其首页如图 5-3-7 所示。国家知识产权局专利检索及分析系统共收集了 103 个国家、地区和组织的专利数据，同时还收录了引文、同族、法律状态等数据信息。

专利检索包括常规检索、高级检索、导航检索、药物检索、热门工具、命令行检索和专利分析。

1. 常规检索　常规检索主要提供了一种方便、快捷的检索模式，帮助用户快速定位检索对象（如一篇专利文献或一个专利申请人等）。如果用户的检索目的十分明确，或者初次接触专利检索，可以从常规检索入口进行检索（图 5-3-8）。

鼠标滑动到检索框左端"地球"图标附近，可展开（图 5-3-9），可选择检索范围；滑动到"下三角"型，可展开（图 5-3-10），可选择检索模式，默认为"自动识别"模式。

检索结果页面包括检索式、检索历史、检索结果统计和检索结果列表（图 5-3-11）。点击专利文献下"详情"按钮，可展开专利文献全文（图 5-3-12），全文页面左端有"下载"按钮，可下载专利文献。

2. 高级检索　高级检索主要根据收录数据范围提供了丰富的检索入口及智能辅助的检索功能。用户可以根据自身的检索需求，在相应的检索表格项中输入相关的检索项，并确定这些检索项之间的逻

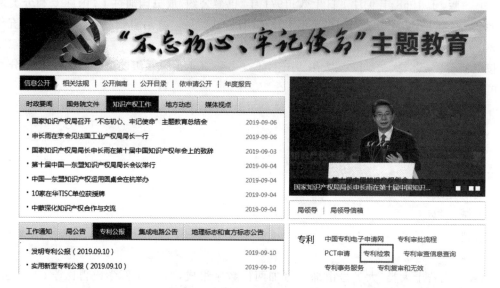

图 5-3-7　国家知识产权局首页

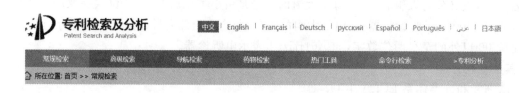

图 5-3-8　检索"李玉荣 张军"

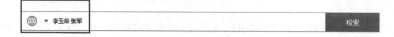

图 5-3-9　选择检索范围

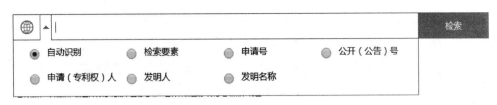

图 5-3-10　选择检索模式

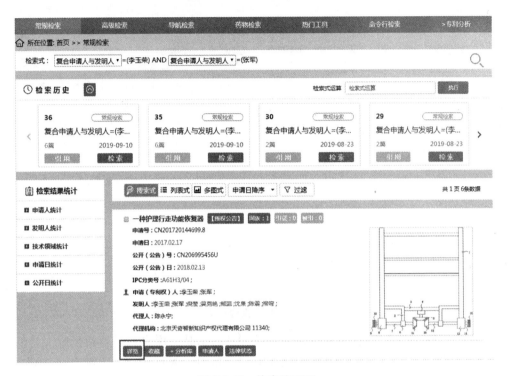

图 5-3-11　检索结果页

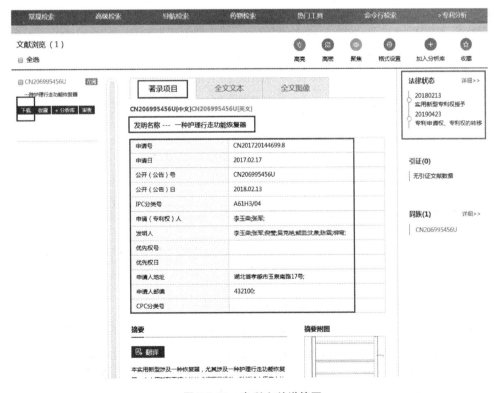

图 5-3-12　专利文献详情页

辑运算,进而拼成检索式进行检索。在点击"高级检索"按钮之后,系统显示高级检索页面,主要包含四个区域:检索历史、范围筛选、高级检索和检索式编辑区(图5-3-13)。

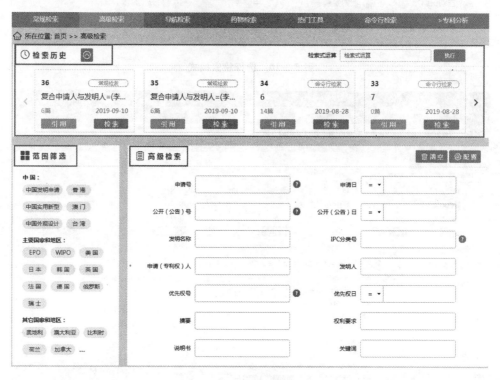

图 5-3-13　高级检索

3. 导航检索　IPC查询是一种快速查询分类号含义的工具。用户在了解指定分类号的含义或者指定技术所属分类体系后,可以通过该工具获得最直接的帮助。例如,在输入框中输入"A",选择"分类号",点击"查询"按钮。查询结果如图5-3-14所示。

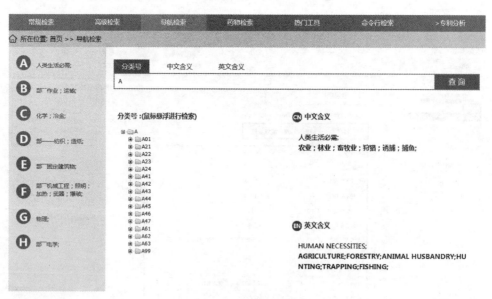

图 5-3-14　导航检索

4. 药物检索　药物检索是基于药物专题库的检索功能,为从事医药化学领域研究的用户提供检索服务。用户可以使用此功能检索出西药化合物和中药方剂等多种药物专利。系统提供高级检索、方剂检索和结构式检索等多种检索模式,方便用户快速定位文献。药物数据保存在药物专题库中,与原有检索数据库相互独立,所以不能进行分析。药物检索如图5-3-15所示。

Note

5. 命令行检索　命令行检索主要包含两部分业务功能,分别为命令行检索和批处理管理。例如,

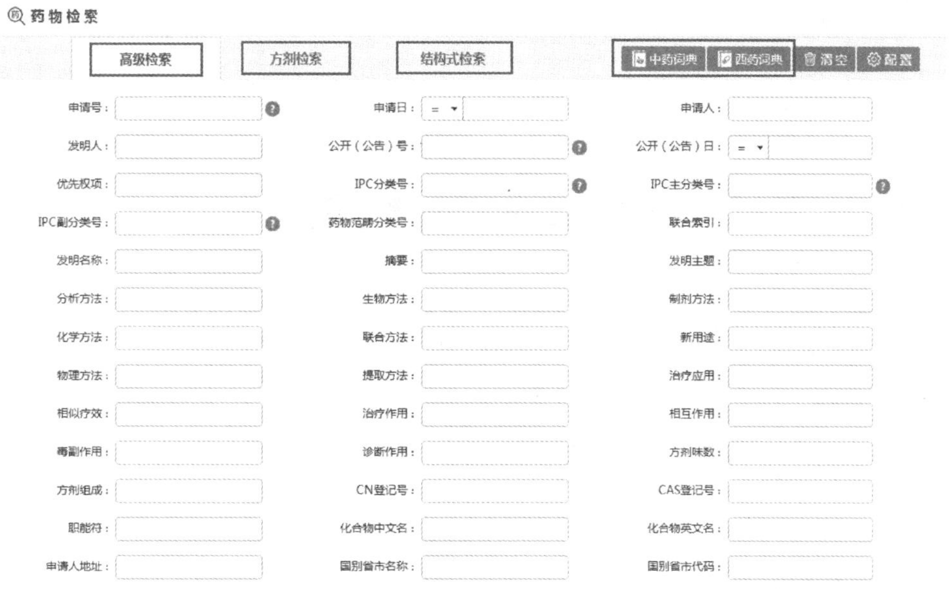

药物检索

| 高级检索 | 方剂检索 | 结构式检索 | 中药词典 | 西药词典 | 清空 | 配置 |

图 5-3-15 药物检索

检索摘要包含阿尔茨海默，并申请日从 20180101 至今的专利文献。命令行为摘要＝（阿尔茨海默）AND 申请日＝20180101:2019。命中文献数量为 235，下滑检索页面可看到检索结果展示。继续输入命令 LS ALL，将以命令行列表方式显示检索历史，输入"Y/y"继续显示，输入"N/n"中止显示，可选择检索历史前序号执行该检索命令。命令行检索如图 5-3-16 所示。

6. 专利公报 由各国专利机构或国际性专利组织报道的有关专利申请审批状况及相关法律、法规信息的定期出版物。主要内容有专利局通知、专利申请案审查情况、发明的法律状况变化情况、已批准的专利摘要或专利权项以及各种索引等。专利公报多为周刊，也有旬刊、双周刊或月刊形式。通常按不同的专利类型分为发明专利公报、实用新型专利公报和外观设计专利公报等。专利公报如图 5-3-17 所示。

（六）中国专利信息网

中国专利信息网（http://www.patent.com.cn/）是国家知识产权局专利检索咨询中心的综合性网络平台，于 1997 年 10 月建立，是国内较早提供专利信息服务的网站。国家知识产权局专利检索咨询中心成立于 1993 年，前身是中国专利局专利检索咨询中心，2001 年 5 月更名为国家知识产权局专利检索咨询中心，是国家知识产权局直属事业单位，是目前国内科技及知识产权领域提供专利信息检索分析、专利事务咨询、专利及科技文献翻译、非专利文献数据加工等服务的权威机构。中国专利信息网首页如图5-3-18所示。

四、标准检索

标准按性质可划分为技术标准和管理标准。技术标准按内容又可分为基础标准、产品标准、方法标准、安全和环境保护标准等。管理标准按内容分为技术管理标准、生产组织标准、经济管理标准、行政管理标准、管理业务标准、工作标准等。标准按适用范围可划分为国际标准、区域性标准、国家标准、专业（部）标准和企业标准，按成熟程度可划分为法定标准、推荐标准、试行标准和标准草案等。

（一）标准文献分类系统

标准文献主要采用国际标准分类法（ICS）、《中国标准文献分类法》、国际十进分类法（UDC）等分类系统。

国际标准分类法（ICS）用作国际、区域性、国家及其他标准文献的分类。国际标准化组织发布的标准 1994 年以前使用 UDC，1994 年以后改用 ICS 分类。我国自 1995 年底发布的国家标准也将 UDC 改

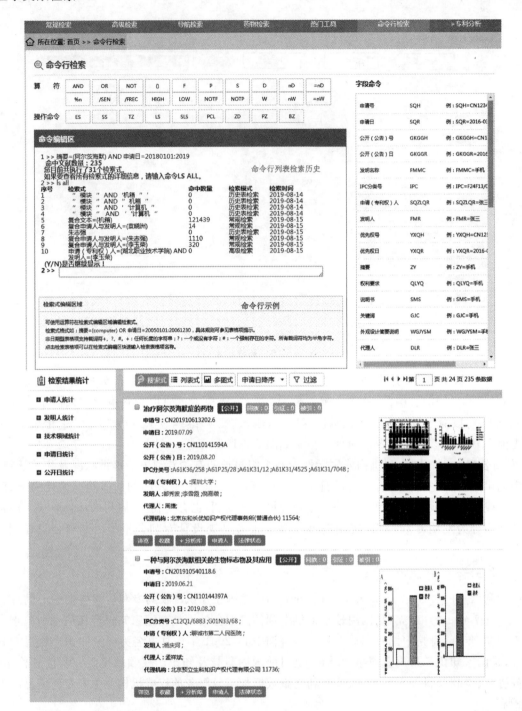

图 5-3-16 命令行检索

用 ICS 分类。

ICS 由三级类构成。一级类包含标准化领域的 40 个大类,每一大类的类号以 2 位数字表示,如 01、03、07。二级类的类号由一级类的类号和一个被点隔开的三位数字组成。全部 40 个大类分为 335 个二级类,335 个二级类中的 124 个被进一步分成三级类。三级类的类号由二级类的类号和一个被点隔开的 2 位数字组成,如 43.040.20 表示照明和信号设备。

《中国标准文献分类法》是目前国内用于标准文献管理的一部工具书。该分类法由 24 个一级大类目组成,用英文字母表示,每个一级类的类目下分 100 个二级类的类目,二级类的类目用 2 位数字表示。

(二)标准号

每份标准都有标准号,其一般形式为标准代号+顺序号+制定(修订)年份。标准代号有三种。

(1)国际标准代号,如 ISO 表示国际标准化组织标准代号。

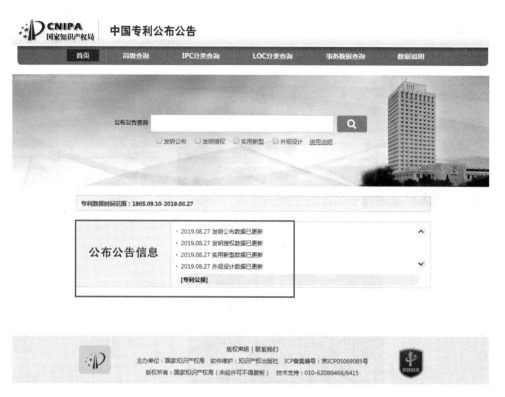

图 5-3-17　专利公报

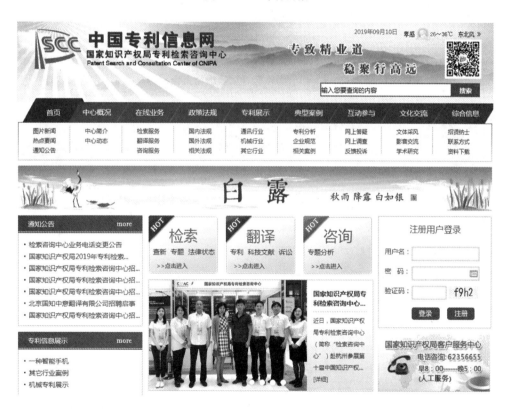

图 5-3-18　中国专利信息网首页

（2）国家标准代号，如 GB 和 GB/T 分别表示强制性和推荐性国家标准的代号。

（3）行业标准代号，如 JY 和 TY 分别表示教育和体育行业标准的代号。

中华人民共和国以国家标准化管理委员会（官方网址 http://www.sac.gov.cn/）名义，下达国家标准计划，批准发布国家标准，审议并发布标准化政策、管理制度、规划、公告等重要文件；开展强制性国家标准对外通报；协调、指导和监督行业、地方、团体、企业标准工作；代表国家参加国际标准化组织、国际电工委员会和其他国际或区域性标准化组织；承担有关国际合作协议签署工作；承担国务院标准化协调机制日常工作（图 5-3-19）。通过"全国标准信息公共服务平台"可查询标准状态（图 5-3-20）。

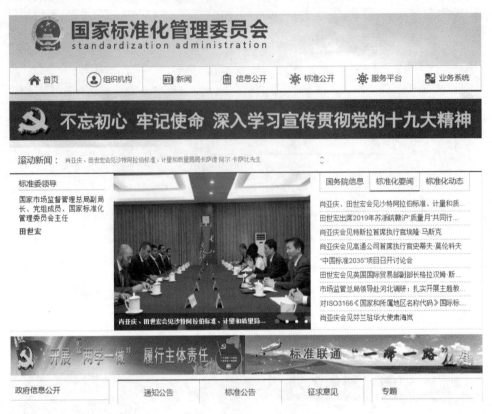

图 5-3-19　国家标准化管理委员会

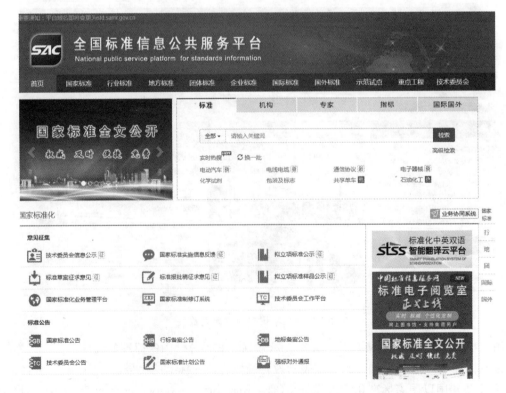

图 5-3-20　全国标准信息公共服务平台

课后练习

1. 检索 2020 年发表的有关新冠肺炎方面的文献,请写出检索步骤,并导出发表最早的一篇文献的 GB/T 7714-2015 格式。

2. 检索发表于 2020 年的关于中医药治疗新型冠状肺炎方面的中文文献,请写出检索步骤。

3. 请通过维普期刊的期刊导航进行检索,写出 10 种 2017 版药学核心期刊名称。

4. 检索专利名称为(一种制药粉剂筛勺)的专利,请写出专利申请号及法律状态。

5. 免洗红枣是一种非常好的滋补食品,那么免洗红枣有产品标准吗? 请写出标准号和现行状态。

练习 1

操作视频

练习 2

操作视频

练习 3

操作视频

练习 4

操作视频

练习 5

操作视频

Note

第六章　外文文献数据库

PPT 课件

 学习目标

1. 掌握 PubMed 的基本检索、高级检索功能。
2. 熟悉 SpringerLink 的浏览和简单检索。
3. 了解 Web of Science 的数据库构成和简单检索。
4. 了解其他各国外文文献的建设情况。

内容框架

PubMed 数据库文献检索：https://www.ncbi.nlm.nih.gov/PubMed
SpringerLink 数据库文献检索：https://link.springer.com/
Web of Science 数据库文献检索：http://login.webofknowledge.com/
ClinicalKey 数据库文献检索：https://www.clinicalkey.com

外文文献

各国外文文献建设情况
- 英国：Blackwell、不列颠百科全书、BMJ、OUP
- 瑞士：S. Karger
- 荷兰：Elsevier、Wolters Kluwer
- 美国：Wiley Online library、IEEE、EBSCO、NetLibrary、MEDLINE、BP、Science Online、LWW、Ovid、ProQuest

知识链接

(1) SCI、EI、ISTP、ISR 是世界四大重要检索系统，其收录论文的状况是评价国家、单位和科研人员的成绩、水平以及进行奖励的重要依据之一，其中以 SCI 最为重要。

(2)《SCI》(科学引文索引，Science Citation Index)创刊于 1961 年，是美国科学情报研究所(ISI，http://www.isinet.com)出版的一部世界著名的期刊文献检索工具。

(3)《EI》(工程索引，Engineering Index)创刊于 1884 年，是美国工程信息公司出版的著名工程技术类综合性检索工具。

(4)《ISTP》(科技会议录索引，Index to Scientific & Technical Proceedings)创刊于 1978 年，由美国科学情报学会编辑出版。

(5)《ISR》(科学评论索引，Index to Scientific Reviews)创刊于 1974 年，由美国科学情报研究所编辑出版，收录世界各国 2700 余种科技期刊及 300 余种专著丛刊中有价值的评述论文。

Note

第一节　常用外文文献数据库

一、常用外文文献数据库检索

（一）PubMed

网址：https://www.ncbi.nlm.nih.gov/PubMed。

PubMed 是一个免费的搜索引擎，是由美国国家医学图书馆（National Library of Medicine,NLM）所属的国家生物技术信息中心（National Center for Biotechnology Information,NCBI）于 2000 年 4 月开发的，基于 WEB 的生物医学信息检索系统，提供生物医学方面的论文搜寻以及摘要。它的数据库来源有 MEDLINE、OLDMEDLINE、Record in process、Record supplied by publisher 等，数据类型有期刊论文、综述及与其他数据库链接。其核心主题为医学，但亦包括其他与医学相关的领域，如护理学或者其他健康学科。PubMed 的资讯并不包括期刊论文的全文，但可以提供指向全文提供者（付费或免费）的链接。

PubMed.cn 为丁香园旗下的搜索工具，包含文献检索、丁香英汉词典、SCI 期刊、全文文献求助、NSFC（国家自然科学基金）查询及 SCI 选刊助手等多个搜索频道。其数据每天与美国的 NCBI 数据中心同步一次。

1. PubMed 检索方法　进入 PubMed 主页面，页面上方是基本检索（Search）、高级检索（Advanced）及帮助（Help）；页面中部为 PubMed 的 3 个专栏——使用指南（Using PubMed）、检索工具（PubMed Tools）、其他资源（More Resources）；页面底部是最新文献（Latest Literature）和热门文章（Trending Articles）。

PubMed 主页面可以选择 NCBI 提供的 46 个数据库中的任一个或全部进行检索，检索方法包括基本检索、高级检索、主题检索、临床查询等。

1）基本检索（Search）　如图 6-1-1 所示，在 PubMed 检索输入框中，可以任意输入自由词、期刊名、作者名、刊名、ISSN 号等任何具有实质意义的词，也可以输入逻辑运算符组配的复杂检索式进行检索，点击"Search"或直接回车就能得到检索结果。

PubMed 提供了强大的词语自动转换和匹配功能，该功能通过 4 个词表来实现，即 MeSH 转换表、刊名转换表、短语表及作者索引。在检索框中输入检索词，系统会依次在这 4 个词表中进行词语的核对、转换，然后进行检索。如果在 MeSH 转换表中找到相匹配的检索词，系统用 MeSH 词和文本词一起进行检索，检索结果直接显示在页面下方，其检索式可在"搜索操作（Search details）"中查看；如果在 MeSH 转换表中没有找到匹配的检索词，系统接着在刊名转换表、短语表和作者索引中检索，如果没有找到相匹配的词语，系统会将词语拆小，继续在 4 个表中搜索，短语断开部分的逻辑关系是 AND。

MeSH 转换表（MeSH Translation Table）的词汇包括 MeSH 主题词、副主题词、统一医学语言系统（Unified Medical Language System,UMLS）的匹配词及化学物质名称及其同义词。如果用户输入的检索词和 MeSH 转换表中的词汇相匹配，则检索词将作为 MeSH 转换表中的规范主题词和文本词（Text Word）利用逻辑运算符 OR 组配进行检索。

［例1］在 PubMed 中检索"liver cancer"，检索结果页面如图 6-1-2 所示。

检索细节："liver neoplasms"［MeSH Terms］OR（"liver"［All Fields］AND "neoplasms"［All Fields］）OR "liver neoplasms"［All Fields］OR（"liver"［All Fields］AND "cancer"［All Fields］）OR "liver cancer"［All Fields］。

（1）刊名转换表（Journals Translation Table）包括 PubMed 收录的所有期刊的全称、Medline 格式的缩写刊名和 ISSN。检索时输入全称、缩写和 ISSN 得到的结果是一样的。

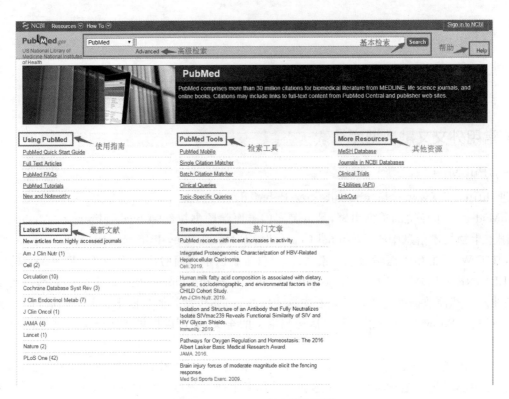

图 6-1-1　PubMed 基本检索页面

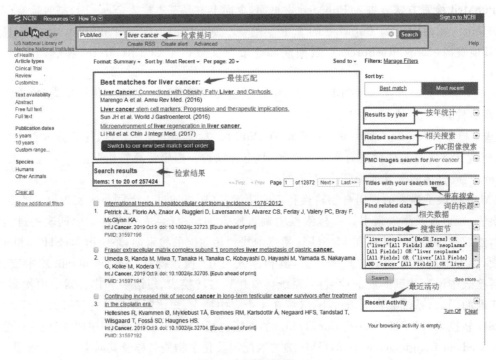

图 6-1-2　标题检索

　　[例 2]检索发表在《神经科学研究杂志》上的文献。

　　在检索框中有 3 种输入方法:杂志的全称"Journal of Neuroscience Research[ta]"、杂志名缩写"J Neurosci Res"或 杂志的 ISSN "0360-4012",得到的检索结果都一样,如图 6-1-3 所示。

　　(2) 短语表(Phrase List)收录来自 MeSH、UMLS、化学物质名称等短语几十万条。当用户输入的检索词在 MeSH 中找不到相匹配的词时,就自动到短语表中查找。

　　(3) 作者索引(Author Indexs):当输入的短语在以上三个表中都找不到匹配词时,PubMed 将继续在作者索引中查找。检索格式:姓(last name,全称),名(initials,单字母缩写),用空格隔开。

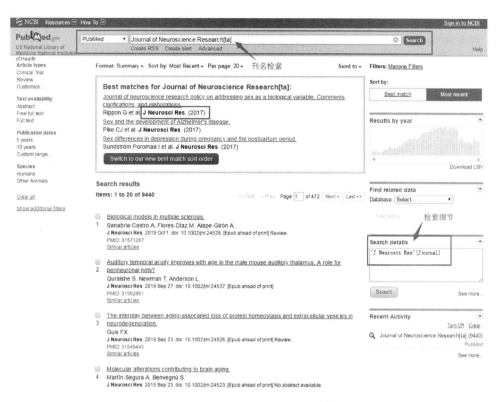

图 6-1-3　刊名检索

［例 3］检索"Watson JD"，PubMed 会自动地将其识别为作者名进行检索。如果作者叫 Bonnie W. Ramsey，检索词应表达为 Ramsey BW.

如图 6-1-4 所示，检索细节为"Watson JD［Author］OR Watson JD［Investigator］"。

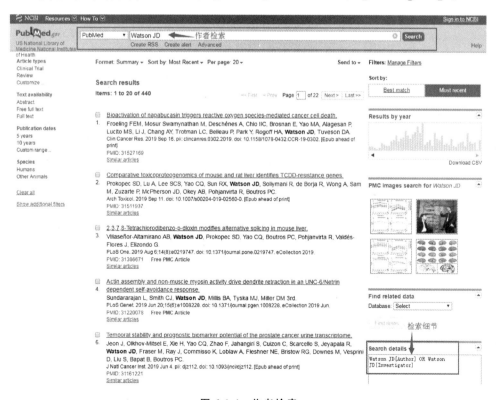

图 6-1-4　作者检索

2）检索规则和语法

（1）布尔逻辑运算：PubMed 支持布尔逻辑运算，运算次序从左至右，运算符 AND、OR、NOT 必须大写。PubMed 在处理布尔逻辑组配检索时,对输入的词会进行自动转换匹配。

[例4]输入"liver cancer AND Lin HM",则 PubMed 会按以下规则进行检索。

检索细节:"liver neoplasms"[MeSH Terms] OR ("liver"[All Fields] AND "neoplasms"[All Fields]) OR "liver neoplasms"[All Fields] OR ("liver"[All Fields] AND "cancer"[All Fields]) OR "liver cancer"[All Fields]) AND (Lin HM[Author] OR Lin HM[Investigator])

检索结果页面如图 6-1-5 所示。

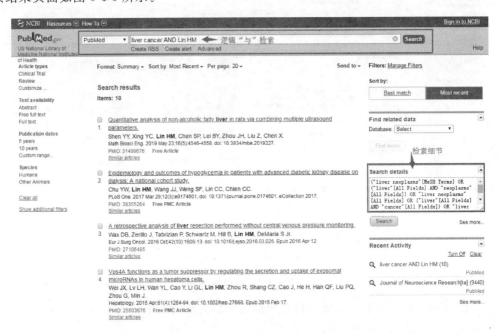

图 6-1-5　逻辑"与"检索

(2) 限定文献记录字段名称检索。

PubMed 的文献记录字段名称有很多,用户只要记住常用的字段名称缩写,基本能满足检索需求。PubMed 常用字段名称缩写如表 6-1-1 所示,检索时检索字段必须在"[ ]"内。

表 6-1-1　PubMed 常用字段名称缩写

字段符号	说　　明	字段符号	说　　明
ab	文摘	pg	文章所在期刊的页码
ad	作者地址	pmid	PubMed 记录识别号
au	作者	pt	出版物类型
cp	出版国	py	年度
ip	期刊的期号	sh	MeSH 副主题词
is	国际标准出版物号	so	文献出处
la	语言	ta	刊名
mesh	医学主题词	ti	题名
nm	物质名称	vi	期刊卷号

[例5]要检索作者 Gong HP 在期刊 Clinical Drug Investigation 上发表的题名中含有"olmesartan medoxomil"的文章,检索结果如图 6-1-6 所示。

检索表达式:Gong HP[au] AND Clinical Drug Investigation[ta] AND olmesartan medoxomil[ti]。

(3) 截词检索:PubMed 允许使用" * "进行截词检索。如,想检索所有 implant_为根部的术语,输入 implant * ,PubMed 将会以 implant、implants、implantation 等词用"OR"组配进行检索。PubMed 没有单个字符的通配符。截词检索最多限于 600 个词,超过时有提示。使用截词检索将关闭自动词语转换

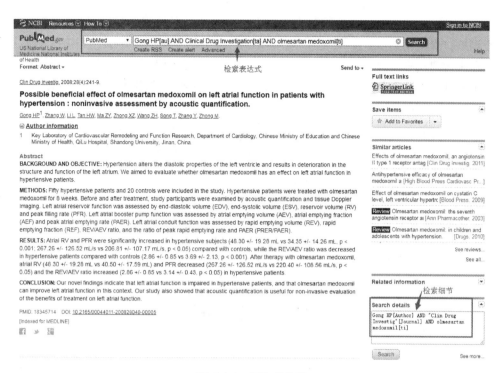

图 6-1-6　表达式检索

和自动扩展检索功能，例如，输入"heart attack ＊"，系统不会将其自动转换为主题词"myocardial infarction"，也不包括其下位主题词。

（4）强制检索功能：PubMed 允许使用双引号（""）来强制系统进行短语检索。使用双引号检索，会自动关闭词语转换功能。

3）高级检索　PubMed 除了基本检索和限定检索外，还提供了高级检索功能。对于完成复杂检索式，涉及多个检索词、多种检索字段、多种逻辑运算符，可在主页面检索功能区（图 6-1-1）中点击 Advanced 项进入高级检索页面。该页面主要由三个部分构成：Search Box（检索提问区）、Search Builder（检索构建区）、Search History（检索历史）。PubMed 高级检索页面如图 6-1-7 所示。

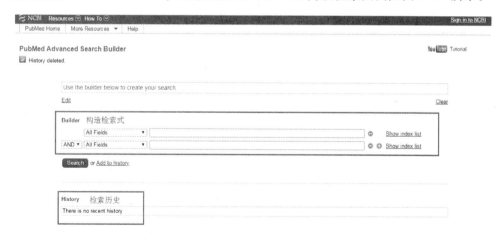

图 6-1-7　PubMed 高级检索页面

（1）Search Box（检索提问区）：用户可在该区直接输入检索词、检索式，也可以接受从 Search Builder 输入的检索词，形成最终的检索式，单击 Search 进行检索。

（2）Search Builder（检索构建区）：检索时先在构建器（Builder）左侧检索项的下拉菜单中选择检索项，点击逻辑关系下拉菜单选择逻辑关系，然后在检索框中输入检索词，点击右侧的"Show index list"，弹出的索引词表显示检索词的相关索引及结果数量，以帮助用户正确选词，最后点击下方的"Search"执行检索。点击"Add to history",则在下方的检索历史中直接显示检索结果数量,可根据检索结果的数量决定是否调整检索策略。

在构建器中构建检索式时,上方的检索框内同步显示输入的检索词、选择的检索项及逻辑运算符。

(3) Search History(检索历史)的功能是显示本次检索的所有检索式,包括检索序列号、添加到检索构建器(Add to builder)键、检索式(Query)、检索结果数量(Items found)及检索时间(Time)。单击检索式序号,在弹出的选项窗口,可选择对检索式进行逻辑组配检索、Delete(删除检索式)、Details(检索细节)、Show(浏览检索结果)、Save in My NCBI(保存到 My NCBI)。检索历史最大保存 100 多条检索式,超过 100 多条,系统自动删除最早的检索式,检索历史最多可保留 8 h。

4)主题词检索 利用主题词检索可实现族性检索,提高查全率。在主页数据库中选择"MeSH"进入主题词检索,或通过主页 More Resoures 栏 MeSH Database 菜单进入主题词检索,如图 6-1-8 所示,在检索框中键入检索词,系统会自动匹配主题词,并显示副主题词列表。

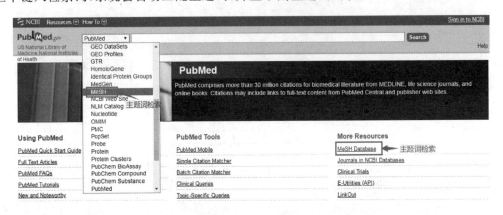

图 6-1-8 MeSH 检索界面

[例6]检索"心脏病饮食治疗和护理"方面的文献。

(1)题意分析:本题涉及"心脏病""饮食治疗""护理"三个检索关键词,第一个为中心主题,后两个为中心主题某两个方面的内容,可采用主题词检索的方法完成。

(2)检索步骤:在检索框中输入"heart diseases(心脏病)",确定主题词,在副主题词列表中选择"diet therapy(饮食治疗)"和"nursing(护理)",点击页面右上方"Add to search builder",构建器中自动生成检索式("Heart Diseases"[Mesh] AND "Heart Diseases/diet therapy"[Mesh] OR "Heart Diseases/nursing"[Mesh]),如图 6-1-9 所示。

(3)点击"Search PubMed",即完成该主题词和副主题词组配的检索,如图 6-1-10 所示。

(4)检索结果列表,如图 6-1-11 所示。

5)期刊信息数据库 点击主页 More Resoures 栏命令菜单 Journals in NCBI Databases 进入检索界面。可输入期刊全称、缩写、ISSN 或刊名中的词检索。在这里能够得到该刊物的全称、缩写、ISSN、出版年代、出版商、语种、出版国等详细信息。

[例7]检索 Cell 期刊相关信息,结果如图 6-1-12 所示。

6)临床查询 临床查询(Clinical Queries)是一个专门为临床医师和临床试验工作者设计的检索服务。检索结果包括 3 个方面的文献。

(1) Clinical Study Categories(临床研究分类):检索疾病的 therapy(治疗)、diagnosis(诊断)、etiology(病因)和 prognosis(预后)4 个方面的文献。

(2) Systematic Reviews(系统评价):检索疾病的 systematic reviews(系统评论)、meta analysis(综合分析)、reviews of clinical trials(临床试验评论)、Evidence-based medicine(循证医学)等方面的文献。

(3) Medical Genetics(医学遗传学):检索医学遗传学方面的文献。

临床查询界面如图 6-1-13 所示。

Note

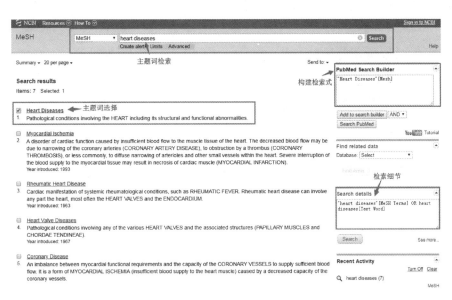

图 6-1-9　主题词检索

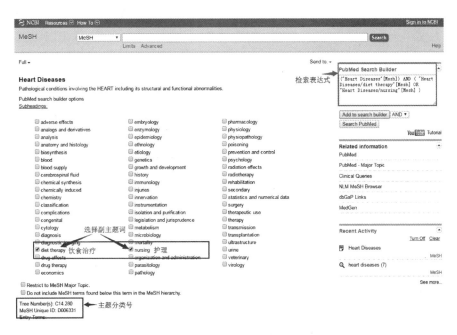

图 6-1-10　构建检索式

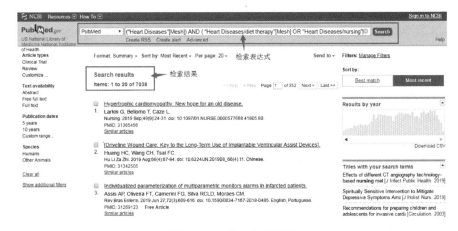

图 6-1-11　检索结果列表

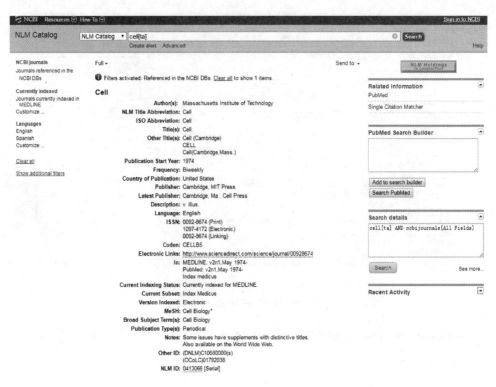

图 6-1-12　*Cell* 期刊信息

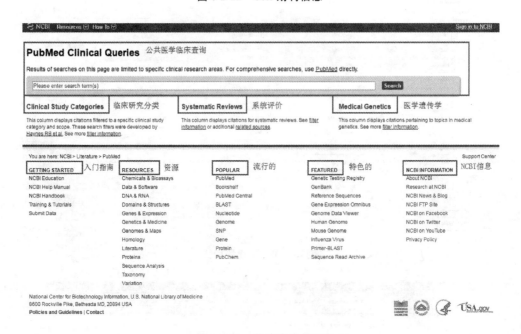

图 6-1-13　临床查询界面

[例 8]检索"血液透析"相关的临床文献,检索结果如图 6-1-14 所示。

7) 单引用匹配器　已知一篇文章的作者名、杂志名,以及发表的年限,可以通过单引用匹配器快速找到文献。单引用匹配器如图 6-1-15 所示。

2. 检索结果输出　PubMed 系统检索结果输出分为显示格式、排序和每页项目数 3 个部分,如图 6-1-16所示。可以在下拉式菜单更改显示格式(Format)、排序方式(Sort by)和每页项目数(Per page),如图 6-1-17 所示。

1) 结果显示格式

(1) Summary:系统默认的显示格式,即题录格式。此种格式包含每条记录基本的引文信息,如文献标题、作者、缩写刊名、出版年月、卷期起止页码、PMID 识别号、记录状态及相关引文(Related

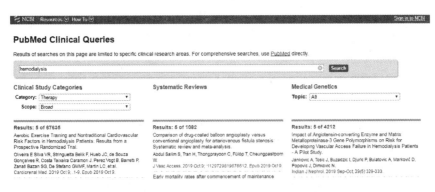

图 6-1-14　"血液透析"相关的临床文献检索结果

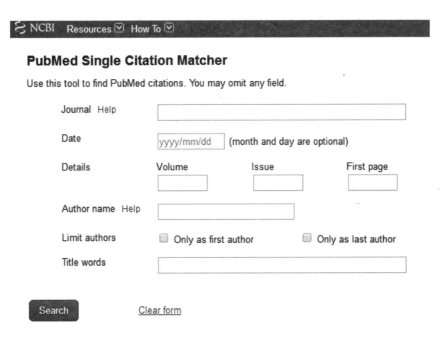

图 6-1-15　单引用匹配器

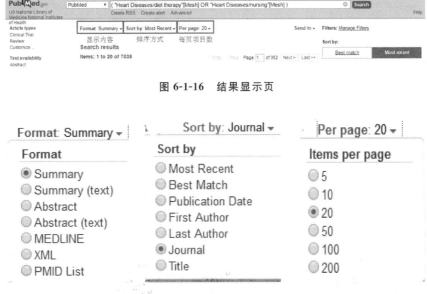

图 6-1-16　结果显示页

图 6-1-17　显示格式、排序方式、每页项目数

Citation)链接,如果可以免费获取全文,该条记录则有"Free Article"标识。

（2）Summary(text)：Summary 格式的文本形式,便于复制和粘贴。

（3）Abstract：此种格式除了包含 Summary 格式的所有信息外,还包含文献摘要、作者单位、出版类型、MeSH 等信息。以 Abstract 格式显示可获得更多的全文链接。

（4）Abstract(text)：Abstract 格式的文本形式,便于复制、粘贴。

（5）MEDLINE：采用 MEDLINE 光盘数据库的著录格式,以两个英文字母为字段标识符显示整条记录中的全部字段信息,是显示字段最全的显示格式。

（6）XML：显示 XML 格式的记录信息,便于将检索结果在 Web 上进行转换和描述。

（7）PMID List：仅显示每条记录的 PMID,是显示字段最少的显示格式。

2）结果排序方式　PubMed 的检索结果默认按最近(Most Recent)排序,用户还可根据需要,选择出版时间(Publication Date)、第一作者(First Author)、末位作者(Last Author)、刊名(Journal)、篇名(Title)排序。

3）每页项目数　PubMed 系统默认每页显示 20 条记录,用户可根据浏览的需要进行更改设置,选择每页显示 5、10、20、50、100 或 200 条。

4）其他信息功能

（1）检索结果过滤(Fliter your results)：显示所有检索结果(All),同时还自动筛选出其中的综述(Review)及可获得免费全文的文献(Free full text)。此外,已注册用户还可进行个性化的设置。

（2）相关检索文献(Related search)：PubMed 在显示检索结果的同时,还提供每条记录的相关文献链接。

（3）筛选文献篇名中包含检索词(Title with your search terms)的文献。

（4）筛选 PubMed Central 收录的免费全文(Free full-text articles in PubMed Central)。

（5）检索相关数据库(Find related data)：选择检索 NCBI 其他数据库中的相关信息。

（6）检索细节(Search details)：显示实际完成的检索式,并可根据检索要求进行编辑修改。

（7）最近操作记录(Recent activity)：显示最近 8 h 内最近 5 次的检索细节记录。

3. 保存与打印检索结果　在 PubMed 检索结果显示页面上使用 Sent to 按钮,提供了 7 种保存及输出方式,如图 6-1-18 所示。保存检索结果时,可先用鼠标对所需记录左边的复选框打标记,如果不打标记,则默认为全选。然后从 Choose Destination 下拉菜单中选择欲保存的文献格式,再选用 Sent to 进行操作。如需打印,可以先保存成文本格式然后打印,或直接用浏览器中的打印功能,打印显示的页面(html 格式)。

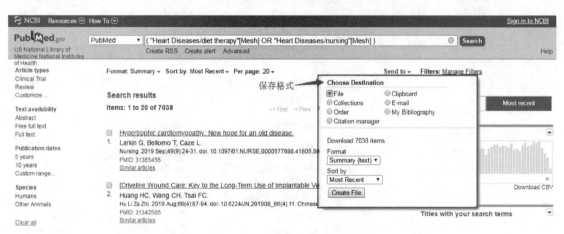

图 6-1-18　结果保存

1）File(文件)　将检索结果以文本形式保存到本地计算机的指定文件夹。

2）Clipboard(剪贴板)　将检索结果保存到临时的粘贴板中,如此重复操作后,选 File 集中进行保存。最多保存记录数为 500 条,8 h 内自动清空。Clipboard 适用于将多个检索式查到的文献集中保存到一个文件中。

3）Collections（集合）　已注册用户可多次保存不同检索式的结果，形成多个集合，并进行删除、合并等管理操作。

4）E-mail（电子邮件）　将检索结果（条数≤200）发送到指定的电子邮箱。

5）Order（订购）　向 NLM 订购检索结果的全文文献，此项服务尚未对国内用户开放。

6）My Bibliography（我的参考文献）　已注册用户可将检索结果保存到 My NCBI 中的我的参考文献中。

7）Citation manager（文献管理）　将检索结果保存在参考文献管理软件中。

4. PubMed Central(PMC)和免费期刊全文链接　获取全文是检索的最终目的。PubMed Central 是 NCBI 开发的免费电子期刊全文库，用户可免费获取全文。其提供的免费全文有两种类型：PMC 中的免费电子期刊和网上免费电子期刊。在 PubMed 文摘格式的记录中都有这些期刊的全文链接标记，即 Free PMC Article 和 Free Article。通过 PubMed 主页左下角的 PubMed Central 链接或直接点击 PMC 检索这些期刊上的全文。网上免费电子期刊，通过刊名链接能获取该文献的全文，如 *Heart*、*Chest*、*Chinese Medical Journal*、*Advances of Preventive Medicine*、*Nursing Research and Practice* 等。

（二）SpringerLink

网址：https://link.springer.com/。

1. Springer 简介　德国施普林格（Springer-Verlag）是世界著名的科技期刊、图书出版公司，于 1842 年在德国柏林创立，是全球第一大科技图书出版公司和第二大科技期刊出版公司。1996 年推出的 SpringerLink，是全球第一个电子期刊全文数据库，也是全球科技出版市场最受欢迎的电子出版物平台之一。

Springer 电子书与电子期刊共同整合在 SpringerLink 平台上，可以互相链接，并且可以提供 OPEN URL，进而和图书馆的自由馆藏进行链接。SpringerLink 所有资源划分为 24 个学科：生物医学、商业和管理、化学、计算机科学、地学、经济学、教育学、工程、环境、地理、历史、法律、生命科学、文学、材料科学、数学、医学与公共卫生、药剂学、哲学、物理学、政治学与国际关系、心理学、社会科学、统计数学。

2005 年，Kluwer Academic Publisher 被德国施普林格（Springer-Verlag）收购，Kluwer Online 全部文献资料（包括 2006 年之前出版的）并入 SpringerLink，Kluwer Online 不再更新。

登录 SpringerLink 主页，如图 6-1-19 所示，左上方是简单检索框，点击框尾 ⚙ 图标，显示高级检索和帮助功能，左中是 24 个学科分类，左下方是资源统计，最下面有三个栏目，即我们的产品、其他链接、帮助和联系。SpringerLink 提供浏览检索、简单检索和高级检索。

2. 分类检索　SpringerLink 主页，提供了按学科名称排序（Browse by discipline）的浏览方式，点击相应的学科名称，系统显示该学科的全部文献。图 6-1-20 所示为化学类文献。此方式也可以限定检索的学科范围。

3. 简单检索　在主页左上方是 SpringerLink 的简单检索框。简单检索框内可输入英文关键词或词组，也可以编辑简单的检索式，系统将会在"全文"字段内进行检索。

在检索过程中，合理地使用检索字段和用检索运算符构建的检索式，可以使检索结果更为精确，系统支持的检索技术包括以下几种。

1）布尔逻辑运算　包括 AND、OR、NOT。当用户输入的词组没有检索结果时，系统自动将所有词用 AND 运算符连接起来进行搜索。

2）精确搜索　放在引号内的多个词将作为短语进行检索，如"system manager"。

3）截词检索　支持通配符（＊）检索。

4）支持化学符号和数学方程式检索　当输入化学符号或数学方程式时最好用"♯"括起来，对于复杂的数学方程式需要使用数学搜索引擎进行搜索，以便把方程式转化为系统可以理解的文字。

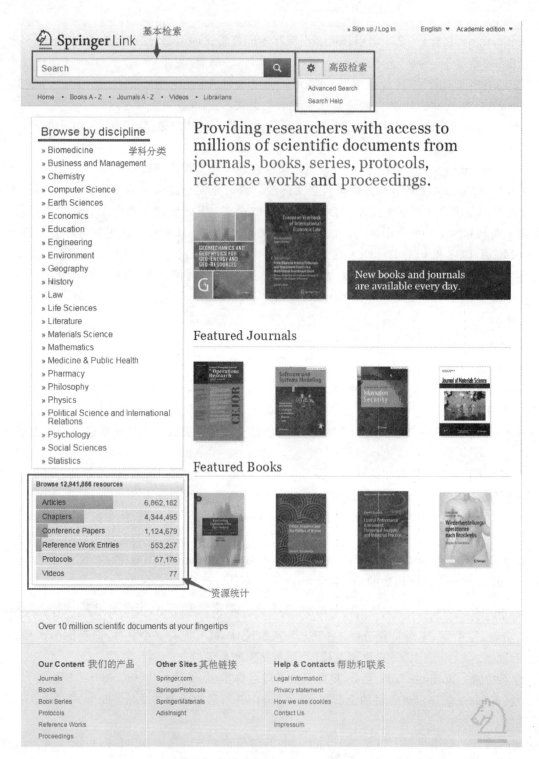

图 6-1-19　SpringerLink 检索页面

　　SpringerLink 系统有自动纠错功能。如果在对话框内输入错误的词,系统将会自动纠正为正确的词,并且在结果显示时以黄色背景显示纠正的词。

　　4. 高级检索　点击简单检索框右端"⚙",选择"Advanced Search",系统进入高级检索。在高级检索界面可以选择检索区域,并对检索范围和检索结果排序方式进行选择。高级检索设置了 6 个检索框和一个出版时间限定,可以从不同方面限定检索范围,如图 6-1-21 所示。

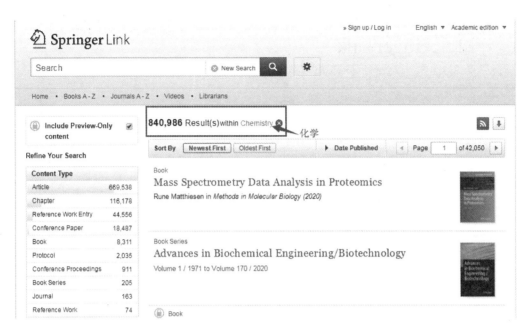

图 6-1-20　SpringerLink 分类检索

5. 检索结果显示

（1）SpringerLink 给出了 3 种结果排序方式（Sort By）：Relevance（相关度）、Newest First（最新的文献排在前）或 Oldest First（最老的文献排在前面），系统默认 Relevance 排序；在检索结果显示页面的左端，可以通过文献类型、学科、学科分支、不同语言等对检索结果进行过滤。在检索中，还可通过出版时间（Data Published）进行筛选，如图 6-1-22 所示。

（2）在检索结果页面的中间是以题录格式显示的结果列表，包括文献题名、部分文摘内容、出处、作者，可以点击检索结果页面的右上角" 📶 "进行 RSS 订阅服务。

（3）SpringerLink 提供 PDF 全文下载及 HTML 在线浏览，此外还提供 PDF 预览功能，读者可以快速浏览电子图书各个章节，检索结果可以电子邮件形式发送，或者以 CSV 格式导出，以及进行 RSS 推送。

（三）Web of Science

网址：http：//login. webofknowledge. com/。

Web of Science 是美国科技信息研究所（Institute for Scientific Information，ISI）基于 Web 开发的产品，由 Thomson Reuters 公司出版，包括三大引文库（SCI、SSCI 和 A & HCI）和两个化学数据库（CCR、IC），以 ISI Web of Knowledge 作为检索平台。

ISI Web of Knowledge 是最佳的一站式科研资源库，覆盖全世界范围的引文大全。Web of Science 可以访问最为可靠并且涉及多个学科的整合科研成果，这些科研成果通过来自多个来源、互相链接的内容引文指标加以关联，通过单个界面提供给用户。Web of Science 遵从严格的评审过程，只会列出最具影响力的、最相关的、最可信的信息，这样用户可以更快地构思出下一个伟大设想。

1. 数据库构成　目前该平台有 10 个数据库，具体介绍如下。

1）ISI Web Of Science——SCIE　ISI Web of Science 是 Thomson ISI 建设的三大引文数据库的 Web 版，由三个独立的数据库组成（既可以分库检索，也可以多库联合检索），分别是 Science Citation Index Expanded（简称 SCIE）、Social Sciences Citation Index（简称 SSCI）和 Arts & Humanities Citation Index（简称 A & HCI）。内容涵盖自然科学、工程技术、社会科学、艺术与人文等诸多领域内的 8500 多种学术期刊。其中的 SCIE 数据库——科学引文索引网络版，收录 5900 余种期刊文摘和引文，内容涉及自然科学、工程技术的各个领域。数据每周更新。

2）ISI Current Contents Connect　ISI Current Contents Connect 包括近 8000 种经同行评审的学

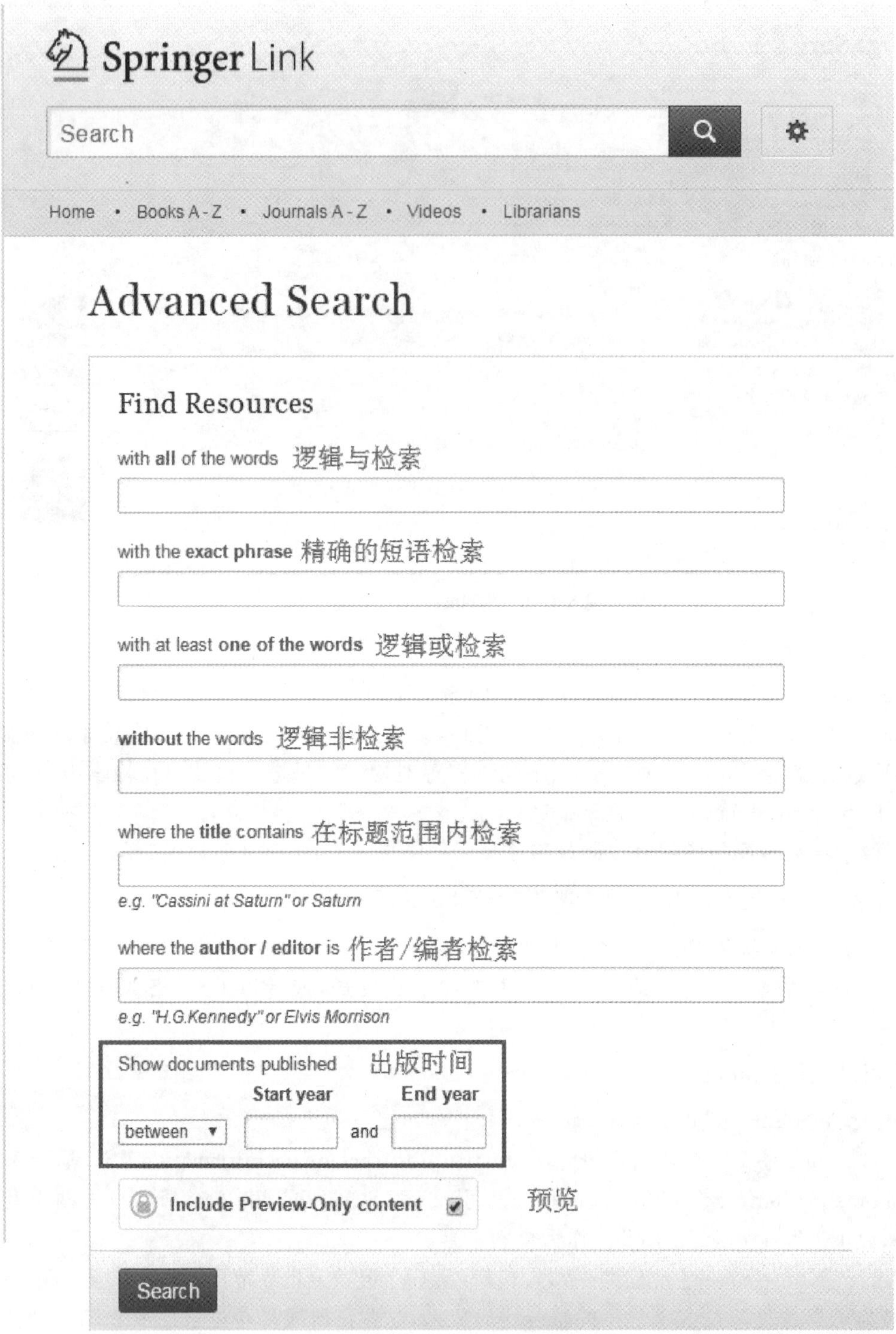

图 6-1-21　SpringerLink 高级检索

术期刊,以及涉及自然科学、社会科学以及艺术人文学科的 100 多个学科的 1900 多本书籍和 5000 多个网站。可分为七个子库(生命科学(Life Sciences),1360 多种期刊;临床医学(Clinical Medicine),1200多种期刊;工程学、计算机与技术(Engineering,Computing & Technology),1150 多种期刊;农学、生物学和环境科学(Agriculture,Biology & Environmental Sciences),1100 多种期刊;物理、化学与地球科学(Physical,Chemical & Earth Sciences),1160 多种期刊;社会与行为科学(Social & Behavioral Sciences),1690 多种期刊;艺术与人文学科(Arts & Humanities),1100 多种期刊)和两个合集(商业合集(Business Collection),230 多种期刊;电子与电信合集(Electronics & Telecommunications Collection),200 多种期刊。另外,ISI Current Contents Connect 还提供了 ISI Search;研究人员可以在

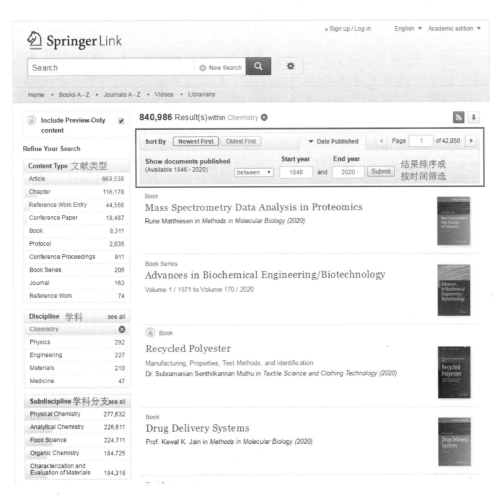

图 6-1-22　检索结果显示

检索学术出版物的同时,立刻了解某一研究课题相关的研究基金(Funding)、Pre-Print、研究活动,并阅读相关的全文。

3) ISI Proceedings　ISI Proceedings 通过网络的方式提供会议论文的书目信息和作者摘要,其内容包括著名国际会议、座谈会、研讨会、讲习班和学术大会上发表的会议论文,覆盖了从 1990 年至今召开的 60000 次会议上发表的约 200 万篇论文,学科涉及自然科学和社会科学两大领域,覆盖 250 个学科,包括工程学、物理学、生物学、化学、精神病学和经济学等。数据库每周更新,每年新增超过 385000 条记录。

4) Derwent Innovations Index　Derwent Innovations Index(简称 DII)是由 Thomson Scientific 出版的基于 Web 的专利信息数据库。Derwent Innovations Index 4.0 将 Derwent World Patents Index 和 Patents Citation Index 有机地整合在一起,用户不仅可以通过它检索专利信息,而且可以通过这个数据库检索到专利的引用情况,还可以利用 Derwent Chemistry Resources 展开化学结构检索。该数据库收录了来自全球 40 个专利发行机构的 1200 多万个基本发明;专利覆盖范围可追溯到 1963 年,引用信息可追溯到 1973 年,是检索全球专利的最权威的数据库。

5) ISI BIOSIS Previews　ISI BIOSIS Previews(简称 BP)是著名生物学信息检索工具之一,由美国 BIOSIS 公司出版。BP 由 Biological Abstracts(BA)和 Biological Abstracts/RRM(Reports,Review and Meetings)组合而成。数据库来自 5000 多种期刊及国际会议、综述性文章、书籍、专利文献、图书和报告等,收录的文献涵盖世界 90 多个国家和地区。数据最早可回溯到 1969 年;记录总数超过 1450 万条。数据每周更新;每年新增数据量超过 56 万条。数据还包括来自美国专利商标局的 21000 条专利信息;这些专利的年代为 1986—1989 年和 1995 年至今。

6) INSPEC　全面收集在物理、电气/电子工程、计算机与控制工程、信息技术、制造、生产和机械工程等领域的重大报道,材料科学、海洋学、核电工程、地球物理、生物医学工程、生物物理学和纳米技术学科的索引文献。

7) MEDLINE MEDLINE 是美国国立医学图书馆(NLM)的书目信息数据库,收录 1950 年至今的生物医学和生命科学、生物工程学、公共健康、临床护理以及植物与动物科学方面的生命科学文献。拥有来自生命科学领域 30 种语言,4900 多个全球出版物中期刊文章的近 1300 万个参考书目,此资源包括了期刊、报纸、杂志以及时事通讯,每年超过 500000 条的记录被添加。通过 ISI Web of Knowledge 平台,用户可以使用或不使用 MeSH 词表及 NLM 检索 MEDLINE;也可以使用标准化学名称或 CAS 登记号检索化学物质。此外,他们还能够链接到 NCBI 数据库获取基因序列信息,并可以从 MEDLINE 全记录链接到 PubMed 相关文章。

8) ISI Journal Citation Reports(期刊引证报告) 每年,数以百万计的学术作品发表,包含数以百万计的引用。对于研究团体,每个引用在描述他们的研究过程中都是一个有意义的链接。期刊引证报告(JCR)聚集 ISI 被选择的核心期刊,通过对期刊之间的引用和被引用数据进行统计、运算,给出对期刊的评定指标,以说明期刊的价值。

9) ISI Essential Science Indicators(基本科学指标) Essential Science Indicators,简称 ESI,2001 年推出。ESI 是衡量科学研究绩效、跟踪科学发展趋势的基本分析评价工具,是基于 Web of Science (SCIE/SSCI)所收录的全球 12000 多种学术期刊的 1000 多万条文献记录而建立的计量分析数据库,ESI 已成为当今世界范围内普遍用以评价高校、学术机构、国家/地区国际学术水平及影响力的重要评价指标工具之一。

ESI 对全球所有高校及科研机构的 SCIE、SSCI 库中近 11 年的论文数据进行统计,按被引频次的高低确定出衡量研究绩效的阈值,分别排出居世界前 1% 的研究机构、科学家、研究论文,居世界前 50% 的国家/地区和居前 0.1% 的热点论文。ESI 针对 22 个专业领域,通过论文数、论文被引频次、论文篇均被引频次、高被引论文、热点论文和前沿论文等六大指标,从各个角度对国家/地区科研水平、机构学术声誉、科学家学术影响力以及期刊学术水平进行全面衡量。所有统计数字每两个月更新一次。

10) ISI Highlycited.com 该数据库依据 ISI 数据库中各学科领域的总被引次数收录科研人员信息,主要是来自 21 个科学领域的核心人物;包括神经系统科学、工程学、物理、化学、计算机科学、地球科学、分子生物学、遗传学和空间科学等;目前每个科学领域的入选者是 250 个。网站每周更新,提供科学家的个人信息、研究兴趣和出版物信息。该资源为免费资源。

2. 选择数据库 打开 Web of Science 首页,可以看到 Web of Science 提供了三种检索方式:基本检索、被引参考文献检索、高级检索,如图 6-1-23 所示。

Web of Science 对数据库有 5 种选择,如图 6-1-24 所示,点击进一步了解,可以看到对数据库的说明。

1) 所有数据库 为获得最为全面的检索结果,可通过一组共有的检索字段同时检索所订阅的全部资源。

2) Web of Science 核心合集(2010 年至今) 检索科学、社会科学、艺术和人文科学领域的世界一流学术性期刊、书籍和会议录,并浏览完整的引文网络。

(1) 所有出版物的被引参考文献均完全索引且可检索。

(2) 检索所有作者和作者附属机构。

(3) 使用引文跟踪对引用活动进行跟踪。

(4) 借助引文报告功能以图形方式了解引用活动和趋势。

(5) 使用分析检索结果确定研究趋向和出版物模式。

3) KCI-Korean Journal Database(1980 年至今) 对 KCI 所包含的多学科期刊中的文献提供访问。KCI 由韩国国家研究基金会(National Research Foundation of Korea)管理,包含了在韩国出版的学术文献的题录信息。

4) Russian Science Citation Index(2006 年至今) 检索研究人员在俄罗斯核心科学、技术、医学和

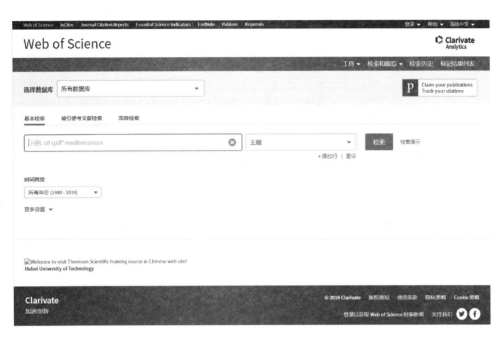

图 6-1-23　Web of Science 首页

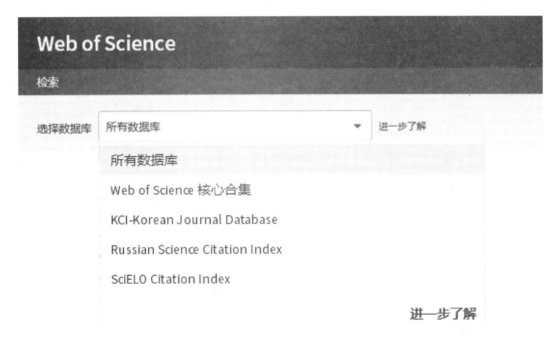

图 6-1-24　选择数据库

教育期刊上发表的学术性文献。数据库中所包含的优秀出版物是由俄罗斯最大的科研信息提供方 Scientific Electronic Library（eLIBRARY.RU）精心挑选。

5）SciELO Citation Index(1997 年至今)　提供拉丁美洲、葡萄牙、西班牙及南非等国在自然科学、社会科学、艺术和人文领域的前沿公开访问期刊中发表的权威学术文献。

3. 时间限定　从 1980 年到 2018 年,可以将检索时间限定在最近 5 年、本年迄今、最近 4 周、最近 2 周、本周或自定义年份范围,如图 6-1-25 所示。

4. 检索字段　在 Web of Science 基本检索框的尾部提供了主题、标题、作者、作者识别号、编者、团体作者、出版物名称、DOI、出版年和地址等 10 个可供选择的检索字段,如图 6-1-26 所示。

如果希望多个检索字段同时检索,可以点击下方的添加行,在添加行的左端可以选择需要的逻辑运算符来表达多个检索条件之间的组合关系。

Note

时间跨度

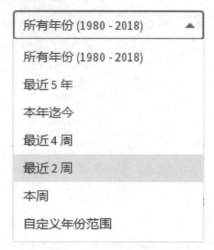

图 6-1-25　时间跨度

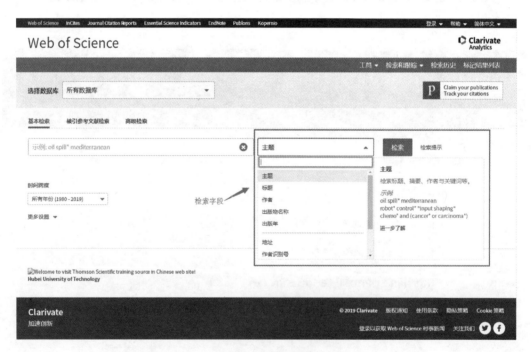

图 6-1-26　检索字段

需要注意的是,在"检索"页面中最多选择 3 个字段作为默认检索字段。在检索式中最多可输入 6000 个检索词。

添加新的字段默认将第二个字段设置为 AND 运算符,可以将 AND 运算符改为 OR 或 NOT,如图 6-1-27 所示。

［例 9］通过所有数据库检索近 5 年来"阿尔茨海默病（Alzheimer Disease）药物治疗（Drug Therapy）的随机对照试验（Randomized Controlled Trials as Topic,RCT）"方面的文献。

检索步骤如下:

（1）进入 Web of Science 主页,选择所有数据库。

（2）在第一行检索框内输入"Alzheimer Disease",后面的字段选标题。

（3）第二行检索框内输入"Drug Therapy",后面的字段选主题。

（4）第三行检索框内输入"Randomized Controlled Trials as Topic"OR RCT,后面的字段选主题。

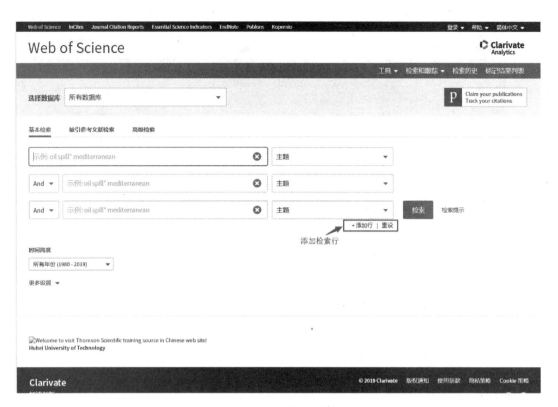

图 6-1-27 多条件检索

（5）布尔运算符选 AND,时间跨度在下拉菜单中选最近 5 年,如图 6-1-28 所示,点击"检索",检索得到 10 篇文献,如图 6-1-29 所示,点击文献标题,得到文摘如图 6-1-30 所示。

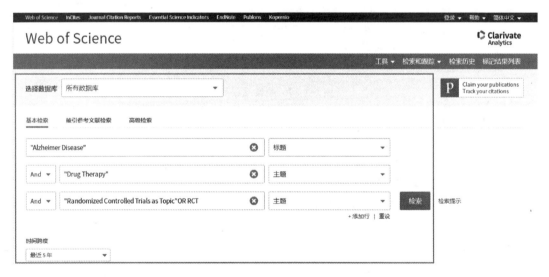

图 6-1-28 输入检索词

5. 被引参考文献检索 被引参考文献检索提供了被引作者、被引著作、引用的 DOI、被引年份、被引卷、被引期、被引页、被引标题等多种检索字段,各检索字段是逻辑 AND 的关系。

［例 10］检索作者王宪 2003 年在期刊 *Circulation Research* 的第 93 卷第 4 期的 311～320 页中发表的论文"Homocysteine mediated expression and secretion of monocyte chemoattractant protein-1 and interleukin-8 in human monocytes"。该文献是否被 SCI 收录？其期刊的影响因子是多少？

检索步骤如下：

（1）选择被引参考文献检索。

（2）按检索字段要求输入检索词,如被引作者"Wang X",被引年份"2003",如图 6-1-31 所示。

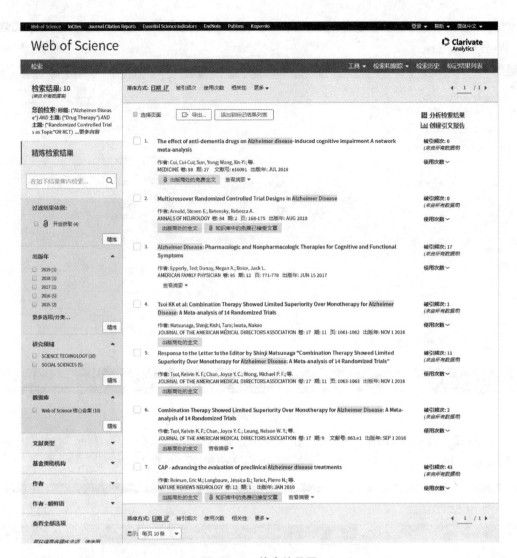

图 6-1-29　检索结果页

（3）查找期刊名称缩写，点击输入框下方"查看缩写列表"，查找到"Circulation Research"的缩写名称"CIRC RES"，如图 6-1-32 所示。

（4）点击"检索"，得到 4 条检索结果，比对操作，可以确定第 4 项是检索结果。点击蓝色"DOI"，打开文献摘要页面，如图 6-1-33 所示。

6. 高级检索　使用字段标识、布尔运算符、括号和检索结果集来创建检索式，结果显示在页面底部的"检索历史"中，如图 6-1-34 所示。

1）检索式规则

（1）检索式中的每个检索词都必须用字段标识明确标明。必须用逻辑运算符连接不同字段。

（2）忽略无关的空格。例如左右括号（（ ））和等号（＝）周围的空格。

（3）组配检索式时，请在每一个检索式编号前输入一个数字（#）符号。

（4）SAME 只能在"地址"检索中使用。在其他检索（如"主题"）中使用时，SAME 与 AND 的作用完全相同。

（5）一个会话内最多可以创建 200 个检索式。

（6）要将 AND、OR、NOT 和 NEAR 作为普通词进行检索时，请用引号将它们括起来。例如："OR"。

2）高级检索式示例

高级检索式示例如表 6-1-2 所示。

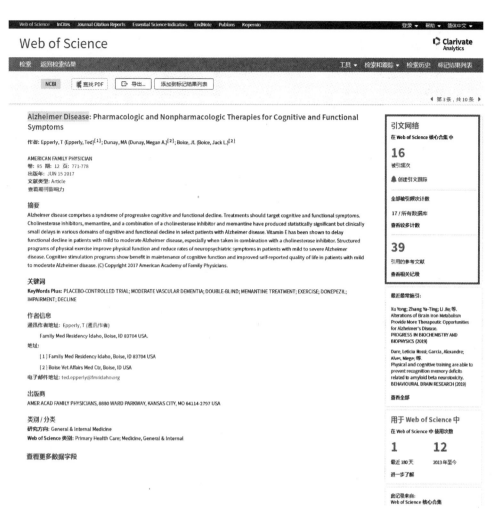

图 6-1-30　查看摘要和被引次数

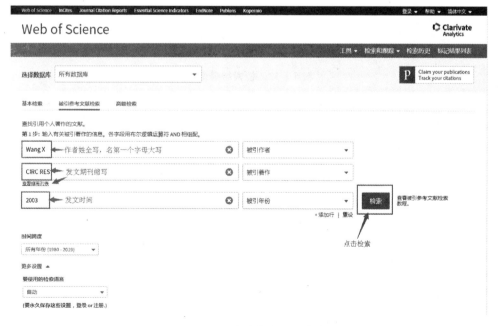

图 6-1-31　被引参考文献检索

Web of Science

期刊名称缩写

此列表显示作为被引著作的期刊名称缩写。从此列表中复制缩写形式的（黑体字）名称并粘贴到"被引参考文献检索"页面中的"被引著作"字段。

使用被引著作索引查找更多的期刊名称缩写，以及书籍和其他出版物名称的缩写。此索引包括 *Web of Science* 中*所有的*被引著作。

单击字母，按照字母顺序浏览期刊列表。

0-9 A B C D E F G H I J K L M N O P Q R S T U V W X Y Z

查找 circulation research 期刊名称缩写

期刊列表

C A S CERN ACCELERATOR SCHOOL : POWER CONVERTERS FOR PARTICLES ACCELERATORS
　　　CERN REPORT
C A S CERN ACCELERATOR SCHOOL : SYNCHROTRON RADIATION AND FREE ELECTRON LASERS
　　　CERN REPORT
C A S CERN ACCELERATOR SCHOOL THIRD ADVANCED ACCELERATOR PHYSICS COURSE
　　　CERN REPORT
C A S I TRANSACTIONS
　　　C A S I TRANS
C ASTERISK-ALGEBRAS AND ELLIPTIC THEORY II
　　　TRENDS MATH
C E R N REPORTS
　　　CERN REPORT
C INFINITY DIFFERENTIABLE SPACES
　　　LECT NOTES MATH

图 6-1-32　查找期刊名称缩写

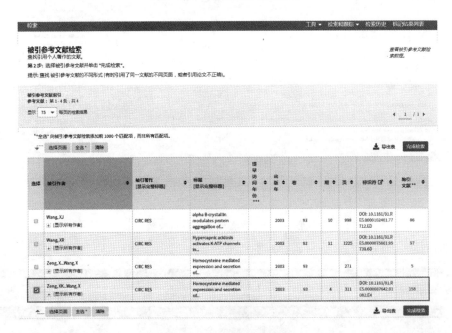

图 6-1-33　检索结果页面

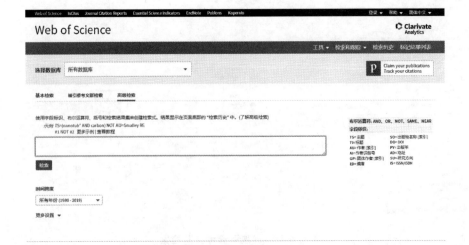

图 6-1-34　高级检索

表 6-1-2　构建检索式字段标识

布尔运算符:AND、OR、NOT、SAME、NEAR

字 段 标 识	应 用 举 例
TS=主题	TS=(sleep AND winter) AND ♯1 NOT ♯2 查找包含检索词 sleep 和 winter,另外还包含检索式♯1 中的检索词的所有记录,但排除包含检索式♯2 中的检索词的所有记录
TI=标题	TI="Monte Carlo simulation" 查找主题字段中包含精确短语 Monte Carlo simulation 的论文记录
AU=作者[索引]	AU=Chen J* NOT AD=China 查找作者是 Chen J(包括 Chen Jiaji、Chen Jun-Yuan、Chen Jian、Chen Jian-Xiu 等)的记录,但排除"地址"字段中出现 China 的记录
AI=作者识别号	AI=(A-1009-2008 OR 0000-0002-1553-596X) 查找在作者标识符表格中包含 Researcher ID A-1009-2008 或 ORCID 标识符 0000-0002-1553-596X 的记录
GP=团体作者[索引]	GP=Primate Society of Great Britain 查找由 Primate Society of Great Britain 创作的文献记录
ED=编者	ED=Korczyn AD 查找由此编者审查的论文记录
SO=出版物名称[索引]	SO=Nature AND TS=Amphibian* 查找期刊 Nature 中包含检索词 Amphibian 的论文记录
DO=DOI	DOI=10.1016/S0140-6736* 查找以此 DOI 标识符开头的所有论文记录
PY=出版年	PY=2007 AND SO=Journal of Cell Science 查找在 2007 年出版的 Journal of Cell Science 中出现的论文记录 TS=cell growth AND PY=(2008-2010) 输入年份范围时,建议将该范围限制在五年或以下,否则处理过程会比较缓慢,且返回过多无效结果
AD=地址	AD=wuhan UNIV 检索武汉大学本年至今发文的 SCI 收录情况
SU=研究方向	在"检索结果"页面上,可通过选择"研究方向"选项下的特定研究方向检索词精炼检索结果
IS=ISSN/ISBN	IS=0939-5555

(四) ClinicalKey 数据库

1. ClinicalKey 数据库简介　访问地址:https://www.clinicalkey.com。

ClinicalKey(CK 临床精钥)平台是著名的科学及医学出版公司 Elsevier(爱思唯尔)的旗舰产品,综合了 Elsevier 在医学领域出版的绝大多数内容,是目前全球内容类型最全、内容质量最高、检索技术最先进的平台,涵盖全部医学专科,为医疗机构在医学、教学、研发三个方面提供有效支持。该平台开发耗时 2 年,代替了原本于 2014 年 12 月 31 日终止服务的 Elsevier MD Consult (Medical Doctor Consult)数据库。ClinicalKey 网站已于 2012 年 4 月 10 日正式上线,并于当年下半年上线了两款对应的安卓版及 IOS 版智能手机 APP。

Note

ClinicalKey 数据库使用 Elsevier 自主开发的语义搜索引擎,在提高临床决策效率和质量、提升科研产出、提升教学质量等方面,为医疗从业者、研究者提供了强大的支持。

ClinicalKey 数据库涵盖 12 种类型的资源,包括全文期刊(690 余种)、图书(1000 余种)、视频(3 万余个)、诊疗指南(4000 余个)、循证医学专论(800 余个)、图片(300 余万张)、患者教育(10000 余个)、药物专论(2900 余个)、临床试验(20 余万个)、Medline 摘要等。

操作界面有 7 种语言可供选择,点击"⊕"图标,可选择英语、中文(简体和繁体)、波斯语、德语、意大利语、葡萄牙语及俄语等界面语言。

如图 6-1-35 所示,ClinicalKey 数据库的首页分为基本检索、分类浏览、更新、热点主题及联系与帮助几大区域。在首页上方,为一个简洁的检索界面,包括基本检索及分类浏览,可通过输入检索关键词,检索得到想要的结果,或是浏览需要的内容。在检索界面下方,是更新及热点主题,在此处提供数据库的更新信息及医学界的热点关注,以及简单的 ClinicalKey 数据库操作指南。最下方则是联系与帮助。

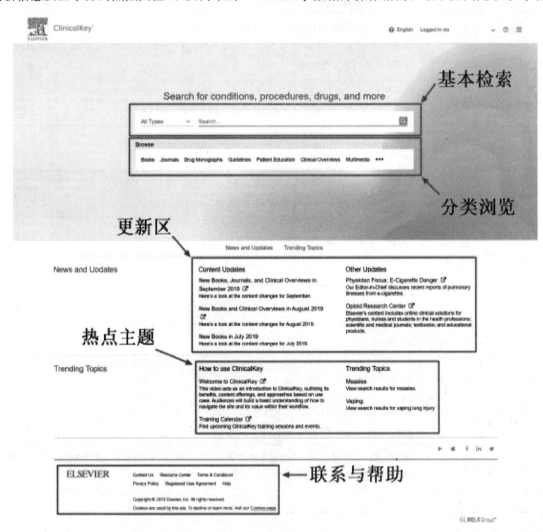

图 6-1-35 ClinicalKey 数据库首页

2. 基本检索方法 ClinicalKey 数据库提供检索(Search)和浏览(Browse)两种检索方式,检索输入框的左边提供检索范围限定功能,如图 6-1-36 所示。

检索时,提供如下几种基本检索方法。

(1)检索全名、部分语句:如 migraine(偏头痛)。

(2)检索缩写、略语:如于检索框输入 CHF 后,将显示 congestive heart failure(充血性心力衰竭)的检索结果。

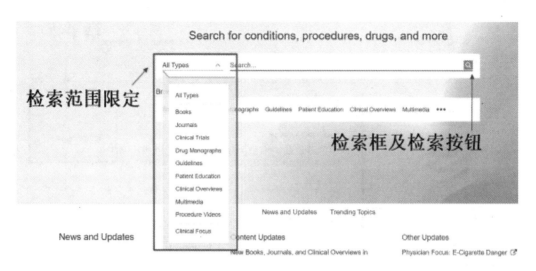

图 6-1-36　ClinicalKey 检索框

（3）检索作者名。

（4）检索书籍、杂志名。

（5）检索美国国立医学图书馆（National Library of Medicine，NLM）的期刊论文：如 Am J Cardiol. 2011 Dec 1；108（11）：1614-9。

另外，检索框还提供关键字补全的功能，如在检索框中输入 addi，下方将显示 addiction、Addison、Addison anemia 等推荐关键词，如图 6-1-37 所示。

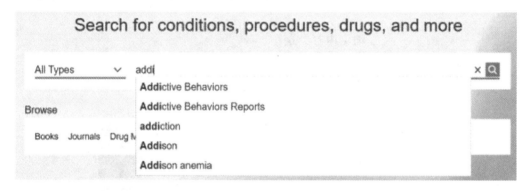

图 6-1-37　ClinicalKey 的关键字补全

下面以检索关键词 microcapsule（微胶囊）为例，说明检索结果。如图 6-1-38 所示，检索结果默认按照关联度排序，还可按出版日期排序。左侧可限定检索结果范围，包括资源类型、专科、日期等。右侧显示检索结果，如图所示，microcapsule 共有 1212 条结果，结果的全文可点击右上角的"☆ 🗎 ✉ 🖨 "图标选择保存（Save，需注册私人账号并登录）、下载 PDF 全文（Download PDF）、发送电子邮件（E-mail）或打印（Print）。

3. 浏览　除了检索特定内容之外，ClinicalKey 数据库还提供浏览功能，可浏览数据库中庞大的书籍（Books）、期刊（Journals）、药物专论（Drug Monographs）、诊疗指南（Guidelines）、患者教育（Patient Education）、临床概述（Clinical Overviews）、多媒体（Multimedia）、诊疗操作视频（Procedure Videos）等内容。

点击浏览框（Browse）下方的 Books，会显示 ClinicalKey 数据库所有的书籍，以字母顺序排列，如图 6-1-39 所示。可在检索框中输入书籍的全名或标题的一部分，或是在左侧灰色框体中选择对应的专科（Specialties）来缩小结果范围。

在检索框中输入 atlas（图谱）一词，如图 6-1-40 所示，书籍列表将会显示所有标题中包含 atlas（图谱）一词的书籍，并用灰色背景标示出检索关键词。

点击对应的书籍标题，即可显示书籍的目录，点击目录上相应的章节标题，即可阅览该章节的全文，

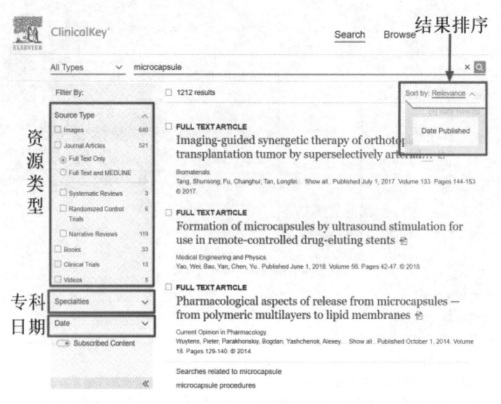

图 6-1-38　ClinicalKey 数据库检索结果显示

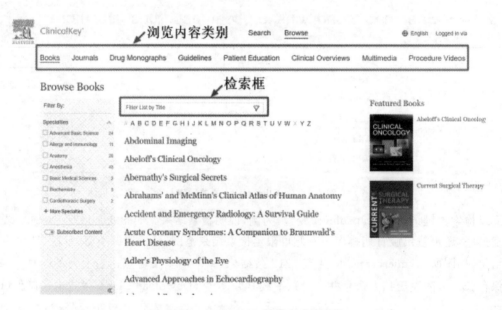

图 6-1-39　ClinicalKey 数据库书籍阅览

如图 6-1-41 所示。左侧灰色框体为该章节的概要,点击概要对应的小节,即可跳到该小节。

　　浏览期刊,则需要点击浏览框(Browse)下方的 Journals,即可以字母顺序显示 ClinicalKey 数据库包含的所有期刊。与书籍浏览相同,可在检索框中输入期刊的全名或标题的一部分,或是在左侧灰色框体中选择对应的专科(Specialties)来缩小结果范围。点击对应的期刊标题,进入该期刊的页面,如图 6-1-42 所示。

　　在期刊页面中,可点击下方对应的卷号、期号来浏览当期内容全文,也可在检索框中输入检索关键词,来检索该期刊中的内容全文。登陆个人账号后,可以订阅关注的期刊。另外,ClinicalKey 数据库还提供期刊的 RSS 订阅功能,以方便读者随时追踪最新一期期刊的内容。

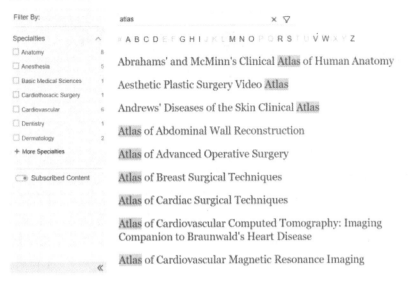

图 6-1-40　ClinicalKey 数据库书籍检索结果页

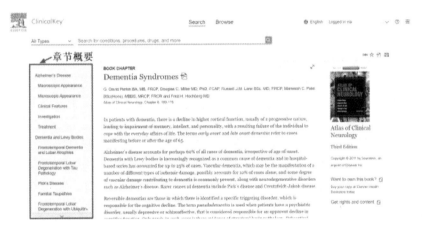

图 6-1-41　ClinicalKey 数据库书籍检索

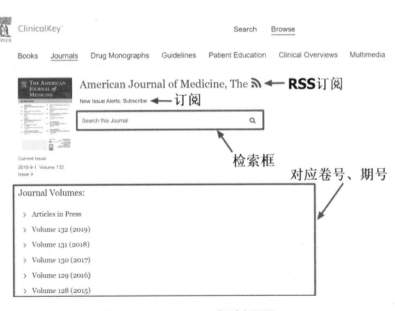

图 6-1-42　ClincalKey 期刊库页面

第二节　其他外文数据库简介

一、英国

1. Blackwell　网址：https://www.wiley.com/en-cn。

布莱克威尔(Blackwell)出版公司是全球最大的学协会出版商,总部设在英国伦敦的牛津,与世界上 550 多个学术和专业学会合作,以出版国际性期刊为主,包含很多非英美地区出版的英文期刊。其所出版的学术期刊在科学技术、医学、社会科学及人文科学等学科领域具有一定权威性。

2007 年 2 月美国 Wiley 收购 Blackwell 出版公司,并将其与自己的科学、技术及医学业务(STM)合并,组建 Wiley-Blackwell。Wiley-Blackwell 出版 1455 种同行评审的学术期刊及涵盖面广泛的书籍,涵盖学科领域包括化学、物理、工程、农业、兽医学、食品科学、医学、护理、口腔、生命科学、心理、商业、经济、社会科学、艺术、人类学等多个学科,以及很多其他重要的跨学科领域出版的期刊。Wiley-Blackwell 出版的 *CA:A Cancer Journal for Clinicians* 再次成为自然科学版期刊引用报告中影响因子最高的期刊,影响因子为 153.459,冠绝所有期刊。合并后的 Wiley-Blackwell,成为当今世界最重要的教科和专业出版商之一,同时也是最大的学术出版机构。

2.《不列颠百科全书》　网址：https://www.britannica.com/。

《不列颠百科全书》(Encyclopedia Britannica,简称 EB)又称《大英百科全书》,被认为是当今世界上最知名也是最权威的百科全书,英语世界俗称的 ABC 百科全书之一,也是世界三大百科全书(美国百科全书、不列颠百科全书、科利尔百科全书)之一。

第一版于 1768—1771 年始创于苏格兰爱丁堡,共三卷。以后不断修订出版。1941 年版权归美国芝加哥大学所有。现由总部设在美国芝加哥的不列颠百科全书公司出版。该书第 15 版于 1974 年问世,共 30 卷,分 3 部分:百科类目、百科简编及百科详编。1985 年增至 32 卷,分为 4 个部分:《索引》2 卷;《百科类目》1 卷,是全书知识分类目录;《百科简编》12 卷,有短条目 80000 余条,又是一部可供单独使用的简明百科全书;《百科详编》17 卷,有长条目 670 余条,系统地介绍各学科知识、重要人物、历史、地理等。该书每年增补和修改部分条目,出一新版,同时出版《年鉴》1 卷。

《不列颠百科全书》由世界各国、各学术领域的著名专家、学者(包括众多诺贝尔奖得主)为其撰写条目。该书囊括了对人类知识各重要学科的详尽介绍,和对历史及当代重要人物、事件的翔实叙述,其学术性和权威性为世人所公认。不列颠百科全书公司逐年扩大同外国的合作,到目前为止,《不列颠百科全书》除英文版外,还有法文、日文、土耳其文、希腊文、西班牙文、葡萄牙文、中文、韩文、匈牙利文和波兰文等多种外文版。

1994 年,不列颠百科全书公司又推出大英百科全书网络版(Encyclopedia Britannica Online),成为网络上的第一部百科全书。世界各地的用户都可通过网络查询不列颠百科全书的全文。不列颠百科全书公司以其强大的内容编辑实力及数据库检索技术,成为全球工具书领域的领航者。

1996 年 1 月,瑞士亿万富翁雅各布·萨弗瑞买下了《不列颠百科全书》的版权。

2012 年 3 月 13 日,总部位于芝加哥的不列颠百科全书公司宣布,将停印已有 244 年历史的纸质版《不列颠百科全书》,今后将只提供电子版。

《简明不列颠百科全书》(以下简称《简编》)让中国读者首次认识了真正的百科全书在工作和学习中的重要参考价值。可是相对于《不列颠百科全书》原版的博大精深,《简编》也日渐暴露出有些条目"过于简明"、图片过于简单、装帧设计过于单薄等遗憾。为了给中国读者呈现出《不列颠百科全书》作为世界最具权威百科巨著的全貌,1996 年 9 月正值《简编》出版 10 年之际,中美双方开始签署合作出版新版《不列颠百科全书》国际中文版的备忘录。1999 年《不列颠百科全书》(国际中文版)(以下简称《新版》)

正式出版。

和《简编》相比,《不列颠百科全书》(国际中文版)全书共 20 卷,条目由《简编》的 70000 余条增至 81600 条;字数增加了近一倍,达到 4350 万字;图片增加了许多,是《简编》的 2 倍,为 15300 幅。全部条目按照英文版原书条目标题的外文词的字母顺序编排,更便于读者查阅。《新版》为适应读者在新形势下的需要,凡《不列颠百科全书》中有关对人类产生过重大影响的古今中外人物(如政治家、哲学家、科学家)条目(共 97 人)均全文照译;为便于读者开阔视野和增长知识,还全译了《百科详编》中的"人权""舆论"和"儒家学说"等条目;距《简编》出版十多年来,因形势发展而出现的科技成就、政治变化、新的人物和事件等条目都已翻译收入。《不列颠百科全书》(国际中文版)除补译了上万条参阅条母外,另设索引卷 2 卷,包括"条目标题笔画索引"和按汉语拼音音序排列的"条目标题和内容索引"。后者为改善应用功能,在中、英文条目后,还附有简短的定性分类。这样既方便读者的进一步查阅,其本身又是一部可以单独使用的简明百科词典。《不列颠百科全书》(国际中文版)自出版以来,受到社会各界的好评,先后获得第四届国家辞书奖特别奖和第五届国家图书奖荣誉奖。截至 2005 年,已再版 7 次。

3. BMJ 网址:https://www.bmj.com/。

BMJ 是英国医学会下属专业机构,BMJ 总部位于英国伦敦,从 1840 年出版旗舰刊《英国医学杂志》(*The British Medical Journal*,简称 BMJ)开始,已成为全球领先的医疗知识提供机构。BMJ 的专业领域从当时的医学期刊扩展到临床决策支持、医学教育、医疗质量改进,以及循证医学的实践运用,发展了一系列循证医学诊疗辅助工具(CDSS),并于 1999 年出版 BMJ 临床证据数据库(BMJ Clinical Evidence),致力于帮助医疗机构和临床工作者应对关键的医疗挑战、改进服务、提高预后。

BMJ 旗下出版 60 余种世界一流的医学期刊,涵盖综合医学、专科、流行病学、药品、病历、医学教育、循证医学和健康等领域。《英国医学杂志》被誉为全球最具影响力的综合医学期刊之一,并且不断创新,不仅于 1995 年率先进入网络出版,而且一直探索引领开放获取出版的新模式。

在过去的 20 多年里,BMJ 越来越重视循证医学的实践运用,发展了一系列循证医学诊疗辅助工具(CDSS)。BMJ 于 1999 年开始出版 BMJ 临床证据数据库(BMJ Clinical Evidence),客观公正地评估和总结了临床干预领域的研究。2009 年,BMJ 从循证医学证据向临床实践走了一大步,开发了先进的临床决策支持工具——BMJ 最佳临床实践(BMJ Best Practice)。这些工具不仅能满足研究者了解最新证据进展的需求,还能满足医务工作者对于循证医学知识的需求,为他们的诊疗和学习过程提供即时、精准、可信的诊疗知识,帮助他们做出最佳诊断、优化治疗方案、改善患者预后。

在更广阔的医学教育、医疗质量改进等领域,BMJ 都发展了先进技术和数字化工具,不仅服务于医学生、医师和研究者,还支持管理者和决策者;不仅提供实用工具,还提供综合解决方案。

BMJ 从 2014 年开始筹备中国区域中心办公室,于 2015 年正式启动。与中华医学会合作出版的《英国医学杂志中文版》已有 18 年的历史。著名专科期刊,如 *Archives of Rheumatology Disease*(《风湿病年鉴》),*Gut*(《胃肠病》),*Thorax*(《胸腔》),*Heart*(《心脏》)等均发表了大量中国医疗工作者的研究,甚至同样发展了中文版本。

4. OUP 网址:https://www.oup.com.cn/zh/home。

牛津大学出版社(Oxford University Press,简称 OUP)是英国牛津大学的出版部门,1478 年由英国印刷先驱 T. 罗德在牛津大学创立。

牛津大学出版社是世界上历史最悠久的出版社,也是目前全球规模最大、国际化程度最高的大学出版社。在百年的发展历程中,牛津大学出版社一直致力于促进学术研究交流与发展,在教育出版、学术出版领域成为世界范围内的翘楚。在 2017 年公布的全球出版企业 50 强排行榜中,牛津大学出版社在全世界出版社排名中名列第 20 位,2016 年销售额近 10 亿美元。据统计,牛津大学出版社每年新出学术出版物达 5800 余种,远远高于剑桥大学出版社(剑桥大学出版社每年新出学术出版物 1500 余种),加上每年 6700 余种教育出版物,每年新出出版物总计超过 12500 种。

牛津大学出版社目前拥有 300 余种学术期刊,内容涵盖医学、生命科学、法律、社会科学、数学和物理学以及人文科学,每个大的种类之下还有更细的学科分支,从专业化的角度保证覆盖到所有可能的学科领域,牛津大学出版社所出版期刊中有 80% 以上的刊物被国际几大文献检索系统收录。

2000 年推出在线牛津英语词典(OHX),之后陆续推出了牛津学术在线(OSO)、牛津文献在线(OB)等数字化产品。此外,牛津大学出版社还推出了牛津索引(OI)这一免费的搜索服务平台,用户可通过牛津索引进行所有牛津数字内容的检索。

早在 20 世纪 60 年代,牛津大学出版社就在香港设立了办事处,之后发展成为牛津大学出版社(中国)有限公司。上世纪 80 年代,牛津大学出版社与商务印书馆合作推出《精选英汉汉英词典》,并在此后推出一系列牛津双语词典,均取得了巨大的成功,双方在 2003 年宣布建立战略合作伙伴关系。几十年来,牛津大学出版社积极与中国多家出版社进行版权合作,并在 2007 年成立牛津期刊北京代表处,进一步拓展中国地区的出版业务。

二、瑞士

1. S. Karger　网址:https://www.karger.com/。

卡格尔(S. Karger AG)出版社是一家位于瑞士巴塞尔的全球性的医学科学出版公司,是由 Karger 第四代家族成员 Gabriella Karger 领导经营的独资企业。Karger 致力于为科学界提供涵盖所有医学领域的高质量的出版物。Karger 出版的学科领域涵盖了医学的传统领域及现代医学的最新发展,从肿瘤学、内分泌学、肾脏学、细胞生物学、神经系统科、血液学到遗传学等所有生物医学相关领域。该出版社是目前全球为数不多完全专注于医学领域的高质量出版社,也是医学及生物科学界享有盛誉的出版社之一,曾因出版众多科学家与诺贝尔奖获得者的专著而盛名。

Karger 公司每年出版大约 50 种新书、105 种同行评审期刊,其中也包括日益增加的开放存取(Open Access)期刊。Karger 的出版物主要以英文为主,强调基础和临床研究,一般可在线使用。

三、荷兰

1. Elsevier　网址:http://asia.elsevier.com/elsevierdnn/。

爱思唯尔(Elsevier)是世界上最大的医学与科学文献出版社之一,创办于 1880 年,属于 RELX 集团旗下,总部位于荷兰阿姆斯特丹。核心产品有《柳叶刀》《四面体》《细胞》《格氏解剖学》等。

(1) Scopus 数据库是 Elsevier 公司于 2004 年 11 月推出的数据库,是目前全球规模最大的摘要和引文(A&I)数据库,涵盖了 20000 种科学、技术及医学方面的期刊。该数据库收录了来自全球 5000 家出版社的 20500 多种经同行评议的出版物,完整收录了 Elsevier、Springer/Kluwer、Nature、Science、American Chemical Society、Institute of Physics、American Physical Society、American Institute of Physics、Royal Society of Chemistry 等出版商出版的所有期刊。相对于其他单一的文摘索引数据库而言,Scopus 的内容更加全面,学科更加广泛,特别是在获取欧洲及亚太地区的文献方面,用户可检索出更多的文献数量。通过 Scopus,用户可以检索到最早 1823 年以来的近 5000 万条文献信息,其中 1996 年以来的文献有引用信息。数据每日更新约 5500 条。

(2) ScienceDirect OnSite(SDOS)是 Elsevier 电子期刊全文数据库,爱思唯尔著名数据库。收录爱思唯尔旗下各品牌及合作机构的超过 2500 种期刊和超过 35000 种图书,涉及计算机科学、工程技术、能源科学、环境科学、材料科学、数学、物理、化学、天文学、医学、生命科学、商业及经济管理、社会科学等众多学科。

(3) EMBASE 是荷兰医学文摘,是 Elsevier 公司 2003 年推出的新产品。作为全球最大、最具权威性的生物医学与药理学文献数据库,它收录了从 1947 年至今最重要的国际生物医学文献,包括 MEDLINE(1950 年以来)记录,并且所有文章均已通过爱思唯尔生命科学索引典 Embase Indexing 和 Emtree 建立了深度索引。并且,整个数据库也可便捷地在多个平台上使用。

(4) Mendeley:免费参考文献管理工具与学术社交网络。

(5) SSRN:领先的预印本数据库和在线学术交流平台。SSRN 与 Mendeley 一起开发,实现数据链接、优化测评指标,以及作为研究者工作流工具。

（6）Cell Press 是 Elsevier 出版公司旗下的细胞出版社，它出版了 *Cell*、*Neuron* 等九种前沿学术期刊，是公认的了解生物医学最新学术成果的必读文献。Cell Press 的电子期刊全文已整合到 ScienceDirect 的平台上，可通过 ScienceDirect 数据库进行检索。

2. Wolters Kluwer　荷兰 Wolters Kluwer（威科）集团是全球五大出版集团之一，成立于 1836 年，提供法律、商业、财税、会计、财务、审计、风险管理、合规及医疗卫生等方面的专业资讯。客户遍布世界近 180 个国家和地区。荷兰 Kluwer Academic Publisher 是具有国际性声誉的学术出版商，它出版的图书、期刊一向品质较高，备受专家和学者的信赖和赞誉。Kluwer Online 是 Kluwer 出版的 600 余种期刊的网络版，专门基于互联网提供 Kluwer 电子期刊的查询、阅览服务。于 1998 年被 Ovid 收购，与 LWW、Adis 等公司属于姊妹公司。

四、美国

1. Wiley Online Library　网址：https://onlinelibrary.wiley.com/。

有两百多年历史的约翰威立（John Wiley & Sons）出版集团（简称 Wiley），于 1807 年创立于美国，是全球历史最悠久、最知名的学术出版商之一，享有世界第一大独立的学术图书出版商和第三大学术期刊出版商的美誉。其分支机构遍布世界各地。作为一家大型出版社，Wiley 的业务除了图书出版外，还有期刊、数据库、在线图书馆、培训等多种业务。Wiley InterScience 是 Wiley 公司创建的动态在线内容服务，1997 年开始在网上开通。通过 Wiley InterScience，公司以协议形式向用户提供在线访问全文内容的服务，包括在线图书、专业期刊、参考工具书、实验室手册等多种文献类型。

2003 年 6 月，Wiley InterScience 正式进入中国高校，2010 年 8 月（中国大陆）正式发布 Wiley Online Library，取代 Wiley InterScience。

2. IEEE　网址：https://www.ieee.org/。IEEE 中国网址：http://cn.ieee.org/。

电气电子工程师学会（IEEE）的英文全称是 the Institute of Electrical and Electronics Engineers，其前身是成立于 1884 年的美国电气工程师协会（AIEE）和成立于 1912 年的无线电工程师协会（IRE）。前者主要致力于有线通讯、光学以及动力系统的研究，而后者则是国际无线电领域不断扩大的产物。20 世纪 30 年代，"电子学"这个词开始进入工程学词典。虽然许多工程师都同时是 AIEE 和 IRE 两个协会的会员，但是新入行的电子工程师们还是更倾向于加入无线电工程师协会。两个协会之间激烈竞争的结果，造就了双方的合作与合并。1963 年，AIEE 和 IRE 宣布合并，电气电子工程师学会（IEEE）正式成立了。

作为全球最大的专业技术组织，在电气及电子工程、计算机、通信等领域中，IEEE 发表的技术文献占到了全球同类文献的 30%。同时 IEEE 每年还结集出版电气工程、通讯、计算机理论及方法领域的专业技术期刊，数量达 140 余册。配合各专业技术领域的学术交流活动，IEEE 还提供学报、技术通讯、会议论文集和会刊等约 700 余种出版物，每年在全球举办的专业技术会议多达 1300 余场。

2007 年中，IEEE 获得中国政府的批准在北京设立代表机构，自此，中国工程师和 IEEE 这一全球性技术团体之间的联系得以更加密切。2008 年 1 月，IEEE 中国代表处在北京正式举行成立仪式。代表处主要为 IEEE 在中国的 7 个分会（北京分会、上海分会、西安分会、哈尔滨分会、成都分会、武汉分会、南京分会）承担联络协调工作。同时，还将协调 IEEE 下属各个分支协会和其他办事机构的行动，以帮助中国工程师更好地开展技术创新工作。

3. EBSCO　网址：https://www.ebsco.com/。

史蒂芬斯公司（Elton B. Stephens Company）简称 EBSCO，是美国的一家私人集团公司，专门经营纸本期刊、电子期刊发行和电子文献数据库出版发行业务，总部在美国，32 个国家设有分部。创建于 1944 年，1963 年在波士顿开设图书馆服务办公室，1986 年开始发展电子信息产品，1994 年开始在因特网上提供在线服务。EBSCOhost 为 EBSCO 公司于 1994 年所发展的线上数据库检索界面系统，主要提供 EBSCO 综合学科、商管财经、生物医护、人文历史、法律等类型期刊的电子全文数据库，以及部分当今全球知名的索引摘要数据库。EBSCO 主要数据库有如下几种。

（1）Academic Search Complete：学术期刊全文数据库，简称 ASC，2007 年美国 EBSCO 出版社在全球正式发行 ASC，是 Academic Source Premier（简称 ASP）的完整升级版本。

ASC 为目前全球最大的学术性综合学科数据库之一，涵盖多元化之学术研究领域，包括教育、法律、人文、信息科技、通讯传播、生物科学、艺术、设计、文学、语言学、医学、动物科学、人类学、区域研究、天文学、化学、土木工程、电机工程、种族文化研究、食品科学与科技、地理学、地质学、材料科学、数学、机械工程、音乐、药学、物理学、政治学、心理学、宗教与哲学、兽医学、女性研究等。

ASC 提供逾 5500 种期刊的全文，其中包括逾 4400 种的同行评审（Peer Reviewed）期刊全文，超过 1500 种的全文出版物是在 ASP（Academic Source Premier）或是其他 EBSCO 数据库中所未包含的。亦提供了许多西班牙文、法文、德文、意大利文与葡萄牙文的全文期刊，此数据库通过 EBSCOhost 每日更新。收录近 9386 种刊物的索引/摘要，其中同行评审期刊约为 8165 种，及约 5406 种期刊全文，其中同行评审期刊约为 4540 种，每月更新。

（2）Business Source Complete：商业财经全文数据库，简称 BSC，是该公司原有 Business Source Premier（简称 BSP）的升级版本。BSC 除完全覆盖原 BSP 的所有收录内容外，还在文献收录种类和内容上做了大幅度升级与扩展，收录 4292 种期刊索引及摘要，其中 3469 种全文期刊，同行评审期刊约为 1699 种，有 1200 种全文期刊提供可查找引文参考的功能（searchable cited references）。

（3）Professional Development Collection：教育类全文期刊数据库，简称 PDC，该数据库为职业教育者而设计，是世界上最全面的全文教育期刊数据库。

4. NetLibrary NetLibrary 在美国科罗拉多州波尔德尔市，于 1999 年成立，是向图书馆提供电子图书的主要提供商。NetLibrary 于 2002 年 1 月 25 日成为 OCLC（Online Computer Library Catalog）联机计算机图书馆中心的下属部门。NetLibrary 提供 400 多家出版社出版的 60000 多种电子图书，并且每月增加约 2000 种。这些电子图书覆盖所有主题范畴，约 80％的书籍是面向大学程度的读者，其余 20％的书籍是面向中学图书馆的普通题材，近 90％的电子图书是 1990 年后出版的。我国于 2004 年由 Calis 引进，2010 年，NetLibrary 被 EBSCO 公司收购，改名为 EBSCO eBook Collection。

5. MEDLINE 网址：https://www.medline.com/。

MEDLINE 是美国国立医学图书馆（National Library of Medicine，NLM）建立的医学文献分析和联机检索系统（Medical Literature Analysis and Retrieval System Online，MEDLARS）主要的网络文献检索数据库。也是当今世界上最大、最权威的生物医学文献数据库。它的内容涵盖三种重要的纸本医学文献检索工具——*Index Medicus*（《医学索引》），*Index to Dental Literature*（《牙科文献索引》），*International Nursing Index*（《国际护理索引》），收录了 1965 年以来世界多个国家和地区出版的 4600 余种生物医学核心期刊的文献题录和文摘，并以每年 40 万条记录的速度递增，88％的文献原文是英文，76％的文献有英文摘要。MEDLINE 数据库主要提供有关生物医学和生命科学领域的文献，数据可回溯到 1949 年。可通过主题词、副主题词、关键词、篇名、作者、刊文、ISSN、文献出版期刊、出版年、出版国等进行检索。数据库是 Ovid 旗下银盘公司制作的光盘数据库产品。PubMed 是免费的网上 MEDLINE 数据库，它还包含一些最新的尚未被索引的文献。

为了保证 MEDLINE 的权威性和所收录期刊质量的可靠性，NLM 设立了由医学家、科学家、教育家、编辑、卫生科学图书馆学家和医学历史学家组成的文献选择技术审查委员会（Literature Selection Technical Review Committee，LSTRC），对申请被收录和已收录的期刊进行严格的审查、评价和剔除，所以 MEDLINE 收录的期刊数目是动态的。

6. BP BIOSIS Previews（美国生物学数据库，简称 BP）由美国生物科学信息服务社（BIOSIS）出版，BIOSIS 现隶属于 Thomson Science，是目前世界上规模较大、影响较深的著名的生物学文摘索引数据库之一，它是 Biological Abstracts（生物学文摘，简称 BA，1969 年至今）、Biological Abstracts/RRM Reports，Review，Meetings（生物学文摘—报告、综述、会议，简称 BA/RRM，1980 至今）和 BioResearch Index（生物研究索引，1969—1979）整合在一起的互联网版本。

BP 由资深的生物学家建立，内容覆盖了所有生命科学的相关学科领域。收录学科范围包括生物学

（植物学、生态学、动物学等）、解剖学、细菌学、行为科学、生物化学、生物工程、生物物理、生物技术、临床医学、实验医学、遗传学、免疫学、微生物学、营养学、职业健康、寄生虫学、病理学、公共卫生、药理学、生理学、毒理学、病毒学、农学、兽医学及交叉科学（生物化学、生物医学、生物技术等）和仪器设备等相关学科的广泛研究领域。内容偏重于基础和理论方法的研究，利于用户对生命科学和生物医学文献进行深入的调研。

BP 收录自 1969 年以来 100 多个国家和地区的 5500 多种生命科学方面的期刊和 1650 多种非期刊的文献，如国际会议、学术会议、研讨会、评论文章、书籍、书籍章节和软件评论，还有综述文章与生命科学研究相关的美国专利，生物研究索引（BioResearch Index）的内容，以及来自生物文摘和生物文摘评论的独特的参考文献等，总量超过 1800 万条（1926 年至今），70％非美国文献。数据库每周更新，每年新增数据量超过 56 万条。

BP 基于 ISI Web of Science 检索平台进行检索，用户界面友好实用，检索途径丰富，方便快捷，具有多种超链接和跨库检索功能。特定的生命科学领域的专业检索字段，符合生命科学自身的特点，可获取高度相关和全面的检索结果。由于 BIOSIS 的深度标引，研究人员不用担心主题词选取得不全面或不准确，输入自己想到有关这一想法的自由词即可。此数据库不仅具有检索功能，还是有效的研究工具——提供全文链接、结果分析、信息管理、格式论文等。2008 年，ISI Web of Knowledge 检索平台推出全新的版本，增强了许多重要功能。

7. Science Online 网址：http://www.sciencemag.org/。

"科学在线（Science Online）"创建于 1995 年，是《科学》杂志的在线数据库，由斯坦福大学 Highwire Press 出版社代理出版。收录《科学》杂志自 1997 年至今的所有期刊数据，它包括与印刷版相同的内容，提供可以打印、下载的文章全文。每周五，当《科学》杂志最新一期的印刷版向世界各地的订户投寄时，电子版的最新一期已经可以通过网络获得。1998 年 1 月，《科学》杂志电子版"科学在线（Science Online）"中国服务器正式开通，向全国用户提供服务，成为我国从国外引进向全国用户开放的第一个大型电子版杂志。

美国《科学》杂志是国际上享有很高声誉的权威性刊物。它于 1880 年由电灯的发明人、世界最著名的科学家之一托马斯·爱迪生创办，1900 年起成为美国科学促进会（American Association for the Advancement of Science，简称 AAAS）官方刊物。AAAS 成立于 1848 年，其宗旨是成为科学所有学科的代表机构。AAAS 是美国历史最悠久的科学团体之一，据称是全球最大的科学学会，目前致力于支持各种科学交流，及科学与社会问题的讨论。

Science Online 包括以下内容。

（1）Science（科学）：与印刷版相同的内容，Science Online 最主要的部分。

（2）News From Science（今日科学）：每日来自科学的新闻头条，并发送到你的收件箱。

（3）Science Translational Medicine（科学转化医学）：本刊旨在通过推动基础研究、转化研究和临床研究人员的合作，实现医学上科研向临床应用的转化，以促进人类健康。

（4）Science Signaling（科学信号）：发表代表细胞信号转导方面最新研究进展的同行评审原始研究文章，包括信号转导网络、系统生物学、合成生物学、细胞通路计算与建模、药物研发等快速发展的领域内的关键研究论文。

（5）其他：Science Advances（科学的进步）、Science Immunology（科学免疫学）、Science Robotics（科学机器人）等。

8. LWW Lippincott Williams & Wilkins（LWW）是世界上第二大医学出版社，其临床医学及护理学尤为突出。LWW 电子期刊全文数据库收录 235 种医学期刊，其中 154 种为核心期刊，90％为英、美核心期刊，约 150 种期刊被 ISI 收录，且影响因子较高。主要收录临床与基础医学期刊，回溯期最早至 1993 年，可通过 Ovid 平台访问。

9. Ovid Ovid（奥维德）创立于 1980 年代中期，正式成立于 1988 年，它以先进的压缩技术简化了 MEDLINE（国家医学图书馆生物医学数据库）的访问。Ovid 于 1998 年收购 Wolters Kluwer（威科），总部设在纽约,有超过 20 个办事处分布在世界各地,服务超过全球 150 个国家和地区。

Ovid 发展到今天,已经成为全球最受欢迎的医学信息平台。Ovid 将多种资源集中在同一平台 OvidSP 上,并透过资源间的链接实现数据库、期刊及其他资源均可在同一平台上检索及浏览。Ovid 支持汉语、法语、西班牙语、德语、韩语和日语的转换,以满足非英语语言的医学研究。

Ovid 有超过 100 个书目和全文数据库,内容涵盖了医学、护理与健康专业、行为科学、基础科学、人文与技术等,主要品牌有 Lippincott Williams & Wilkins、Ovid、UpToDate、Medi-Span、Facts & Comparisons、Pharmacy OneSource、Lexicomp、and ProVation、Medical。

通过 OvidSP 平台可访问 LWW 医学电子书、Ovid 电子期刊全文数据库、循证医学数据库、美国《生物学文摘》、荷兰《医学文摘》及 MEDLINE 数据库等。

10. ProQuest 网址:https://www.proquest.com/APAC-CN/。

普若凯斯特(ProQuest)公司位于美国密歇根州,起源于 1938 年由 Eugene B. Power 创立的 University Microfilms (UMI),已有多年的历史。ProQuest 公司致力于向全球读者提供真实、可信的学术资源,为研究人员做出更大的科研成果提供支持。资源类型包含全球独特、不易获取的珍贵原始档案、英美政府文献,全球顶级高校博硕士学位论文、著名学术期刊文献(含现刊及过刊)、具有历史价值的文献资料、古典书籍、重要的国际报刊及电子书等。

ProQuest 是一个大型学术数据库,由综合学科,经济学与管理科学,科学与技术,健康与医学,社会科学,人文、艺术与语言,历史学等部分构成。

 课 后 练 习

简答题

1. 简述 PubMed 数据库的特点。

2. SpringerLink 将收录的所有文献按哪几种类型进行划分?

3. Web of Science 数据库包括哪些相关数据库?

4. 简述 ClinicalKey 数据库的资源类型。

5. 利用 PubMed 数据库检索有关冠心病(coronary heart disease)的药物治疗(drug therapy)方面的文章,查出其中的综述(reviews),将检索结果保存到文件中。

参考答案

Note

第七章 循证医学

PPT 课件

学习目标

1. 了解循证医学的产生与发展概况,以及循证医学在中国的发展情况。
2. 熟悉循证医学的证据分类和证据分级。
3. 掌握循证医学 5A 实践步骤。

内容框架

循证医学
- 循证医学的产生
- 中国循证医学的发展
  - 中国循证医学中心
  - 教育部网上合作研究中心
  - 循证医学杂志
- 循证医学特征
  - ① 系统收集的证据优于非系统的临床观察
  - ② 以患者终点结局为判断指标的试验优于仅根据生理学原理制订指标的试验
  - ③ 解释医学文献对医生是一项重要技能
  - ④ 医生对患者基于证据的个体化治疗优于仅靠专家意见做出的决策
- 循证医学研究证据
  - 证据分类
    - 按研究方法
      - 原始研究证据
      - 二次研究证据
    - 按研究问题
  - 证据分级:老五级、新五级、Grade
  - 常用可靠型证据
    - 随机对照试验证据
    - 系统评价/Meta 分析
    - 临床使用指南
  - 循证医学实践步骤(5A)
    - Asking 提问
    - Accessing 获取证据
    - Appraising 证据评估
    - Applying 临床决策
    - Auditing 效果评价
- 循证医学资源数据库检索

知识链接

Cochrane 协作网是一个国际性的非盈利的民间学术团体,旨在通过制作、保存、传播和更新系统评价来提高医疗保健干预措施的效率,帮助人们制订遵循证据的医疗决策。从 1992—

Note

1997 年，Cochrane 协作网的主要任务是收集、整理研究依据，尤其是临床治疗的证据，建立资料库——Cochrane 图书馆，以光盘形式一年四期向全世界发行。已成为公认有关临床疗效证据最好的二次加工信息源，是循证医学实践的可靠证据来源之一。从 1998 年起，Cochrane 协作网同时更加深入地进行方法学研究，以提高研究依据的质量，将研究依据应用于临床实践及医疗决策。目前正在加强与循证医学、卫生技术评估、上市药物后效果评价等组织和研究项目的合作与相互渗透，更注重系统评价对临床实践、政府卫生决策产生的影响，因而对循证医学的作用已更加深入、广泛。

循证医学(evidence-based medicine，简称 EBM)意为"遵循科学证据的医学"。其独特的视角、科学的方法和跨学科、跨地域合作的创新模式，迅速传播到众多国家和地区的卫生领域和医学教育等各个方面、多个环节，并成为 20 世纪医学领域最具影响力的创新和革命之一，对临床医学的进步产生了广泛和深远的影响。

第一节　循证医学概述

一、循证医学的产生与发展

1990 年，JAMA(《美国医学会杂志》)开辟"临床决策——从理论到实践"专栏，邀请全球著名流行病学家 David Eddy(循证医学的奠基人之一，美国著名循证医学专家)撰写临床决策系列文章并展开讨论。同年，加拿大 McMaster 大学的 Gordon Guyatt 教授(McMaster 大学医学中心临床流行病学和生物统计学系教授，从事循证临床研究与实践 20 余年)将经严格评价后的文献知识用于帮助住院医生做出临床决策，产生了有别于传统临床决策模式的新模式，并选用"evidence-based medicine(循证医学)"一词描述其特点。该词首先出现在 McMaster 大学非正式的住院医师培训教材中，并于 1991 年正式发表在 *ACP Journal Club*(美国内科医师协会杂志俱乐部)。1992 年，Gordon Guyatt 教授牵头成立了循证医学工作组，并在 JAMA(《美国医学会杂志》)发表 *Evidence-based medicine. A new approach to teaching the practice of medicine*(《循证医学·医学实践教学的新途径》)一文，标志着循证医学正式诞生。1996 年，David Sackett 教授(国际著名临床流行病学家)在 BMJ(《英国医学杂志》)发表文章，定义循证医学是"慎重、准确、明智地应用所能获得的最好研究证据来确定个体患者的治疗措施"。2014 年，Gordon Guyatt 在第 22 届 Cochrane(科克伦)年会上，进一步完善循证医学定义：临床实践需结合临床医生个人经验、患者意愿和来自系统化评价和合成的研究证据。循证医学是集临床流行病学、生物统计学、病理生理学及个人临床经验判断和患者利益为一体的新的临床医学模式，是临床医学发展的必然趋势。

1993 年在英国成立的国际 Cochrane 协作网(Cochrane Collaboration，CC)是国际公认生产高质量系统评价的独立非盈利国际组织，在全球循证医学 20 多年发展中起到重要作用。Cochrane 协作网包括来自 120 余个国家的研究者、医药卫生人员、患者及对卫生保健感兴趣的人，现已发展成拥有 42 个 Cochrane 国家和地区中心的庞大网络。2011 年，WHO 宣布 Cochrane 协作网获得世界卫生大会席位，并作为非政府组织与 WHO 正式建立战略合作伙伴关系。

Archie Cochrane(阿奇·科克伦 1909—1988)，享誉世界的英国临床流行病学家，循证医学的奠基者。1979 年，Archie Cochrane 在其专著《疗效与效益：医疗保健中的随机对照试验》中首次讨论了医疗保健如何才能做到既有疗效、又有效益的问题，提出各临床专业应对所有的随机对照试验结果进行整理而做出评价，并不断收集新的结果以更新这些评价，从而为临床治疗实践提供可靠依据。这一建议得到了医学界的积极响应，对临床医学产生了广泛和深远的影响。著名的 Cochrane 系统评价、Cochrane 协作网、Cochrane 图书馆均以其命名,Cochrane 已成了 EBM(循证医学)的同义词。

二、循证医学在中国的发展

1996 年 8 月华西医科大学附属第一医院开始筹建中国 Cochrane 中心,一年后(1997 年 7 月)通过卫生部专家小组现场考察,由卫生部正式批准在华西医科大学成立中国 Cochrane 中心。中国循证医学中心(中国 Cochrane 中心)于 1999 年 3 月 31 日正式被国际 Cochrane 协作网指导委员会批准成为注册的中国 Cochrane 中心,成为世界上第 15 个 Cochrane 中心。该中心按病种收集中国有关疾病临床随机对照试验资料,建立中国的数据库,并按国际标准进行科学的系统分析,将中国的资料输入国际数据库,同时分享国际 Cochrane 协作网已取得的研究成果。

2001 年,教育部批准四川大学创办《中国循证医学杂志》。2001 年,《中国循证医学杂志》和《循证医学》分别在成都和广州创刊,与之后相继创刊的《中国循证儿科杂志》和《中国循证心血管医学杂志》共同为中国循证医学搭建了学术交流与传播平台,极大地推动了中国循证医学事业的发展。2002 年启动建设循证医学教育部网上合作研究中心分中心和卫生部中国循证医学中心地区实践中心,批准四川大学牵头建立循证医学教育部网上合作研究中心,2002、2007、2010 和 2012 年分 4 批建成中国中医研究院、复旦大学、中山大学、天津中医药大学、兰州大学、广西医科大学、新疆医科大学、井冈山大学和南通大学等 18 个循证医学教育部网上合作研究中心分中心,遍布全国 15 个省市,中国循证医学持续发展的学科、平台初具规模。

三、循证医学基本特征

循证医学从临床问题出发,重视确凿的临床证据,将临床技能与当前可得最佳证据结合,同时考虑患者价值观、意愿及临床环境后做出最佳决策。循证医学区别于传统医疗实践的四个特征:①系统收集的证据优于非系统的临床观察;②以患者终点结局为判断指标的试验优于仅根据生理学原理制订指标的试验;③解释医学文献对医生是一项重要技能,有必要正规学习一些证据的相关通则,以达到熟练解释的程度;④医生对患者基于证据的个体化治疗优于仅靠专家意见做出的决策。

第二节 循证医学研究证据

EBM(循证医学)的证据是指以患者为研究对象的各种临床研究(包括预防措施、诊断、病因、预后、经济学研究与评价等)所得到的结果和结论。

一、证据分类

按照不同的分类标准,循证医学证据可划分为不同类型。

(一)按研究方法分类

按研究方法分类,可以分为原始研究证据和二次研究证据。

1. 原始研究证据(primary research evidence) 对直接在患者中进行单个有关病因、诊断、预防、治疗和预后等试验研究所获得的第一手数据,进行统计学处理、分析、总结后得出的结论。包括随机对照试验、交叉试验、队列研究、前-后对照研究、病例-对照研究、非传统病例-对照研究、横断面设计、非随机同期对照试验及叙述性研究等。这类证据数量庞大,更新速度快。可以选择的资源有 PubMed、Embase、中国生物医学文献数据库(CBM)、中国生物医学文献服务系统(SinoMED)、中文生物医学期刊文献数据库(Chinese Medical Current Contents,CMCC)、中国学术期刊网络出版总库、中文科技期刊数据库(VIP)——重庆维普、万方数据资源系统、中国中医药数据库等。

2. 二次研究证据(secondary research evidence) 尽可能全面地收集某一问题的全部原始研究证据,进行严格评价、整合处理、分析总结所得出的综合结论,是对多个原始研究证据再加工后得到的更高层次的证据。主要包括系统评价、临床实践指南、临床决策分析、临床证据手册、卫生技术评估报告及卫生经济学研究等。这类证据是对多个原始研究证据再加工后得到的更高层次证据,因此,更新速度较原始研究证据慢,数量上也少于原始研究证据。

(二) 按研究问题分类

按研究问题分类可以分为病因临床研究证据、诊断临床研究证据、预防临床研究证据、治疗临床研究证据、预后临床研究证据。

(三) 按用户需求分类

按用户需求分类可以分为系统评价、临床实践指南、临床决策分析、临床证据手册、卫生技术评估、健康教育资料。

(四) 按获得渠道分类

按获得渠道分类可以分为公开发表的临床研究证据、灰色文献、在研的临床研究证据、网上信息。

二、证据分级

循证医学问世近 20 年来,其证据质量先后经历了"老五级""新五级"和"GRADE"等阶段(如表 7-2-1、表 7-2-2、表 7-2-3 所示)。目前,被国际上广泛接受和使用的证据等级划分标准主要来自牛津大学循证医学中心(Oxford Centre for Evidence-based Medicine)在 2001 年制订的证据等级标准(证据水平分为 5 级),以及在 2004 年推出的将各个分级标准综合而形成的 GRADE 标准(分为高、中、低、极低 4 个等级)。

表 7-2-1 老五级标准(可靠性依次降低)

级 别	内 容
Ⅰ级	收集所有质量可靠的 RCT 后做出的系统评价或 Meta 分析结果;大样本多中心随机对照试验
Ⅱ级	单个大样本的 RCT 结果
Ⅲ级	设有对照但未用随机方法分组的研究;病例对照研究和队列研究
Ⅳ级	无对照的系列病例观察
Ⅴ级	专家意见、描述性研究、病例报告

表 7-2-2 牛津大学 EBM 中心关于文献类型的新五级标准

级 别	治疗/预防,病因学/危害
1a	随机对照的系统评价
1b	随机对照
1c	全或无病案研究
2a	队列研究的系统评价
2b	队列研究或较差随机对照研究
2c	"结果"研究;生态学研究
3a	病例对照研究的系统评价
3b	病例对照研究
4	单个病例系列研究
5	未经明确讨论或基于生理学、实验室研究或"第一原则"的专家意见

表 7-2-3　2004 年 GRADE 标准证据分级

级　别	具 体 描 述
高	未来研究几乎不可能改变现有疗效评估结果的可信度
中	未来研究可能对现有疗效评估有重要影响,可能改变评估结果的可信度
低	未来研究很有可能对现有疗效评估有重要影响,改变评估结果可信度的可能性较大
极低	任何疗效的评估都很不确定

多种证据分级中,选择时一般推荐:GRADE 标准＞新五级＞老五级。在评价证据水平和推荐级别后,临床研究信息的应用者仍必须根据自己的专业知识、统计学知识和流行病学知识等对文献的实用性、科学性、可靠性和有效性进行评价,明确哪些研究更有可能是最有效的。

三、常用的可靠证据类型

（一）随机对照试验证据

随机对照试验(randomized controlled trial,RCT)是指采用随机分配的方法,将符合要求的研究对象分别分配到试验组或对照组,然后接受相应的试验措施,在一致的环境条件中同步研究,对试验结果进行测试和评价。

RCT 应遵循 3 条基本原则:①随机分组,以保证"干预组"和"比较组"的均衡性;②设置对照组,以排除疾病自然变化和非处理因素的干扰;③盲法试验,特别是用"双盲法"以克服研究者和研究对象双方心理上和主观上的一些因素对试验结果产生干扰而影响结果的真实性。

RCT 主要用于临床治疗性的和预防性的研究,借以探讨和比较某一种药物和新的治疗措施对疾病的治疗和预防效果,为正确的决策提供科学依据。相对于其他类型的证据,RCT 的系统评价或 RCT 结果是证明某种疗法的有效性和安全性最可靠的依据(金标准)。因随机分组是当前能使多种已知、特别是未知的影响预后的因素在两组间达到一致,保证两组可比性的唯一方法。若当前没有这些金标准的研究证据,可依次使用其他类型的证据,但应明确其可靠性降低。当以后出现了更好的证据时则应及时使用更好的证据。这就是循证医学概念中"依据当前可得到的最好临床证据"的意思。

（二）系统评价 / Meta 分析

系统评价(systematic review,SR),又称系统综述,是公认最好的研究证据,是一种综合文献的研究方法,即按照特定的问题,系统、全面地收集已有的相关和可靠的临床研究结果,采用临床流行病学严格评价文献的原则和方法,筛选出符合质量标准的文献并进行科学的定性或定量合并,最终得出综合可靠的结论,并定期进行更新,为疾病诊治提供科学依据。

Meta 分析,又称荟萃分析,对具有相同目的且相互独立的多个研究结果进行系统的综合评价和定量分析的一种研究方法。即 Meta 分析不仅需要搜集目前尽可能多的研究结果和进行全面、系统的质量评价,而且还需要对符合选择条件(纳入标准)的研究进行定量的合并。目前国外文献常常将系统评价与 Meta 分析交叉使用,当系统评价采用了定量合成的方法对资料进行统计学处理时即称为 Meta 分析。因此,系统评价可以包括 Meta 分析(定量系统评价),也可以不包括(定性系统评价)。目前最好的临床证据是 Cochrane 系统评价(CSR)。

与传统综述不同,系统评价的意义与作用体现在如下几个方面。

（1）增大样本含量,得出更为可靠的结论。

（2）解决寻找证据难的问题(收集全世界零散的有关研究)。

（3）对证据的质量进行了严格评价。

（4）结论简单明了,方便了一线临床医生的应用。

（5）目前发达国家已越来越多地使用 SR 结果作为制订指南和决策的依据。

（6）卫生技术评价(HTA)及药物评价均采用系统评价原则。

系统评价/Meta 分析的基本步骤如下。

(1) 围绕需要解决的问题确定题目、制订系统评价计划书。

(2) 制订检索策略,检索相关文献,全面广泛地收集随机对照试验,寻求证据。

(3) 确定纳入和排除标准,剔除不符合要求的文献。

(4) 资料选择和提取,包括原文的结果数据、图表等。

(5) 对各试验证据进行严格的质量评价和特征描述。

(6) 分析资料和报告结果。

(7) 结果解释、做出结论及评价。

(8) 维护和更新资料。

所有 RCT 的系统评价/Meta 分析证据在循证医学中排位最高,但其前提是系统评价/Meta 分析的质量要高。需要注意的是,并非所有的系统评价或 Meta 分析结论都是可靠的。同其他研究一样,方法学的正确与否严重影响结果甚至可能导致错误的结论。系统评价/Meta 分析在没有经过相关临床流行病学、临床研究设计、统计学等基础知识培训及临床专业培训和经历的情况下是容易出现偏倚的。

怎样看待和使用系统评价或 Meta 分析证据? David Sackett 等建议,评价一个有关治疗措施的系统评价主要是看以下两点。

(1) 结果是否真实可靠。即是否为随机对照试验的系统评价? 是否收集和纳入了所有相关研究? 是否对单个试验质量进行了评价? 各试验之间的同质性是否好?

(2) 结果是否有意义。即效果的幅度和精确性怎样? 根据对系统评价结果真实性和意义的评估可以判断其结论的可靠程度和应用价值。

只有当所纳入研究的质量较高时,其得出有效或无效的结果才较可信。因此,在使用系统评价或 Meta 分析时,首要的问题是看其对纳入研究的质量评价是否严格,如果没有质量评价,这篇系统评价结论的可靠性应受到质疑。

因此,除随机对照试验和其系统评价/Meta 分析外,其他临床研究结果虽是证据但可靠性大大降低。我国目前大量的治疗研究属于这类,包括很多自称为 RCT,实际上是没有真正随机分组的研究。RCT 的主要困难在于需要较大量的人力、物力和较长的时间;由于需要对研究对象的标准做出规定,因而其代表性往往有所局限;RCT 是在人体进行的试验,因而必然涉及医德问题,进行科学研究,首先应保证患者得到合理的治疗,而且研究必须服从治疗的需要。

中国在 RCT 的研究和应用上仍处于起步阶段,相信一定会逐步开展起来。

(三) 临床使用指南

临床实践指南(clinical practice guidelines,CPGs)是针对特定临床问题,经系统研究后制订发布,用于帮助临床医生和患者做出恰当决策的指导性文件。包括以循证医学为基础的指南、专家共识式声明和诊疗常规等类型。

原始研究证据、系统评价/Meta 分析是客观地展示临床研究结果,并对研究结果进行分析解释,为临床决策提供参考依据。而临床实践指南则是针对具体临床问题,分析评价最新研究证据后提出的具体的推荐意见,以指导、规范临床医生的医疗行为。

在临床使用指南时,应对其内容真实性、可靠性和适用性进行评价。

(1) 循证临床实践指南应以最新最佳证据为基础,应收集所有最新有关证据(过去 1 年内),确保推荐意见为当前最佳。

(2) 对每条推荐意见支持的证据是否清楚标明证据级别及清楚阐述形成推荐意见的方法,形成推荐意见时是否兼顾对健康益处、不良反应和可能性风险。

(3) 这个真实指南能否适用于我的患者,即患者临床情况是否与指南目标人群相似。

临床应用指南的应用方法如下。

(1) 了解指南制订和评价方法。临床医生面对各种不断出现的临床指南需要快速做出正确选择。

首先应了解指南制订方法,评价指南制订过程是否规范,并评价其内容是否真实可靠。

(2) 充分认识指南作用。希望通过指南解决所有临床问题是不切实际的幻想,也是指南无法承担的责任。临床实践中医护人员在重视疾病共性时,还需强调患者个体间差异,因此要遵循指南应用原则,即以科学证据为基础进行医疗决策,又要结合临床经验和患者利益,在诊疗中遵循个体化的诊治原则。

(3) 阅读证据水平与推荐意见强度对照表的解释,判断推荐意见的可靠程度,根据推荐意见强度确定临床应用。

循证医学中使用的各级证据包括随机对照试验和系统评价也应该接受严格评价,并非标榜循证医学的名词就是正确的。同时,对证据的使用不能教条化,理想和现实是有差距的,通过理想的方法学得到完美的证据在现实中是不多的。我们一方面应尽量生产高质量的证据,做当前有条件的最好研究,促进产生更多的高质量证据;另一方面应当使用当前可得到的最好证据,要做到这点,需要学习和掌握正确识别和使用证据的方法。

四、循证医学实践步骤

循证医学实践就是结合临床经验与最好证据对患者进行处理的过程,一般分成 5 个步骤(简称 5A),缺一不可。

1. Asking(提问) 发现和提出问题——构建具体的临床问题。临床问题可分为两类:背景问题(background question)和前景问题(foreground question)。背景问题是关于疾病的一般知识性问题,前景问题是医生在诊断和治疗患者的过程中遇到的实际问题。在遇到临床问题时,临床医师需要按照 PICO 模式将问题分解成可以检索、可以回答的问题(PICO 检索是国际上标准的循证医学检索方式)。一个理想的临床问题应包括下列 4 个要素:①患者或人群(patient or population);②干预措施或暴露因素(intervention,如诊断治疗方法);③对照措施(comparison);④结果(outcome,即干预措施的诊疗效果)。检索时,P、I、C、O 四者之间用"AND"连接,同一关键词的不同说法或近似词或同类词之间用"OR"连接,一般在检索时,选择 PICO 中的 P 与 I 或二者之一作关键词,若结果太多再考虑 O 和 C,很少情况下需要 4 者同时出现。首选 P 还是 I 要看问题的重心在 P 还是 I。

2. Accessing(获取证据) 检索相关文献——检索临床证据。根据提出的问题,选择适当的检索工具进行文献检索,全面搜集目前已有的最佳证据。现在可用于循证医学检索的资源很多,可以通过数据库及互联网上的相关网站进行检索。目前临床医生常用的数据库大致可以分为两大类:传统型数据库,即原始文献数据库,包括 Cochrane、Medline/ PubMed、Embase 等;现代模式的数据库,又称二次分析数据库,如 UpToDate(基于循证医学原则的临床决策支持系统)、Best Evidence(最佳证据)、EBM guidelines(循证医学指南)、MD consult(医学博士咨询)等。证据源检索的一般顺序为二次研究数据库(循证医学数据库)、二次期刊原始研究数据库、指南、卫生技术评估手册、其他网络资源(如在研/未发表的临床试验)。

3. Appraising(证据评估) 检索结果的分析——严格评价证据。筛选与评价证据文献,临床医师需要了解证据文献的类型,应用循证医学质量评价标准,从证据的真实性、可靠性、临床价值及其适用性做出具体评价,以筛选出最佳证据,应用于临床。

4. Applying(临床决策) 将得到的结论运用于实际——指导临床决策。临床医师使用证据为个体患者做出临床决策时需将证据、临床经验及患者的价值观结合起来综合考虑,并让患者理解权衡诊疗利弊的重要性,通过沟通和解释后将获得的最佳证据的结论应用到患者的治疗或者预防方案中。

5. Auditing(效果评价) 后效评价——决策效果。应对最佳证据解决临床具体问题的效果进行仔细的分析和评价,认真总结,以达到丰富经验,提高专业技能,促进学术水平,提高医疗质量的目的。

实际工作中,上述 5 个步骤并非泾渭分明或必须面面俱到的,通常有三种模式把证据整合到医疗实践中,即完全实施、使用模式、复制模式。

五、循证医学资源数据库检索

（一）Cochrane 图书馆及使用方法

Cochrane 协作网是 1993 年正式成立的一个国际性非盈利组织，其主要产品是 Cochrane 图书馆（Cochrane library，CL）。系统评价（systematic review，SR）主要借助 Cochrane 图书馆以光盘（CD-ROM）形式一年四期向全世界发行。在众多的临床医学数据库中，CL 之所以被认为是循证医学的重要资料库，是因为它是目前得到日益广泛关注和重视的最全面的系统评价资料库，是卫生保健疗效可靠证据最好的和唯一的来源，是易于不断得到更新和接受评论，修改错误，从而保证质量，增强结论的可靠性的电子杂志。CL 适用于临床医生、临床科研和教学工作者、医疗卫生行政部门有关人员等。它主要包括以下内容。

1. CDSR（Cochrane Database of Systematic Review）（Cochrane 协作网系统评价资料库） CDSR 收集了各 Cochrane 评价协作组在统一工作手册指导下完成的对各种健康干预措施的系统评价，包括全文评价（completed review）和研究方法（protocols），目前主要是对随机对照试验进行的系统评价并将随着新的临床试验的出现而补充、更新。

2. DARE（Database of Abstracts of Reviews of Effectiveness）（疗效评价文摘库） 该库包括系统评价质量评估摘要，其他被评估的评价（仅有参考文献著录细节）以及其他的评价。这是由英国约克大学和国家卫生服务部（NHS）评价和传播中心提供的数据库。其主要目的是用高质量的结构性系统评价的摘要对 Cochrane 评价进行补充。DARE 是关于健康干预措施疗效的已发表研究评价进行质量评估的一个国际注册资料库。与前者不同的是它只收集了评论性摘要、题目及出处，而没有全文。

3. CCTR（Cochrane Controlled Trials Register/CENTRAL）（Cochrane 临床对照试验资料库和 CENTRAL 管理资料库） 供 Cochrane 协作网及相关人员进行检索的文献资料库。资料来源于各 Cochrane 小组和其他组织的专业资料库以及在 MEDLINE 上被检索出的部分临床试验报告，还包括全世界 Cochrane 协作网成员从有关医学杂志会议论文集和其他来源中收集到的临床试验报告。

4. CRMD（Cochrane Review Methodology Database）（Cochrane 系统评价方法学数据库） 用来帮助那些做系统评价的初学者去获得感兴趣的相关资料，同时也为那些已经进行系统评价的人员提供新的信息。其目的是纳入用于评价中的经验方法学研究的所有已发表的报告，以及与系统评价直接相关的方法学研究，如随机对照试验中的研究方法与偏倚之间联系的经验研究。

5. 其他信息源 主要涉及两方面内容：互联网上与循证医学有关的信息来源和网站介绍；卫生技术评估数据库（Health Technology Assessment，HTA），该数据库由国际卫生技术评估机构网络（International Network of Agencies for Health Technology Assessment，INAHTA）制作。

CL 主要以三种方式进行检索：Simple（简单检索）、Advanced（高级检索）和 MeSH（主题词检索）。CL 检索界面如图 7-2-1 所示，可以选择不同语言。

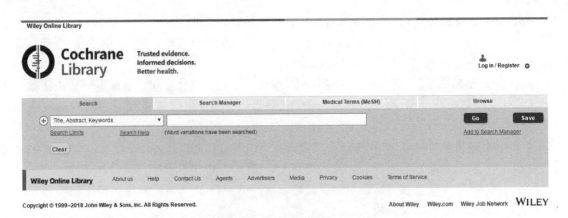

图 7-2-1 CL 检索界面

1）简单检索 对检索词进行检索时，将对数据库的各字段进行检索，如标题、摘要、作者、杂志名称、参考文献、关键词字段等，只要检索词出现在这些字段中，该记录即被命中。简单检索的主要特点如下。

（1）检索词必须不少于 3 个字母，而不少于 16 个字母的词将被截断。

（2）数字将忽略不检，检索年份可在高级检索中进行。

（3）杂志名称和主题词可用连字符号保持检索词的整体性。

（4）可使用逻辑运算符"AND""OR""NOT"。

（5）可进行短语检索和相邻词的检索。

2）高级检索 高级检索允许检索者逐步建立更复杂的检索式，该模式能对每一步检索结果进行储存，赋予该检索结果序号，并能通过选择位于右侧的逻辑运算符按钮 AND、OR 或 NOT 建立更复杂的检索式。高级检索特点如下。

（1）高级检索模式可进行限定字段检索，可进行限定检索字段的有标题、作者、摘要、关键词、来源；此外，还可对出版时间、最后更新时间的时间范围进行限定检索。

（2）高级检索模式还有"Display word list"（词汇列表显示框），检索者将一个词键入检索屏幕的检索框后，在其右下方 Display word list 的方框内将显示该词或与该词拼写相近的其他词。该功能有助于向检索者建议可供选择的词汇。

3）主题词检索 主题词采用的是美国国立医学图书馆编制的医学主题词表（Medical Search Heading，MeSH）。CL 中的许多记录都有主题词，但并非所有记录都有主题词。基于这个原因，在检索中尤其需要将主题词检索和自由词检索结合起来制订检索策略。主题词检索特点如下。

（1）主题词检索模式以树状结构呈现，更低水平的树状结构包含更多具体的术语。

（2）使用 MeSH 术语和树状结构时，主题词检索选择允许检索数据库。

（3）通过主题词的树状结构的显示，检索者可选择主题词的上位词或下位词，以扩大或缩小检索范围。

获取 CL 信息有三种方式：光盘、互联网和软盘。通过互联网，可从 Cochrane 协作网的网址 http://www.cochrane.org 获取部分免费的系统评价摘要信息。

（二）OVID EBMR

OVID 技术公司是全球著名的数据库提供商之一，由 Mark Nelson 于 1984 年创建于纽约。它是一个循证医学数据库集合，将多个循证医学数据库整合在一起，并通过统一的检索平台供用户使用。

EBMR 共包含 7 个数据库，其中除 ACP Journal Club 外，其余 6 个是 CL 中的数据库。ACP Journal Club 由两种期刊 *ACP Journal Club* 和 *Evidence-based Medicine* 组成。这两种期刊由相关领域的专家按照严格的研究设计标准，定期从世界顶级的临床期刊中筛选出最新的系统评价和原始研究论文，并对其主要内容进行评述。在这些数据库中部分检索结果可获取全文。网址为 http://www.ovid.com/。

（三）其他可用数据库

1. MEDLINE MEDLINE 是由美国国立医学图书馆开发的一个大型书目型数据库，内容涉及临床和基础研究。其补充数据库 PreMEDLINE 包括最近已经出版但尚未标引的题录和文摘。MEDLINE 非常适合查找医学信息，因为它广泛收录了医学相关期刊，并且易于获取。在互联网上，任何人通过 PubMed 均可免费检索 MEDLINE，并且大部分的医药卫生图书馆或医院图书馆均可提供检索该数据库。

2. Embase（Excerpt Medica Database） 作为全球最大最具权威性的生物医学与药理学文摘数据库，EMBASE 将 1974 年以来的所有生物医学记录与 900 多万条独特的 MEDLINE（1950 年以来）的记录相结合，累积超过 2800 多万条生物医学记录。囊括了 70 多个国家/地区出版的 8500 多种刊物和全球范围的医学会议，覆盖各种疾病和药物信息，尤其涵盖了大量北美洲以外的（欧洲和亚洲）医学刊物，是其他同类型数据库所无法匹敌的，从而真正满足生物医学领域的用户对信息全面性的需求。

对于撰写系统评价/Meta 文献,辅助循证医学,Embase 的价值被 Cochrane 协作网高度认可。Embase 能让您的系统评价更值得信赖,其具有定期更新的综合性循证内容与详细的生物医学索引,能让您在范围极其广泛的数据集中精准搜寻信息。Embase 能确保您尽可能不会错失重要的相关数据。此外,Embase 也与 Cochrane 协作网、循证医学领域和图书馆界合作,以确保 Embase 的方向不会与生物医学使用者的需求偏离。Embase 将"PICO"嵌入平台,让用户更加快捷、简易地进行检索。

3. 中国生物医学文献数据库(China Biology Medicine disc,CBMdisc) 由中国医学科学院医学信息研究所于 1994 年研制开发的综合性中文医学文献数据库,收录 1978 年以来 1600 余种中国生物医学期刊,以及汇编、会议论文的文献记录,年增长量约 35 万条。学科涉及基础医学、临床医学、预防医学、药学、中医学及中药学等生物医学领域的各个方面,是目前国内医学文献的重要检索工具。

MEDLINE 和 Embase 数据库、CBMdisc 作为书目数据库,存储的是二次文献,即文献的外表特征与内容特征的线索,与全文数据库相比,书目数据库收录信息量大,检索功能更完善,检索时可先检索书目数据库,通过阅读这些文献线索决定取舍,然后再去检索全文数据库。

4.《中国循证医学杂志》 2001 年 6 月,中国循证医学/ Cochrane 中心在纽约中华医学基金会(CMB)的资助下创办了世界上第一份中文循证医学杂志——《中国循证医学杂志》。《中国循证医学杂志》是由中华人民共和国教育部主管,四川大学主办。其办刊宗旨是报道循证医学的最新研究成果,反映循证医学学科发展趋势,引领循证医学发展前沿,促进循证决策、循证实践和循证教育。网址为 http://www.cjebm.com/。

 课后练习

简答题

1. 什么是循证医学?循证医学中文证据可以从哪些数据库中查找?
2. 二次临床研究证据包括哪些?
3. 循证医学证据按照质量和可靠度划分的老五级标准如何排列?
4. 什么是系统评价/Meta 分析?Meta 分析的基本步骤是什么?
5. 简述循证临床实践的 5A 步骤和构建临床循证问题的 PICO 模式。

参考答案

第八章 医学文献写作

PPT 课件

学习目标

1. 了解医学论文的写作特点、选题的原则和方法。
2. 了解科技查新的流程和注意事项。
3. 熟悉医学论文写作要求,掌握写作方法。
4. 了解论文投稿技巧和注意事项。

内容框架

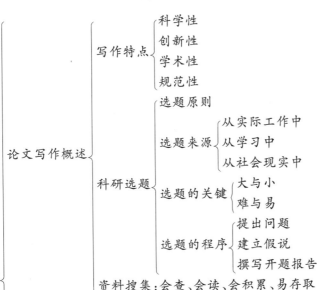

医学文献写作
- 论文写作概述
  - 写作特点
    - 科学性
    - 创新性
    - 学术性
    - 规范性
  - 科研选题
    - 选题原则
    - 选题来源
      - 从实际工作中
      - 从学习中
      - 从社会现实中
    - 选题的关键
      - 大与小
      - 难与易
    - 选题的程序
      - 提出问题
      - 建立假说
      - 撰写开题报告
  - 资料搜集:会查、会读、会积累、易存取
- 科技查新
  - 科技查新的类型:开题查新、成果鉴定、专利申请、新产品开发等
  - 科技查新程序:查新委托和受理、文献检索、对比分析、撰写查新报告、查新结果审核、文件归档等
  - 查新注意事项和争议解决
- 医学论文写作
  - 论文分类
    - 写作目的:毕业论文和学术论文
    - 医学研究对象:基础研究论文和临床研究论文
  - 论文写作要求
    - 一般格式:前置部分、主体部分和附录
    - 参考引用:参考文献的作用、原则和引用方法、格式
- 论文写作步骤:选题、构思与选材、拟定写作提纲、写成初稿、修改定稿
- 不同体裁的医学文献写作:病例报告、医学综述、学位论文
- 投稿与发表
  - 选择刊物:刊物类型、刊登内容、发行周期、投稿方式和校对样稿
  - 审稿与发表:录用、退稿或修改

Note

知 识 链 接

国内权威论文检测机构有以下三家：中国知网（CNKI）、维普、万方。

（1）中国知网（CNKI）在 2008 年上线了"学术不端文献检测系统"，简称"知网查重系统"，其目的是防止"学术不端"行为，所以只针对各大高校、科研院所、期刊杂志社等具有资质的机构开放收费查重入口，而对个人并不开放查重入口。如果对个人开放查重入口就失去了防止、监管"学术不端"的目的。但是，可以通过正规的第三方中国知网查重入口进行个人知网查重。

（2）维普论文查重检测比对资源库有中文科技期刊论文全文数据库、中文主要报纸全文数据库、中国专利特色数据库、博士/硕士学位论文全文数据库、中国主要会议论文特色数据库、港澳台文献资源、外文特色文献数据全库、维普优先出版论文全文数据库、互联网数据资源/互联网文档资源、高校自建资源库、图书资源、古籍文献资源、个人自建资源库、年鉴资源、IPUB 原创作品。

（3）万方数据文献相似性检测服务基于万方数据中国学术期刊数据库、中国学位论文全文数据库、中国学术会议论文数据库、中国学术网页数据库、中国专利全文数据库、中国优秀报纸数据库收录的海量学术资源，实现全文比对相似性检测。

第一节　论文写作概述

在人类的科学技术活动中，将取得的成果以书面形式记录下来，用于实现科技信息的生产、存储、交流、传播和普及，这样的社会活动的过程称为科技写作。

一、论文写作原则

1）科学性　科学性是科技写作的基本要求，是科技论文的精髓，是衡量论文水平的首要条件，表现为研究设计科学合理、数据客观真实、方法正确严谨、研究结果忠于原始资料、结论妥当且经得起实践检验等。

2）创新性　创新性是科技写作的生命，是衡量论文质量的主要标准。科学研究不能只简单地重复前人的劳动，只有不断地总结超越前人的发现、创造或发明，并进一步补充、完善、改进和延伸，科学研究才能不断进步。所谓创新，就是要以科学的、实事求是的、严肃的态度提出自己新的见解，创造出前人没有的新理论或新知识；而不能人云亦云，简单重复、模仿，甚至抄袭前人的成果。

3）学术性　学术性是科技论文写作的本质要求。所谓学术，是指比较系统专门的学问。科技论文一般由论点、论据、论证构成。因而要站在一定的理论高度，要分析带有学术价值的现实问题；要遵循逻辑思维规律，将粗浅、零散的感性材料，经过抽象加工、归纳推理及分析得出理论认识。

4）规范性　科技论文是反映科技领域研究进展的学术论文，其写作有较为固定的格式。它使读者以最高的效率读懂论文的实质内容，如基本的观点、方法，结论等，要求格式规范、叙述严谨、逻辑清晰、文理通顺、描述简洁准确。

二、科研选题

选择研究课题简称选题，是调查研究的起点，制约着全部科研的进程和方向。选好、选准了科研课

 Note

题,等于科研成功了一半。选题如果不合适,那么科研就会事倍功半,或者失败。一个好选题的标准可以从国家自然科学基金的申请条件中体现出来。国家自然科学基金来源于国家财政拨款,用于支持基础研究,以促进我国科学和技术的进步与繁荣。《国家自然科学基金面上资助项目申请办法》中给出了项目申请的必要条件:①有重要科学意义或有重要应用前景,特别是学科发展前沿的研究;②学术思想新颖,立论根据充分,研究目标明确,研究内容具体,研究方法和技术路线合理、可行,可获得新的科学发现或按期可取得重要进展的研究;③申请者与项目组成员应具备实施该项目的研究能力和可靠的时间保证,并具有基本的研究条件;④经费预算实事求是。

(一) 选题原则

一个好选题的评价标准概括为六个字,即新颖、实用、可行,具体原则如下。

1. 方向性与独创性统一的原则   所谓方向性,就是既要从我国的实际出发,又要瞄准世界科技的先进水平和目标。所谓独创性,就是选题要与众不同,具有新颖性,确实是国内、外没有研究过的。在评价研究成果的价值时,新颖性是重要的判断条件。例如,一项发明专利能否获得授权,新颖性是必要条件之一。再如,学术期刊对论文的选用标准之一也是看其新颖性。

2. 实用性原则   实用性原则是指研究成果有利用的价值。选题的实用性有大有小,实用性大意味着研究成果有利于人类文明的进步,实用性小指对自己的工作、学习和生活有指导意义。

3. 可行性原则   可行性原则是指要完成课题研究所必需的主、客观条件。其中,主观条件是指研究者为完成该项研究所必须具备的知识结构、研究能力、兴趣爱好以及时间和精力等。客观条件指的是进行研究所需要的人力、物力、设备、文献资料、协作条件、社会环境及相关学科的发展程度等。遵循可行性原则的意义在于确保研究能够顺利进行。

(二) 选题来源

1. 上级下达课题(纵向课题)   上级下达课题,也就是上级有关单位和部门提出来的课题。这类课题多数是为有关部门、地区、行业或单位的全局性或关键性问题的决策而要解决的课题,包括国家自然科学基金、政府管理部门科学基金、单位科研基金等项目,通常采取招标方式落实计划。

2. 委托课题(横向课题)   委托课题可来自各级主管部门,通常来自厂矿企业与其他机构。其目的是借助受托单位的技术优势,研发某些新产品、新技术、新方法,或者测试分析某些成分。

3. 自选课题   自选课题是从实际工作中寻找需要研究的问题或将学习中的问题作为选题。这类选题与工作、学习密切相关,可以最大限度地利用工作、学习中的各种有利因素。从工作中析出的选题容易得到单位的支持,也最容易成功。典型的工作选题如工作中的问题、工作的延伸、具有创新性的研究。从学习中选,不同于一般意义上的科学研究,而是一种以学为本的探究性学习。这类选题的意义在于学会一套科学研究的方法。因此,选题一定要在自己的知识结构和能力范围内,以便经过适当准备后就可以着手进行研究,并最终获得一个完整的过程体验。对这类选题而言,选题的新颖性并不重要,重要的是使整个以学为目的的探究过程得以顺利完成。典型的学习选题有结合专业课学习的课程报告、毕业设计题目、根据兴趣和专业方向选定的题目等。

最后需要指出的是,无论是哪一类选题,都要特别强调兴趣。因为研究不同于一般的工作,它需要进行独创性的思考,这要求研究者要十分敏感。如果对于所涉及的问题不感兴趣,则很难产生新见解。

(三) 成功选题的关键

成功选题的关键是把握好选题的大与小、难与易的关系。一般说来,大选题往往比较有价值,成果影响大,但它们涉及的面广、比较复杂,进行研究的条件高,不易出成果;小选题涉及的范围小,目标集中,容易把握,容易出成果。此外,选题太大,可能让研究者淹没在书海中,陷入难以取舍的困局;选题太小，则可能找不到足够的资料作为佐证，陷入孤立无援的窘境。

要想做一个大题目，最好先完成一些小题目，由小到大，逐步实现最终目标。其次，要发挥自己的专业特长。学问之大，无所不包。一个人的时间和精力总是有限的，不可能在许多领域都有独到的见解，选题时应扬长避短。

（四）选题的基本程序

1. 提出问题 在日常工作、学习和生活中都会遇到许多问题，但是要提出一个具有科学意义和能够进行研究的问题却是有一定困难的。创新来源于细致的观察，科研工作者必须对研究的对象进行分析，包括对其历史现状及他人的成果进行分析，力求了解存在的问题及解决问题的可能途径。只有发现问题才会产生解决问题的愿望。

2. 建立假说 提出问题后，接着要做的事情就是调查研究。搜集信息的方法主要有两种：一种是去现场或有关部门调查；另一种是查阅相关的文献资料。根据科研的需要，将已产生的处于分散状态的各种有效信息加以集中和整理，理清信息之间的相互关系，找出存在的问题。文献检索的目的就是佐证所提出的选题是否具有创新意义，并为建立假说提供理论基础。如果将文献研究的结果写成综述，这将会使研究者能进一步加深对所获信息的理解，发现未知的问题，而且还可以使调查的结果更加系统化和条理化，并在此基础上根据所检索的信息建立假说。

3. 撰写开题报告 围绕假说，从课题的意义、立题依据、国内外有关进展、完成课题的技术路线与方法、完成研究的进度、存在的问题与解决办法、可行性分析等方面撰写开题报告，使课题变得更具体化、提高可信度、突出新颖性。一方面要注意丰富主题的论据，提出较具体的研究方案，且方案必须要证明它的先进性、合理性；另一方面，要指出研究的技术关键及解决办法、可能存在的问题及解决途径等。要和同行一起组织讨论，集思广益，进一步完善开题报告。

三、搜集资料

在科学研究的整个过程中，查阅、搜集、整理资料，要花去科研工作者多少时间呢？有学者估计，我国社会科学研究人员查阅资料的时间，约占科研时间的 $60\%\sim70\%$。科学工作者搜集资料的主要途径，大体上有三种：①从科学文献中搜集；②从群众的实践中搜集；③从自然界中直接搜集。查找所需资料，可以从以下几个方面下手。

1. 要会查，要从目录学入手 科研工作者一定要学点目录学知识。从目录学入手来查找资料，就有可能在浩瀚的书海里准确而迅速地找到所需要的一本书、一篇文章、一份资料，甚至一个数据，很多科研工作者都很重视文献目录的检索。

在前面的章节中，通过对检索工具的系统学习，我们已经知道了各种检索工具的用途。如要查找与选题相关的书籍时，会用到馆藏目录、电子书；要查找相关文章时，会用到文摘索引数据库。在查找资料的过程中，要针对问题选择合适的检索工具，只有这样才能顺利地查找所需要的资料。

2. 要会读，更要会快读 搜集资料为的是阅读资料，这是科研工作者信息输入的关键问题。必须根据资料的重要性、复杂性、有用性，采取全读、选读、精读、略读等种种学习方法。首先必须学会精读，对于基本理论、基本数据、创新见解，要根据研究目的，一段、一句、一个字地推敲，反复思考、消化、转化为自己的东西，只有学会精读，才能为广泛搜集资料打下初步基础。其次是学会略读、快读，海量的文献资料什么时候才能读完呢？从科学研究搜集资料来说，慢读是快读的基础，要读得又快又多才能达到搜集资料的目的。

3. 要会积累，积少成多 科研工作者要经常保持搜集材料的职业习惯和敏感，要会从日常接触的大量资料中提取许多有用的信息。如：只要有可用材料，不管长、大、难，或短、简、散，都要积少成多；搜集一些错误的东西，可用于反面或侧面观点的支撑材料；随手摘录一些边缘、新兴的冷门的东西。

4. 易存易取,便于复习 搜集来的资料要通过软件工具按一定方法,以及个人工作习惯,科学地管理。如果平时搜集资料一大堆,用时找不到,那就等于白费力气。如果找自己积存的资料都不能"随手拈来",而要花许多时间,那就大大降低科研工作的效率。

要有效地搜集和积累资料,科研工作者必须有广泛的兴趣和较广博的知识。只有这样,才能从阅读材料中找出有用的信息,才能得到字面以外更多的冗余信息,才能从一条普通信息中发掘出它的特殊用途,并从多种角度去运用这一材料。

第二节 科技查新

科技查新(简称查新),是具有相关资格的图书馆或信息机构为确定委托人的专利、发明及科研成果的新颖性做出鉴证的信息服务工作。查新工作由国家科技部统一归口管理,2000年12月,科学技术部发布了《科技查新机构管理办法》和《科技查新规范》(2001年1月1日起施行),规范了查新机构的行为,保证了查新的公正性、准确性和独立性,使科技查新工作步入了法制化轨道。

科技查新在概念上容易与文献检索及专家评审混淆。文献检索是针对具体课题的需要,仅提供文献线索和原文,对课题不进行分析和评价。科技查新不是简单的文献收集与检索,而是查新工作人员运用多种方法对国内、外文献进行筛选、鉴别、对比分析,为科研立项、成果评审等科技活动的新颖性评价提供科学依据的工作。

一、科技查新类型

科技查新的类型:科研立项查新;科研成果鉴定、评估、验收、转化、奖励等查新;专利申请查新;新产品开发、引进技术项目论证查新;国家及各省市地方政府要求查新的项目等。

1. 科研立项查新 科研立项查新在课题立项之前进行,对研究项目的必要性、可行性、新颖性进行比较客观的评估,以保证科研的质量和水平。开题立项查新要对研究课题的过去和现状进行调查,弄清楚国内外、前人和他人已做了哪些研究,取得了哪些成果,所研究领域的最新发展动态,以及存在的问题等,为主管科研立项的专家和领导提供客观的文献信息依据;同时,也能帮助科研人员认准研究方向,摸清该领域的现有水平,正确制订科研目标和规划,提高选题的针对性,增加成功的概率,避免学术研究的低水平重复,减少人力、物力、财力的浪费。

2. 科研成果鉴定查新 如果想对科研成果实施奖励或者推广应用,则首先要对它进行鉴定查新。通过查新,可以知道该成果在国内、外是否已有文献报道,相似的研究进展如何,为评审专家评价这一科研成果新颖性、先进性、实用性提供事实依据。

科研成果鉴定查新对于帮助专家公正地、客观地评价研究成果,减少失误,保证科研成果的质量,增强科学的严肃性,实事求是地反映科研水平起着重要的作用。

3. 专利申请查新 专利申请查新是根据"世界知识产权组织"规定,对美、俄、英、德、法、日、瑞士等国和《国际专利合作条约》《欧洲专利公约》公布的专利文献及本国专利文献以及世界上较重要的科技期刊文献进行检索,并为申请的专利项目做出新颖性评价。这类查新对新颖性的内涵及查新的时间、空间范围均有明确的规定。查新工作通常由专利代理人和国家发明奖励评审委员会认定的国家发明奖项目查新机构来完成,而科技信息部门所进行的专利查新可为专利申请人申请专利提供参考依据。

4. 新产品开发、引进技术项目论证 新产品开发、引进技术项目论证主要对新产品开发、引进技术项目的新颖性、实用性、先进性进行评审,以保证新产品投放市场的前景。对于引进技术项目,通过查新,不仅可以提供其可靠性的参考依据,而且还可以对今后的事业和开发程度提供有价值的参考依据。

二、科技查新程序

科技查新的程序一般包括查新委托和受理、文献检索、对比分析、撰写查新报告、查新结果审核、文件归档等。

查新机构必须拥有较为齐全的查新资源(检索工具和数据库),工作人员需掌握一定的查新知识和检索技能,有较高的外语水平和综合分析能力。整个查新咨询服务至少需要几个工作日才能完成,大致流程如下。

1. 查新委托和受理

(1)通过网络索取查新委托合同(电子型):填写表单并提交表单,如表 8-2-1 所示。

(2)填写"查新委托合同书"(电子型):由课题负责人或掌握课题全面情况的研究人员填写。

(3)提交填完的电子查新委托合同书:登记预约(合同书收到日即为受理日)。

(4)正式办理查新委托手续:委托人接到查新站的通知后来图书馆正式办理查新委托手续,来时需携带已填好并已签字盖章的"查新委托合同书"及有关的技术资料,如研究报告、总结报告、已发表的论文、申请的专利等。

2. 文献检索

(1)分析课题:查新人员通过对用户提供的各种资料进行分析和与用户讨论,确定查新重点和检索词并构造检索策略。

(2)调试检索策略:查新人员利用各种数据库及国际联机系统进行试验,并根据试验情况确定正式检索的数据库及检索策略。

(3)正式检索:查新人员完成国际联机、国内联机及各相关数据库的检索。

3. 撰写查新报告

(1)从以上检索得到的文献中,有一些只有题目,或是虽有文摘但看不出与查新课题的具体相关性,这些情况下需要查阅原始全文文献,以便与查新课题进行对比分析。

(2)将查新课题的技术要点(查新点)与检索得到的相关文献逐篇进行对比,分析查新课题的新颖性,最后得出查新结论。

(3)起草查新报告。查新人员如实地根据前面的检索结果和对比分析结果起草查新报告。

4. 查新结果审核　查新报告完成后,需经具有高级技术职称的审核人员根据《科技查新规范》、相关文献与查新项目的科学技术要点的比较结果,对查新程序和查新报告进行审核,并签字,加盖"科技查新专用章",方能生效。经审核不合格的查新报告,审核员或委托人有权要求重查。

5. 提交查新报告和交查新费用　经审核员审核,出具正式查新报告,按查新机构与委托人订立的合同规定的时间、方式和份数向查新委托人提交查新报告及其附件。查新员在查新工作完成后,及时将查新资料、合同、查新报告和审核员工作记录等存档。

根据科技部的规定,查新咨询工作为有偿服务,查新收费标准列于"查新委托合同书"后面的"用户须知"中。完成一个课题的查新正常需要多个工作日,如遇特殊情况需要做加急处理时,另收加急费。用户拿取报告时一次性付清查新费用。

表 8-2-1　科技查新委托单

委托时间：　　年　　月　　日　　　　　　　　　　　　　　　　　　　编号：

查新项目 名称	中　文	
	英　文	

委托单位	

委托人		联　系 方　式		E-mail	

查新目的 （√选）	□科研立项　　□成果鉴定　　□申报奖励　　□专利申请　　□技术咨询　　□其他 申报项目："＿＿＿＿＿＿＿＿＿＿"

查新范围 （√选）	□国内　　　　□国外　　　□国内外

一、查新项目的科学技术要点说明

查新项目内容要点、技术关键（路线、工艺、方法等主要科学技术特征）、与新颖性有关的关键技术参数或指标、结构特点、原材料、应用范围等

二、查新点（需要查证的内容要点、创新点）

三、查新要求（√选）

　　□在所查范围内确定有无相同或类似研究　　□对查新项目分别或者综合进行对比分析

　　□对查新项目的新颖性进行判断　　　　　　□其他要求

四、检索词（规范的主题词、关键词、同义词、缩写及全称、广义词、相关词、化学名称及分子式等）

五、查新委托人提供的相关资料（技术资料、立项申请书、研究报告等）或参考文献（尽量注明文献著者、题目、刊名、年、卷、期、页）

六、保密责任

查新机构"_____"及其工作人员应对委托人提供的技术内容和资料保密，不得向第三方或其他人员提供委托人所提供的有关该项目的技术内容和资料，如泄露相应技术内容和资料，委托人有权对泄密行为进行索赔。不论本合同是否变更、解除、终止，本条款均有效。

报告时限：_____   加急要求：_____

备注：

三、科技查新委托注意事项

表8-2-1所示为科技查新委托单,根据这个委托单我们可以了解查新委托的一些需要注意的事项。

1. 查新项目名称 查新项目名称是指申报项目或产品的名称。委托查新的项目名称必须能让查新员在最短的时间里对查新项目的主题有所了解,因此查新项目名称一定要简洁、准确地表明项目的核心内容,应尽可能避免用偏离主题或隐藏主题的语言来表述。

2. 查新要求 查各类文献/仅查专利文献/查除专利以外各类文献/其他要求,委托人除对查找文献类型指定要求以外,还可以提出其他要求。如:对本查新项目(查新点)的新颖性做出判断;查找国内(外)是否有与本项目相同或类似的研究(或技术);查找国内(外)有关本项目的科技文献(和专利)报道,并根据检索结果做出对比性结论等。

3. 检索词的筛选 在委托查新时,一般都需要查新委托方提供与项目研究相关的检索关键词3～5个。查新委托方应尽量列出各种能描述技术要点和查新点的规范词、关键词、词组、概念,各种同义词及缩略词。同义词在文献检索中始终是一道难题,查新员对此一定要全方位考虑,避免发生漏检。

4. 参考文献 查新委托方必须提供准确的参考文献,便于查新员对查新内容有迅速和深入的了解。但参考文献也只是给查新员的查新参考资料之一,如果查新委托方为了提高项目新颖性而忽略一些参考文献,则会影响查新的质量。

四、科技查新争议

当查新合同当事人因合同发生争议时,如何去解决?有哪些法律可遵循呢?作为查新合同当事人双方都应该了解并掌握解决争议的原则与方法。《科技查新规范》制订了以下遵循的原则和方法。

1. 解决争议的原则

(1) 以事实为依据,以法律为准绳的原则:目前与科技查新有关的主要法律有《中华人民共和国科学技术进步法》《中华人民共和国促进科技成果转化法》《中华人民共和国合同法》《中华人民共和国民法通则》《中华人民共和国民事诉讼法》《中华人民共和国行政诉讼法》、《中华人民共和国仲裁法》《中华人民共和国保守国家秘密法》《中华人民共和国行政处罚法》。

(2) 以政策为指南的原则:目前与科技查新有关的主要政策文件有《中共中央、国务院关于加强技术创新,发展高科技,实现产业化的决定》《国家科学技术奖励条例》《科学技术保密规定》《关于促进科技成果转化的若干规定》《科学技术成果鉴定办法》《关于正确处理科技纠纷案件的若干问题的意见》《科技查新机构管理办法》《科技查新规范》。

2. 解决争议的方法 当查新合同当事人因合同发生争议时,应尽可能采用和解方法来解决争议。解决查新争议时,可以采用的方法有和解、调解、仲裁和诉讼四种。

第三节 医学论文写作

科技写作运用在医学领域就是医学论文写作。医学论文是对医学领域的现象、问题进行探讨、研究和描述的科研成果文献,是医学研究实践和临床观察的总结。医学是研究人类生命的过程,以保护和增进人类健康,预防和治疗疾病的一门科学。因此,必须以严谨的科学态度对待医学论文的撰写。

一、医学论文分类

1. 按照医学论文写作目的分

(1) 学位论文:为获取相应学位撰写的毕业论文,根据所获学位的不同有学士论文、硕士论文、博士论文三种。学位论文篇幅一般较长。

（2）学术论文：与本专业的读者进行学术交流，发表在期刊上的论文或在学术会议上交流的论文。学术论文篇幅不宜过长，一般以5000字左右为宜。

2. 按照论文撰写的内容分

（1）实验研究：一般为病因、病理、生理、生化、药理、生物、寄生虫和流行病学等实验研究。

（2）临床分析：对临床上某种疾病病例（百例以上为佳）的病因、临床表现、分型、治疗方法和疗效观察等进行分析、讨论，总结经验教训，并提出新建议、新见解，以提高临床疗效。

（3）疗效观察：指使用某种新药、新疗法治疗某种疾病，对治疗的方法、效果、剂量、疗程及不良反应等进行观察、研究，或设立对照组对新旧药物或疗法的疗效进行比较，对比疗效的高低、疗法的优劣、不良反应的种类及程度，并对是否适于推广应用提出评价意见。

（4）病例报告：主要报告罕见病及疑难重症；虽然曾有少数类似报道，但尚有重复验证或加深认识的必要。由于是罕见病或疑难重症，所以即便有类似报道也是十分少的，而这类医学论文便是针对这些少数的病例进行充分的研究和探索，力求能更全面地了解和改善这种疾病的情况。

（5）病例（理）讨论：临床病例讨论主要是对某些疑难、复杂、易于误诊误治的病例，在诊断和治疗方面进行集体讨论，以求得正确的诊断和有效的治疗。临床病理讨论则以对少见或疑难疾病的病理检查、诊断及相关讨论为主。这类医学论文是以讨论为主，试图通过讨论得出最佳的治疗和诊断方法。

（6）调查报告：在一定范围的人群里，不施加人工处理因素，对某一疾病（如传染病、流行病、职业病、地方病等）的发病情况、发病因素、病理、防治方法及其效果进行流行病学调查研究，给予评价，并对防治方案等提出建议。

（7）文献综述：以某一专题为中心，查阅、收集大量国内外近期的原始医学文献，经过理解、分析、归纳、整理而写出综述，以反映出该专题的历史、现状、最新进展及发展趋势等情况，并做出初步的评论和建议。

（8）专题讲座：围绕某专题或某学科进行系统讲授，介绍医学发展新动向，传播医学科研和临床上实用的新理论、新知识、新技术、新方法，更新传统理论、知识和技术，改善知识结构，推动医学科技进步。根据对象不同，可分为普及讲座和高级讲座。

二、医学论文的写作要求

医学论文与其他论文不同，它具有较强的逻辑性。医学论文格式是论文的框架，是论文内在逻辑化的外在表现。目前，医学论文的写作格式普遍遵循国际医学期刊编辑委员会（International Comittee of Medial Journal Editors，简称 ICMJE）推荐的《生物医学期刊对原稿的统一要求》（Uniformn Requirements for Manuscripts Submitted to Biomedical Journals）的 IMRaD 格式，也就是引言、方法、结果和讨论（introduction，methods，results and discussion）。因为首次是在温哥华制订的，所以也称为温哥华格式。

我国在国际通用格式的基础上也制定了国家标准，并于1987年公布了《科学技术报告、学位论文和学术论文的编写格式》（GB/T7713—1987）标准文件，对生物医学期刊的投稿也有一定的格式规范和要求。但不同的期刊在某些细节上可能会略有区别，因此在写作时还要参考所投稿期刊对论文的格式要求，多数期刊每年的第1期刊出该刊论文及参考文献的格式要求。

（一）医学论文的一般格式

基础医学研究、临床研究类论文，一般由前置部分、主体部分和附录部分构成。前置部分包括题名、著者、摘要、关键词、《中国图书馆分类法》分类号、文献标识码等；主体部分包括引言、材料和方法、结果、讨论、结论、参考文献等；附录部分常是一些插图和表格等。医学论文的一般格式如表8-3-1所示。

表8-3-1 医学论文的一般格式

（一）前置部分	
组 成 部 分	具 体 说 明
标题、题名	标题、题名是论文内容的高度概括和准确揭示，也是论文主题和中心的浓缩，反映论文最重要的特定内容，是最准确、最简明的词语的逻辑组合，是论文写作的总纲。 标题要力求简短，新颖醒目。中文标题一般不宜超过20个字，外文标题一般不宜超过10个词
著者	著者名应放下标题下方居中位置，是对该项研究做出实质性贡献，能对论文的内容和学术问题负责，并享有论文著作权的人。 著者署名有三种形式：个人署名、多位著者署名和集体署名
中文摘要	也叫提要，是文章内容的摘录，起到报道和检索的作用。摘要应以较少的文字向读者介绍论文的主要观点和主要内容，说明研究工作的目的、方法、成果和结论，要突出本论文的新见解，以便读者用最少的时间来了解全文。摘要采用第三人称语气，主动语态表述，尽可能采用专业术语，不分段。中文摘要200~400字，外文摘要不宜超过250个实词
关键词	关键词是表达文章内容特征的具有实质性意义，能代表文章主题内容的词或词组，可以从文章的标题、摘要或正文中提炼出来。一般选取3~8个词作为关键词，关键词之间用逗号间隔，词末不加标点符号
中图分类号	按照文章所属的学科，根据《中国图书馆分类法》给出文章的分类号，便于检索和编制索引。医学文献分类号为R，依次逐级找到与论文主题相对应的下级类号
文献标识码	为了便于文献的统计和期刊评价，确定文献的检索范围，提高检索结果的准确性，每篇论文或资料都应用一个文献标识码标志。"中国学术期刊（光盘版）检索与评价数据范围"共设置了A、B、C、D、E等五种文献标识码 A：理论与应用研究学术论文（包括综述报告） B：实用性技术成果报告（科技）、理论学习与社会实践总结（社科） C：业务指导与技术管理性文章（包括领导讲话、特约评论等） D：一般动态信息（通讯、报道、会议活动、专访等） E：文件、资料（包括历史资料、统计资料、机构、人物、书刊知识介绍等）
英文摘要	附有英文摘要是便于国际学术交流。一般包括英文标题、著者和机构名称译名、英文摘要，英文关键词。英文摘要的内容必须忠于原文，不是简单的翻译。一般不超过250个词
目录（必要时）	学位论文要求，需另起一页。插图和附表清单（必要时）
（二）主体部分	
前言、引言、绪论	一篇论文的开头部分，对正文内容起到提纲挈领的作用，向读者简要说明论文的主题、研究工作的目的和意义等，引导读者阅读全文。引文应言简意赅，不要与摘要雷同，不要成为摘要的注释
材料和方法（正文）	这部分主要说明研究中的研究对象、研究条件、研究方法和研究过程，便于其他研究者重复、验证，是判断研究论文科学性、可信性、先进性的主要依据。 （1）材料部分：可以研究人群、动物、药品、试剂、仪器设备等。 （2）方法部分应说明研究的前因、设计的条件、实验和观测方法、结果、所采用的统计方法等。该部分严禁抄袭，雷同，不可200字以上原样摘抄，一般有查重软件检测。提倡有标注的引用，学位论文至少要有10个权威的引用，提倡对参考书目的引用，对相关理论的引用，对若干学位论文或学术论文作参考。正文有一定的格式要求

续表

组成部分	具 体 说 明
结果	实验所获得的数据,观察到的现象,得出的规律、结论及发现的问题,经统计学处理或归纳整理,以文字、图表的形式真实告诉读者的过程,是论文的重要部分
讨论	讨论部分是论文的核心,也是最难写的部分。评价论文水平高低、作用大小,在很大程度上取决于这部分内容。讨论的内容能否深入,很大程度上取决于作者的理论水平、学术素养、分析判断能力、文字表达能力及信息素养等综合素质的高低
结论	结论是一个归纳,做了哪些工作,论证了什么观点,提出了什么建议、方法、策略,有什么新意、创新、价值、成果;还指出课题研究中所存在的不足,哪些要进一步研究的工作。结论是论文最后的总体结语
致谢	要求另起一页。 致谢是对论文写作确实有帮助或实际贡献的合作者或指导者表示尊重或谢意,是对他人劳动予以肯定的一种方式,也是著者应有的礼貌。致谢对象可以是个人或组织,如国家科学基金、资助研究工作的奖学金基金、合同单位、资助或支持的企业、协助完成研究工作和提供便利条件的组织或个人、在研究工作中提出建议和提供帮助的人、给予转载和引用权的资料、图片、文献、研究思想和设想的所有者以及其他应感谢的组织或个人
参考文献	论文中凡是引用他人的论点、材料、数据和结果等,均应按出现的先后顺序标明号码,依次列出他人论文的出处,其目的在于:佐证著者的论点,说明论文中某些观点、论据的来源,对原著者的尊重,便于读者进一步检索原文。参考文献格式说明见下文
(三)附录部分	
附录(可选)	附录是作为论文主体的补充,并不是必需的

(二)参考与引用

任何一项科学研究,任何一篇学术论文,从问题的发现、提出,材料的收集、整理,直到作者观点的建立、论证及结论的得出,都需要在前人或他人已有相关研究的基础上借鉴、参考和利用。因此,在撰写学术论文时,作者在某一学科问题上研究借鉴、参考和利用了前人或他人的相关文献,就必须进行标引,并按照一定的格式著录,形成参考文献表。但是,有些论文的作者对参考文献的作用及意义不太了解,或被忽视,或重视不够。因此,研究、探讨参考文献的作用也就很有必要了。

1. 参考文献的作用　参考文献是学术论文结构中一个不可缺少的部分,是为撰写或编辑论著而引用或参考的有关文献资料,通常附在论文、书或章节之末,有时也以附注或脚注形式出现在正文中。著录参考文献的作用,主要体现在以下 5 个方面。

(1)反映论文作者的科研态度:虽然科学研究的主要特点是创新和创造,但是创新和创造都离不开相关的理论基础,不是无中生有。因此,在作者的论著中涉及研究的背景、理由和目的阐述,必须对前人(或他人)的相关研究进行必要的说明、交代或评价。著录参考文献,也说明了作者本人的学术作风,显示作者是一个实事求是、光明磊落的科研工作者。

(2)衡量科研成果的深浅程度:对一篇学术论文进行评价,是相关专业的专家、学者把作者的研究与相关评估标准进行对比。而参考文献的著录为比较提供了依据,所著录的参考文献起点越高,该论文的学术起点也随之提升;所著录参考文献深度越深,证明该论文研究所涉及问题的深度越深,同时,论文所著录的参考文献量也能反映作者在科研领域中的接触面和科研工作的广度。

(3)著录参考文献是尊重他人劳动的表现:在撰写论文时著录参考文献,实际上就是对他人劳动成果的一种肯定,也是对他人劳动的尊重。

(4)著录参考文献起到检索入口的作用:没有著录参考文献的论文一般不会被作为 SCI 信息源的期刊登载,这样的论文更不会被 SCI 收录。因此,没有著录参考文献的论文进不了权威的数据库,被利用率就会下降,社会效益得不到体现。

(5) 著录参考文献能精简论文的篇幅:论文中凡涉及已经有文献记载的内容,在适当的地方用标识标明文献的出处,这样既节省了文章的篇幅,也避免了一般化的叙述和不必要的材料堆积,论文在语言方面就显得精炼,在层次结构方面也显得清晰、简洁,使论文达到言简意赅的目的。

2. 参考文献著录3原则

(1) 著录最近最新和最必要的文献:最近最新的文献是反映当前的学术新状况,而最必要的则反映作者最需要利用、借鉴的文献,也就是对作者最有用的文献。因此,所著录的文献必须经过严格挑选,只限于作者亲自参考、借鉴、利用的文献,无特别需要,不引用众所周知的知识和教科书上的一般性知识。

(2) 只著录正式出版物中的文献:正式出版物是指经国家批准设置、具有法人资格的出版单位,或其他材料(包括唱片、磁带等)印制出版发行的图书、杂志、视听有声读物等。不是正式出版文献,一般不作为参考文献来著录,若特别需要,可以注在引用的内容之后或标注在当页地脚;不能公开的文件或资料,既不能作为文献著录也不能作为注释。

(3) 必须采用有关标准规定的著录格式:参考文献的著录格式,有国际标准和国家标准,以及一些学术机构根据相关的国际标准和国家标准制订的规范化格式。参考文献著录格式的标准化和规范化,有利于数据库存储,检索,便于文献管理和进行学术交流。

3. 参考文献著录方法 参考文献的著录方法,国际上有好几种,在我国规定采用"顺序编码制"或"著者-出版年制"两种,我国高等学校学报和一些学术期刊大多采用前者。用"顺序编码制"标注引用文献的方法:在撰写论文的过程中,用方括号内标注的阿拉伯数字,按照参考引用文献的先后顺序进行连续排序,置于引文处的右上角,或作为句子的组成部分放在句中,然后按照论文中标注好的文献序号一一对应地左顶格编排在论文之后,形成文后参考文献表。

4. 参考文献著录格式 《信息与文献参考文献著录规则》GB/T7714—2015 已于 2015 年 12 月 1 日起正式实施。

下文介绍几种文献著录符号的用法,如表 8-3-2 所示。

表 8-3-2 文献著录符号的用法

著录符号	使用说明
"."	用于作者名、专著名、专著版本、专著出版年、论文题名、外文翻译者和引文页码之后
":"	用于专著出版者的地址、连续出版物期刊号之后
","	用于多作者之间、专著和论文集出版者、报刊名、期刊年号之后
"()"	用于期刊的期号
"[]"	用于文献序号、文献类型标识
"/"	用于期刊合期的期号、电子文献的文献类型标识和文献载体代码
"-"	用于起止序号和起止页码

以上文献著录符号不具有任何语种的书面语言中的标点符号的含义,不能从标点符号的概念去理解它们的意义。

常用各种类型的参考文献新著录方法及其示例如下。

(1) 普通图书。

著录格式:[序号]主要责任者.题名:其他题名信息[M].其他责任者.版本项.出版地:出版者,出版年:引文页码.

示例:[1]罗杰斯.西方文明史:问题与源头[M].潘惠霞,魏婧,杨艳,等,译.大连:东北财经大学出版社,2011:15-16.

(2) 论文集、会议录。

著录格式:[序号]主要责任者.题名:其他题名信息[C].出版地:出版者,出版年.

示例:[1]雷光春.综合湿地管理:综合湿地管理国际研讨会论文集[C].北京:海洋出版社,2012.

（3）报告。

著录格式:[序号]主要责任者.题名:其他题名信息[R].出版地:出版者,出版年.

示例:[1]孔宪京,邹德高,徐斌,等.台山核电厂海水库护岸抗震分析与安全性评价研究报告[R].大连:大连理工大学工程抗震研究所,2009.

（4）学位论文。

著录格式:[序号]主要责任者.题名[D].大学所在城市:大学名称,出版年.

示例:[1]马欢.人类活动影响下海河流域典型区水循环变化分析[D].北京:北京大学,2011.

（5）专利文献。

著录格式:[序号]专利申请者或所有者.专利题名:专利号[P].公告日期或公开日期.

示例:[1]张凯军.轨道火车及高速轨道火车紧急安全制动辅助装置:201220158825[P].2012-04-05.

（6）标准文献。

著录格式:[序号]主要责任者.标准名称:标准号[S].出版地:出版者,出版年:引文页码.

示例:[1]全国信息与文献标准化技术委员会.文献著录:第4部分非书资料:GB/T3792.4—2009[S].北京:中国标准出版社,2010:3.

（7）期刊文献。

著录格式:[序号]主要责任者.题名:其他题名信息[J].期刊名,年,卷(期):页码.

示例:[1]袁训来,陈哲,肖书海,等.蓝田生物群:一个认识多细胞生物起源和早期演化的新窗口[J].科学通报,2012,55(34):3219.

（8）报纸文献。

著录格式:[序号]主要责任者.题名:其他题名信息[N].报纸名,出版日期(版面数).

示例:[1]丁文祥.数字革命与竞争国际化[N].中国青年报,2000-11-20(15).

（9）专著中的析出文献。

著录格式:[序号]析出文献主要责任者.析出文献题名[文献类型标识].析出文献其他责任者//专著主要责任者.专著题名:其他题名信息,版本项.出版地:出版者,出版年:析出文献的页码.

示例:[1]程根伟.1998年长江洪水的成因与减灾对策[M]//许厚泽,赵其国.长江流域洪涝灾害与科技对策.北京:科学出版社,1999:32-36.

（10）电子资源(不包括电子专著、电子连续出版物、电子学位论文、电子专利)。

著录格式:[序号]主要责任者.题名:其他题名信息[文献类型标识/文献载体标识].出版地:出版者,出版年:引文页码更新或修改日期[引用日期].获取和访问路径.数字对象唯一标识符.

示例:[1]萧钮.出版业信息化迈入快车道[EB/OL].2001-12-19[2002-04-15].http://www.creader.com/news.20011219/200112190019.html.

补充说明如下。

（1）文献类型标识代码:普通图书为M,会议录为C,汇编为G,报纸为N,期刊为J,学位论文为D,报告为R,标准为S,专利为P,数据库为DB,计算机程序为CP,电子公告为EB。

（2）以上各种类型的文献,如果是英文版本,其著录格式与中文相同,各项要素和次序与中文一一对应即可。

（3）以上第1~9种类型的文献,如果是从网上获取的,则还要加上"[引用日期].获取和访问路径.数字对象唯一标识符。"

三、医学论文写作步骤

医学论文的写作包括选题、构思与选材、拟定写作提纲、写成初稿、修改定稿等几个步骤。

1. 选题　医学论文的选题来源通常有上级主管部门下达科研项目或招标的攻关课题、科研或临床单位需要解决的课题、医学工作者根据个人所从事专业选定的课题等。选题的基本程序一般包括提出初步设想、检索并阅读文献和课题设计等基本步骤。选题的基本要求应遵循科研选题的总体原则。

2. 构思与选材 构思是指围绕论文的主题合理地组织好论文内容结构的思维过程。先以论点为中心,论据和材料为内容,形成论文的框架结构;再根据所要论述的主题,将有关内容材料按主次关系及相互之间的联系组织起来,做出逻辑严密、层次清晰的论证;最后在结论中表明问题的解决办法,结尾和开头相互呼应。

3. 拟定写作提纲 从构思出发,根据论文的格式要求拟定中心论点和分论点,决定大标题及需要分出的小标题,然后紧扣各级标题,列出拟安排的要点和相应资料及位置,包括自己的观点、观察结果、参考文献、图表等,形成整篇论文布局合理的写作脉络。

4. 写成初稿 根据要求按写作格式及提纲完成初稿。在初稿中力求将作者的构思全部写进去,层次结构清晰,逻辑合理。

5. 修改定稿 初稿完成后,仔细阅读全文,从整体着手反复推敲,检查写作的目的、意义是否明确;斟酌立论是否正确、严谨,论据是否充分、客观;思维是否清晰、周密,结构是否合理、富有逻辑性;重点是否突出、分明,语句是否准确、精练,有无明显的错误等。另外,还要注意医学术语及专用词的正确使用。

（一）病例报告的写作

病例报告是医学论文的一种。撰写病例报告,首先应查阅相关的文献资料,判断所报告病例的医学价值,是不是首发或罕见病例等。病例报告的重点在于对病例本身的描述,应重点突出,简单明了,一般千字左右即可,但少者也可 200～300 字,多者可达数千字。论文题目要求直接写出病名(罕见病例)或新方法及例数,文章的前言中应说明报告的目的和意义,但也可省略不写。病例报告的主要内容分为两个部分,即病例简介和讨论。写作时病例摘要要求有完整的原始记录、充分的诊断依据和最后诊断。对病史、诊断、治疗方法、结果等应如实报道,不得随意改动,要保证真实性。讨论部分应该结合论文中的病例来撰写,讨论内容要与病例紧密联系,一般可围绕所报道的病例进行必要的说明,阐明作者的观点或提出新的看法等。讨论要有精辟独到的见解。有些病例病因清楚,结论明确,讨论部分可以省略不写。

一般来说,病例报告和科研论文的结构相类似,其常用格式主要包括引言、病例介绍、讨论及参考文献四个部分。

1. 引言 引言即正文的首段,多用非常简单的几句话交代所报告的病例的来源、有关背景及发现该病例的情况。其所叙内容要依据病例报道的方向和发现价值来写。一般文献价值不是很大的病例,引言可以省略。

需要注意的是,在写病例报告之前,必须明确所报告的病例是罕见的还是少见的,如果属"首例"或"首次"报道,还要表明是世界的还是国内或区内的。不能仅凭主观臆想或仅看几本杂志即下"国内外未见报道"的结论,因此,用"首例"或"首次"等措词应十分慎重。

2. 病例介绍 这部分是文章的主体,可以简写也可以详写,区别在于病例的自身文献价值。如该病例确无文献记载则应详写,反之应用病例摘要的形式报告。但无论哪种形式,都要充分和完整地反映所报告的病例。病例的内容包括患者的一般情况(姓名、性别、年龄、职业、住址及婚姻等)、主诉、病情经过、体检情况(主要是阳性结果)、有关化验、辅助检查的结果、治疗情况及最后结局。

以下几种情况应注意避免。

(1) 没有明确诊断的病例报告,这种报告毫无意义。

(2) 记流水账,把患者所有的临床表现、所做的一切化验检查甚至无关的资料统统列上。

(3) 病例资料不全,最起码的数据都没有。

3. 讨论 病例报告的讨论部分一般要求简单精练,不宜长篇大论,应该紧紧地围绕自己所报道的病例展开,既要借鉴他人的经验教训,也要结合自己的体会。

4. 参考文献 病例报告一般不要求列出参考文献,但有些文章为找出佐证作者的观点,以及需要和自己的资料进行比较而列出参考文献也是可以的,但不宜过多,有三四篇即可。

案例导入

下消化道出血 176 例临床分析

饶向东　张　慧

【摘要】目的 探讨下消化出血的病因、出血部位及病因与性别的关系。方法 选取我院 2006 年 2 月至 2011 年 3 月经结肠镜检查 176 例下消化道出血患者进行回顾分析。结果 下消化道出血病因依次为大肠癌(46.0%)、息肉(20.4%);病变部位依次为直肠(58.5%)、乙状结肠(24.1%);缺血性结肠炎女性(13.4%)、男性(0.9%),息肉女性(13.4%)、男性(24.8%),溃疡性结肠炎女性(1.5%)、男性(8.4%)。结论 大肠癌、肠息肉为下消化道出血最常见的病因;直肠、乙状结肠是常见出血部位;缺血性结肠炎引起的出血女性高于男性,而肠息肉、溃疡性结肠炎女性低于男性。

【关键词】下消化道出血;结肠镜

下消化道出血在临床上比较常见,其出血病因繁多,明确病因对临床诊治出血起决定性的作用。结肠镜对于下消化道出血的诊断是有效的方法之一。现将我院 2006 年 2 月至 2011 年 3 月收治的 176 例非痔下消化道出血的患者进行电子结肠镜检查,现将结果分析如下。

资料和方法

一、资料

本组 176 例结肠镜检查的下消化道出血患者,均因便血来我院就诊,排除痔疮、肛裂等外科性出血,有指征者经胃镜检查排除上消化道出血。其中男性 109 例,女性 67 例,男女之比为 1.27∶1,另青年(≤39 岁)27 例,占 15.34%;中年(40~59 岁)80 例,占 45.45%;老年(≥60 岁以上)69 例,占 39.20%。

二、方法

全部患者均采用 OLYMPUS-VI 电子结肠镜检查,出血量大需行急诊肠镜检查或有不全性肠梗阻保守治疗后的患者在予以多次灌肠后行结肠镜检查,一般患者在出血停止及一般情况改善后按常规口服电解质溶液做肠道清洁准备后行结肠镜检查。

结　果

一、插镜成功率

176 例患者中除 9 例因新生物堵塞肠腔引起狭窄不能继续插镜外,余全部病例到达回盲部,插镜成功率 94.9%,无并发症发生。

二、出血病因

176 例结肠镜检查患者病灶明确有 166 例,其中原因不明 10 例患者中 5 例经血管造影等检查及手术证实为小肠出血。出血病因见表 1,其中前 3 位的是大肠癌 81 例(46.0%),息肉 36 例(20.4%),慢性结肠炎 24 例(13.5%)。

表 1　不同年龄组下消化道出血病因[n(%)]

病　　因	青年组	中年组	老年组	合　　计
大肠癌	4(14.8)	34(42.4)	43(62.3)	81(46.0)
息肉	8(29.6)	20(25.0)	8(11.6)	36(20.4)
慢性结肠炎	8(29.6)	13(16.2)	3(4.4)	24(13.5)
溃疡性结肠炎	3(11.2)	4(5.0)	3(4.4)	10(5.7)
缺血性结肠炎	1(3.7)	2(2.5)	7(10.2)	10(5.7)
阿米巴痢疾	1(3.7)	1(0.6)	—	—

续表

病 因	青年组	中年组	老年组	合 计
子宫内膜异位症	1(1.3)	1(0.6)	—	—
憩室	1(3.7)	1(0.6)	—	—
寄生虫	1(1.3)	1(0.6)	—	—
单纯性溃疡	1(1.4)	1(0.6)	—	—
原因不明	1(3.7)	5(6.3)	4(5.7)	10(5.7)
合计	27(100.0)	80(100.0)	69(100.0)	176(100.0)

三、出血部位

出血部位见表2,本组出血灶在直肠97例(58.5%)乙状结肠41例(24.1%),从表中看出血部位以直肠和乙状结肠为主。

表2　166例下消化道出血灶的部位分布△

部位	例	比率(%)
直肠	97	58.5
乙状结肠	41	24.7
降结肠	8	4.8
脾曲	8	4.8
横结肠	5	3.0
肝曲	2	1.2
升结肠	1	0.6
回盲部	4	2.4

注:△另有10例镜检阴性,部位不明。

四、出血性别

不同性别病因见表3,不同性别的下消化道出血在男女之间有显著的差异,如息肉男性27例(24.8%),女性9例(13.4%)。溃疡性结肠炎男性9例(8.4%),女性1例(1.5%)。缺血性肠炎男性1例(0.9%),女性9例(13.4%)。

讨　论

表3　下消化道出血性别分布[n(%)]

病 因	男 性	女 性
癌	48(44.0)	33(49.3)
息肉	27(24.8)	9(13.4)
慢性结肠炎	14(12.8)	10(14.9)
溃疡性结肠炎	9(8.4)	1(1.5)
缺血性结肠炎	1(0.9)	9(13.4)
阿米巴痢疾	1(0.9)	—
子宫内膜异位症	1(1.5)	—
憩室	1(1.5)	—
寄生虫	1(0.9)	—
单纯性溃疡	1(0.9)	—

续表

病　因	男　性	女　性
原因不明	7(6.4)	3(4.5)
合计	109(100.0)	67(100.0)

一、本组结肠镜检查有明确出血灶的166例患者中,大肠癌、大肠息肉居前两位,与国内报道基本相符[1],而与国外报告下消化道出血最常见的憩室和血管畸形相差甚远[2]。这种差异可能与种族、饮食习惯等因素有关。

二、不同年龄组下消化道出血病因分析:青年组以息肉、慢性结肠炎居多,与文献报道青年组以息肉、炎症性肠病多见不一致[3],可能与特异性炎症、非特异性炎症早期内镜下不易区分有关。其中慢性结肠炎显著高于老年组($p<0.01$);老年组以大肠癌居多,显著高于青年组($p<0.01$),与国内文献报道一致[1];中年组介于两者之间。在青年组中大肠癌占14.9%,不是青年人下消化道出血常见的病因,但是青年组大肠癌恶性程度高、进展快。故应该提高早期诊断率,改善预后。中老年大肠癌居下消化道出血病因首位,故对中老年便血患者,应常规结肠镜检查,以明确诊断,尽早治疗。

三、不同性别下消化道病因分析:本组中缺血性结肠炎女性显著高于男性($p<0.01$)与国内文献[4-7]报道一致。而息肉、溃疡性结肠炎男性显著高于女性。

四、部位与病因:本组发现肠癌和息肉主要发生在直肠和乙状结肠,故直肠指诊和乙状结肠镜仍为下消化道出血最基本的检查方法。同时结肠多发性息肉、癌合并息肉及大肠多发性原位癌的存在,故不能满足已发的病灶,应尽量插到回盲部,除非肠腔狭窄。

五、阴性病例分析:本组有10例(5.7%)未找到出血病灶,其中5例经血管造影等检查及手术证实为小肠出血,其它5例可能是病灶表浅已愈合;或病变小隐藏在皱襞中;或是肠道准备欠佳,使病变不能充分暴露而漏诊;或是血管畸形,检查时出血已停止,不能发现病变,故应开展急诊肠镜,熟练操作技巧以提高阳性率。

参 考 文 献

[1] 胡品津.下消化道出血.见:陆再英,钟南山.内科学.7版.北京:人民卫生出版社,2008:489.

[2] Makela J T,Kiviniemi H,Laitinen S,et al. Diagnosis and treatment of acute lower gastreintestind bleding. scand J Gastroenterol,1993,28:1062-1065.

[3] 郑国荣,王一鸣,熊毅敏.急诊结肠镜检查128例结果分析.中华消化内镜志,2002,19:185-186.

[4] 张泰昌,曹涛,李雅君,等.缺血性结肠炎的临床特点及诊断方法.中华消化内镜杂志,1998,15:268-270.

[5] 关劼,孟云霞,樊艳华,等.缺血性结肠炎的内镜与临床研究.中华消化内镜杂志,1998,15:261-263.

[6] 史维,赵聪,邱雄,等.中老人缺血性结肠炎.中华消化内镜杂志,2000,17:336-337.

[7] 杨雪松,吕愈敏,于长福,等.缺血性结肠炎的临床及内镜特点和转归.中华消化杂志,2002,22:282-284.

(二)医学综述文献写作

一篇好的综述展示了前期相关研究与当前研究之间的关系,是对研究的起源、发展和现状进行梳理,有机地整合了相关领域的不同研究成果,凸显了研究成果的代表性,指出前期研究中存在的问题和不足,为今后的研究指明方向,提出合理化建议。

1. 综述文献的特点　编写综述的整个过程,都要围绕如何体现综述的特点来进行。综述的特点可用五句话概括,即覆盖面宽,浓缩度高,概括性强,信息量大,内容新颖。

（1）覆盖面宽：指综述的边缘界线有其特殊的要求。它不同于一般论文和论著的边缘界线，即限定在某一专题领域内，尽量向纵深发展。而综述虽然也限定在特定的专题内，但它不要求纵深度，只要求全面、客观、科学、准确地覆盖这个专题的整体研究状况。所以，它的边缘界线要比一般论著宽泛得多。

（2）浓缩度高：指综述的语言文字不同于原生文献。它要求将原生文献中较长的论述用最精练的语言表述出来，做到对原生文献语言文字的高度浓缩。这种浓缩度一般不应低于 1：10。在有些情况下，浓缩度的要求更高一些。

（3）概括性强：指综述的表述一般要用概括性的、结论性的语言，反映出新观点、新结论、新论据。对原生文献中大量的论证分析过程、经典引语等一般性资料应略去。

（4）信息量大：指在有限数量的文字内信息含量的系数越高越好，即以最简短的文字包容最大的信息量。

（5）内容新颖：指综述要将所论专题的最新科研成果最大限度地予以概括和反映，包括有创新的观点、有重要价值的新资料、新问世的重要论著等。切忌标题新而内容旧。

2. 撰写综述

（1）选题范围及原则：选题的总原则应以价值取向为出发点和归宿点，即所选专题或有较高学术价值，或有一定的经济价值、社会价值。为此，提出以下具体选题原则作为参考。

①要有明确的服务对象。要确定一篇综述文献的题目（或主题），首先要明确服务对象，这样才能做到有针对性地选材、构思，也才能达到综述的预期目的。

②选题界线要清，范围宜小。一般来说，综述文献都限定在某一学科或某一专题领域内，其时间、空间概念都要明确。所谓时间概念，是指所综述的专题要有明确的时间限定，如要写某一专题 10 年来的研究状况，就要将这个专题 10 年来的研究概况、重点、高潮写出来，切忌用其中某几年的高潮、重点代替整个 10 年。有时为了解该专题的历史沿革与发展状况，还需以简练的文字追述 10 年前研究的概况。所谓空间概念是指所综述的专题的地域范围应有限度，是限定在本省，还是限定在国内呢，这些界线在写作之前都应明确，以便搜集资料和做其他准备工作。

③选题的针对性要强。首先应选择各学科当前讨论的热点问题。所谓热点，一般来说都是当前学术界比较普遍关注的、争论较大的、或在学术上、决策上有较大价值的问题。通过综述将其研究的新成果、争论焦点、价值所在等问题全面地反馈给决策、科研人员，使他们及时掌握其发展态势。这样，既可对这一专题的深入研究起到"推波助澜"的作用，又能使科研人员在选择新的研究课题时，便于把握方向，突出重点，避免重复。

（2）撰写综述：综述文献的编写过程，是对原生文献不断浓缩加工、优化组合的过程。这个过程是作者通过创造性的劳动，对原生文献群不断深化研究、综合考察、对比分析，寻找其发展脉络趋势的过程。

①首先，对所选择的原生文献普遍浏览、熟悉，对其概貌有所了解。在此基础上有目的地着手浓缩加工。浓缩中可视实际情况将某些原生文献加工成二次文献，将其主要观点、主要论据、主要结论直截了当地表述出来。

②其次，在浓缩加工的基础上进行优化组合。将浓缩加工的资料进行再研究，分类归纳、排除重复、突出重点、层层推进，使杂乱无章的资料变得脉络清晰、观点明确、论证严密、论据充分，使读者通过这种高度浓缩和优化组合的综述文献，能一目了然地看到所论专题研究的演变过程及现状，形成几种学派，其代表人物是谁，代表作是什么，主要观点是什么，在诸多观点中，哪些是相同的、相近的或相互补充的，哪些是分歧的、对立的，其分歧的焦点是什么，其热点、重点在哪里，还有什么空白点或难点需要突破，其研究的发展趋势和走向是什么，等。

如果一篇综述文献能达到以上要求，就能形成立体概念。使读者通过其能俯瞰该专题的全貌以校正自己的研究方向，避免选题重复和内容雷同。

③在综述文献的编写过程中，文摘类综述和述评是有区别的。文摘类综述要做到述而不评，陈而不议，客观地、公正地、真实地反映学术活动和学术观点的本来面目，不能以作者个人的好恶对原生文献的

观点、论据、结论随意取舍,更不能歪曲原文。要将学术问题和政治问题加以区别。述评除了要遵循上述客观性原则外,作者在陈述原文的主要观点后要加以简洁有力地评论,这种评论不能脱离原陈述观点任意阐发,更不能用自己的观点代替原文的观点。在综述的整个编写过程中,语言文字要规范、严密、简洁、有力,要有鲜明的学术色彩和理论色彩,即既有理论性又有可读性。否则,尽管综述的内容尚好仍会影响它的价值。其次,在利用原生文献时应注明其作者和出处,这也是尊重著作权的需要。

综上所述,要写好一篇符合规范的、高质量的综述,所要求的知识面和耗费的精力,绝不亚于写一篇质量很好的学术论文。

(三) 学位论文的写作

1. 学位论文的写作要求 授予学位不同,对学位论文的要求也不一样,但写作规律基本相同。学位论文的格式及其要求包括封面、题名、目录页、中英文摘要、关键词、引言、正文、致谢、参考文献、附录、承诺书等。

目前我国各学位授予单位对学位论文的评价方式不尽相同,多数采用综合评价的方式,即要求评审专家对论文写出综合评语及判断是否达到了相应的学位水平。有的学校采用分项目评价的方式,还有的学校制订了评价指标体系和评价方案。

决定一篇学位论文学术价值的首要因素,不是论文的规范化格式,而是论文内容本身所具有的创新性实质,规范化的表述又是促进和考核论文创新意识和创新能力的手段。因此,学位论文一般从以下几个方面进行评价:选题的理论意义和实用价值;作者对本课题国内、外发展动向及重要文献资料的了解与评述;论文成果的创新性;在论文中反映出的基础理论水平和科研能力;论文的难度与工作量;论文的写作水平。其中创新性是衡量论文水平的关键指标。

2. 学位论文的写作步骤

(1) 选题:学士论文一般由指导教师给出选题范围,让学生从中选择;硕士论文的课题是在导师的指导下,由硕士研究生独立选择的,其中,导师主要在选题方向、思路方面给予指点,并创造条件充分发挥硕士研究生的主观能动性,培养其独立选题的能力;博士论文的课题则是由博士生依靠自己的探索和创新能力,独立进行选择的。如用某种实验手段或方法对研究对象某方面的特性或效应进行实验观察或调查的观察性课题,比较适合学士、硕士论文的写作;用自己已有的或创新的手段或方法探索研究对象的本质或事物的机制的探索性课题,如创建新的测试方法、某种疾病的病因学研究等,则比较适合于博士论文的写作。当然,选题应尽可能注意与导师或导师小组成员的专业及研究方向相近。

(2) 搜集资料:撰写学位论文首先要求对涉及的专业领域文献信息有一个完整的了解和系统的积累,范围尽可能广一些,基础医学的、临床医学的、本专业学科的、邻近学科及边缘学科的文献都应该搜集,特别要阅读本学科专业的文献综述、相关专著、学术期刊的原始文献等,并先写出文献综述。

(3) 开题报告:课题选定后,在研究工作开始之前,要准备向导师、同行专家做开题报告。报告的内容主要是选题的目的、意义,课题的历史背景、现状和发展趋势,本人研究的初步方案,要解决的问题和突破的难点,预期的结果,完成的主客观条件,以及对课题的先进性和可行性的论证。在导师、同行专家评议后,再做必要的修改和补充,经导师最后审阅通过后,进入研究工作阶段。在研究的某个阶段或研究结束后,便可着手论文写作。

(4) 撰写论文:撰写论文的过程实际是一个再创造的过程,是对作者完成的创新成果的归纳、演绎和再验证。写作时必须先拟定提纲,然后写成初稿,最后修改定稿。在论文中不应该有任何的夸张和猜测,要尽可能全面引证和严谨推导,使得创新结果更有说服力。

(5) 论文答辩报告:学位论文答辩是对学生知识结构科研水平的检验,也是对其思维能力、表达能力、解决问题的能力、信息素养等的综合考察。答辩中要重视研究的数据和结果,又要看治学态度和学风。答辩报告是学生在答辩开始时做的 20~30 min 的论文内容的简要报告。报告的内容和思路大致如下:先说明为什么要选择这个研究课题,关于这个课题,前人曾做过哪些方面的研究、解决了哪些问题、还存在哪些问题,自己的主攻方向是什么,研究主要根据什么理论、采用什么方法、获得哪些结果、取得什么成果、有何资料佐证、创新之处何在、有何不足、有什么新的打算等。另外,还要做好回答论文中所涉及的各种学术问题的准备。回答问题时要冷静,对于有把握的问题要进一步申述自己的理由;对于拿不准的问题不能盲目辩解,应实事求是地回答;对于指定回答的问题不清楚的,应先谦虚地问清楚后再作答。

(6)学位论文的再加工:答辩结束后,可以按照专家的意见对原学位论文进行修改,让论文以更完美的形式保存下来。

第四节　投稿与发表

投稿是医学论文写作的最后一个环节。医学论文只有发表了,才能使学术研究和新科技成果成为人类的共同财富,才能对后续的科学研究起桥梁作用,才能逐步使科研结果转化为生产力。

一篇论文的发表通常要经过以下几个环节:选刊投稿、审稿、排版及校对、印刷出版。简单介绍如下。

一、选择刊物

国内、外期刊都存在较高的退稿率,国际著名生物医学期刊的自由投稿退稿率达 90% 左右,国内著名期刊的退稿率达 80% 左右。因此,在投稿前选择合适的期刊至关重要。

1. 了解刊物类型　在准备投稿之前,首先要熟悉有哪些刊物,准备向什么刊物投稿,刊物是否与自己从事的专业内容一致。其次要了解该刊物是全国性的还是省级刊物,是属于统计源期刊还是非统计源期刊,是核心期刊还是非核心期刊。一般来说,统计源期刊的要求高于非统计源期刊的要求,核心期刊的要求高于非核心期刊的要求。可以根据自己论文的质量与水平决定刊物的投寄方向。

当然,在投稿前应该了解拟投刊物的约稿指南,其中有对稿件的详细要求,如专业的要求、文稿格式的要求等。

2. 了解刊物的刊登内容　每种专业刊物都有相对固定的栏目,每期都有一个相对突出的重点专题。因此在投稿前,应该查阅其最近 2～3 年的出版内容,拟投稿件研究的内容在该刊发表的相似文章的数量。这样,就会对编辑感兴趣的内容有个大致的了解。也让作者可以选择有针对性、实效性的刊物发表论文。

3. 考虑期刊的周期容量　周期容量是科技期刊的出版频率和每期载文数量。初次投稿的作者可适当选择出版周期短、刊载数量多的期刊,尽量避免向半年刊、年刊、不定期刊投稿。

4. 了解期刊的投稿方式　现在医学期刊的投稿方式包括邮寄稿件、发送电子邮件等不同传递方式。有的杂志还要求一式两份或一式三份,以便于送专家复审;有的要求邮寄打印稿同时发送电子邮件稿。作者应该充分了解期刊编辑部的要求,以免发生不该发生的失误。

5. 校对样稿　在投稿前要特别注意仔细检查论文,认真核对引文,校核注释、参考文献等,尽量避免错误。投稿应在形式上做到项目要素齐全、完整,按刊物的要求,如中英文篇名、作者署名、工作单位、摘要、关键词以及基金项目及其批号、作者简介及联系方式等必须齐备。切忌将原稿或书稿的章节原封不动送交编辑部。不能有依赖编辑帮助自己整理、删改和加工论文的思想。

二、审稿与发表

在编辑工作中,审稿环节与作者关系最为密切,是决定文稿的取舍的一个核心环节。在审、选稿过程中,绝大多数编辑都具较高的专业水平,能在审、选文稿中公平公正评价文稿,不排除编辑的主观心理因素对审、选稿可能产生影响,所以,当你的投稿被一家刊物退回后,可以而且应该再投其他刊物。大量事实表明,论文能否发表,不主要取决于编辑,而是取决于论文的水平。一篇选题新颖、观点独特、论证深刻的论文,大多数编辑都会对之进行正确、客观的评价。反之,如果稿件本身质量不高甚至质量较差,也无法改变其文稿被淘汰的结果。

投稿后有一个审稿时间，各学术期刊大多在收到稿件后 1 个月内发出审稿结果：录用、退稿或修改。收到了修改函后，应仔细阅读编辑来信及评审意见，对正确意见，应采纳接受，并认真修改；对不完全正确意见则作为继续研究和修改文章的参考。在投稿时，切忌一稿多投，更不能一稿多发。同一篇论文不能同时投向多家期刊，期刊一般在收到稿件后 30 天内通知作者是否采用，如逾期不通知作者，则可另行处理稿件。

第五节　论　文　查　重

在毕业论文答辩之前，我们都会进行论文查重，通过采用学术不端检测系统来简单判定论文是否存在抄袭情况，那么，论文查重中抄袭的定义是什么，涉及到哪些内容？

一、按抄袭的内容不同分类

（1）论点（结论、观点）抄袭：抄袭他人受著作权保护的作品中的论点、观点、结论。

（2）论据论证（实验和观测结果分析）抄袭：抄袭他人受著作权保护的作品中的论据、论证分析、科学实验（对象及方法）和观测结果及分析、科学调研、系统设计、问题的解决方法等。

（3）表格数据抄袭：窃取他人研究成果中的调研、实验数据据为己有，或者照搬挪用他人以独创形式表现的数据，据为己有。

（4）图像图形抄袭：窃取他人研究成果中的独创性图像、实验图像据为己有，或者照搬挪用他人以独创形式表现的图像、图表，据为己有。

（5）概念（定义、原理、公式等）抄袭：窃取他人受著作权保护的作品中独创概念、定义、方法、原理、公式等据为己有。

（6）文章套改：套改他人作品的表述结构（或者情节）、观点表达体系、参考文献等。

（7）引言抄袭：挪用剽窃他人作品引言（或绪论），包括研究工作的目的、范围、相关领域的前人工作和知识空白、理论基础和分析、研究设想、研究方法和实验设计、预期结果和意义等。

二、论文查重中按抄袭文字的篇幅分类

（1）句子抄袭：①整句照抄。②整句意思不变、句式不同。如：复合变为多个简单句；直接引用变为间接引用，"把"字句变为"被"字句，改变表达方式、修辞等。③整句意思不变、同义替换。

（2）段落抄袭：①整段照搬。②稍改文字叙述，增删文句，实质内容不变，包括段落的拆分合并、段落内句子顺序改变等。

（3）章节抄袭：照搬或者基本照搬他人作品的某一章或几章内容。

（4）全篇抄袭：①全文照搬。②删简（删除或简化）：指将原文内容概括简化、删除引导性语句或删减原文中其他内容等。③替换：指替换应用或描述的对象。④改头换面：指改变原文文章结构、或改变原文顺序、或改变文字描述等。⑤增加：A. 简单的增加，即增加一些基础性概念或常识性知识等；B. 具有一定技术含量的增加，即在全包含原文内容的基础上，有新的分析和论述补充，或基于原文内容和分析发挥观点。

三、中国知网自助查重网站——学术不端网

本系统以《中国学术文献网络出版总库》为全文比对数据库，可检测抄袭与剽窃、伪造、篡改、不当署名、一稿多投等学术不端文献，可供期刊编辑部检测来稿和已发表的文献及高校学位毕业论文。

中国知网查重入口：http://www.cnkis.net/check/

下载报告:http://www.cnkis.net/reports/

验证真伪:http://www.cnkis.net/fangwei/

四、万方数据——文献相似性检测服务

万方比对的内容主要是下面的五个数据库：中国学术期刊数据库(CSPD)中国学位论文全文数据库(CDDB)中国学术会议论文数据库(CCPD)中国学术网页数据库(CSWD)中国专利全文数据库

万方查重入口:http://check.wanfangdata.com.cn/

http://www.wanfang.org.cn/

下载报告:http://check.educc.cn/wanfang/report

验证真伪:http://truth.wanfangdata.com.cn/

五、VPCS——维普论文检测系统

维普查重入口:http://vpcs.cqvip.com/

下载报告:http://vpcs.cqvip.com/personal/paper/filedown.aspx

验证真伪:http://vpcs.cqvip.com/ReportTruth.aspx

六、其他查重系统

全国论文查重检测中心:http://paperunion.huamaoyun.cn/

论文查重:https://www.paperpass.com/

 课后练习

简答题

1. 简述医学学术论文写作的一般格式。

2. 简述填写查新委托单时要注意的事项。

3. 简述综述文献的写作特点。

4. 结合所学专业,自行拟定课题,撰写课程结业论文(要求如下)

(1)选题与所学专业结合,有可行性。

(2)摘要:说明本文的写作目的,方法,创新性。

(3)关键词:3~5个。

(4)内容:逻辑清晰,注意正文撰写格式。

(5)参考文献:不少于5篇,引用规范,格式正确。

(6)查重率不超过20%,附截图。

参考答案

附录 A　中国图书馆分类法

A 马克思主义、列宁主义、毛泽东思想、邓小平理论

B 哲学、宗教

C 社会科学总论

D 政治、法律

E 军事

F 经济

G 文化、科学、教育、体育

H 语言、文字

I 文学

J 艺术

K 历史、地理

N 自然科学总论

O 数理科学和化学

P 天文学、地球科学

Q 生物科学

R 医药、卫生

S 农业科学

T 工业技术

U 交通运输

V 航空、航天

X 环境科学、安全科学

Z 综合性图书

R 医药、卫生

  R0 一般理论

    R-01 方针、政策及其阐述

    R-02 医学哲学

    R-05 医学与其他学科的关系

    R-09 医学史

  R-1 现状与发展

  R-3 医学研究方法

  R1 预防医学、卫生学

    R11 卫生基础科学

    R12 环境卫生、环境医学

    R13 劳动卫生

R14 放射卫生

R15 营养卫生、食品卫生

R16 个人卫生

    R169 计划生育与卫生

R17 妇幼卫生

    R179 儿童、少年卫生

R18 流行病学与防疫

R19 保健组织与事业（卫生事业管理）

R2 中医医学

R21 中医预防、卫生学

    R212 养生

R22 中医基础理论

R24 中医临床学

    R241 中医诊断学

    R243 中草药治疗学

    R244 外治法（物理疗法）

    R245 针灸疗法

    R247 其他疗法

R25 中医内科

R26 中医外科

    R271 中医妇产科

    R272 中医儿科

    R273 中医肿瘤科

    R274 中医骨伤科

    R275 中医皮肤科

    R276 中医五官科

    R277 中医其他学科

    R278 中医急症学

R28 中药学、方剂学

    R289 方剂学

R3 基础医学

R31 医用一般科学

R32 人体形态学

R33 人体生理学

R34 人体生物化学、分子生物学

R35 人体生物物理学

R36 病理学

R37 医学微生物学（病原细菌学、病原微生物学）

R38 医学寄生虫学

    R392 医学免疫学

    R394 医学遗传学

    R395 医学心理学、病理心理学

R4 临床医学

R44 诊断学

Note

R441 症状诊断学

R443 物理诊断学（体检诊断）

R444 电诊断

R445 影像诊断学

R446 实验室诊断

R446.1 生物化学检验、临床检验

R446.5 微生物学检验

R446.6 免疫学检验

R446.8 组织学检验

R446.9 其他

R447 鉴别诊断学

R448 机能诊断学

R449 预后及劳动鉴定

R45 治疗学

R47 护理学

R471 护理学基础科学

R472 护理一般技术

R472.1 消毒法和保管法

R472.2 护理急救法

R472.3 手术室护理操作

R472.4 保护用具的使用

R472.5 架类及沙袋的使用

R472.6 隔离技术

R472.9 诊疗技术

R473 专科护理学

R473.1 卫生保健护理学

R473.2 社区护理学

R473.3 理疗科护理学

R473.5 内科护理学

R473.6 外科护理学

R473.71 妇产科护理学

R473.72 儿科护理学

R473.73 肿瘤科护理学

R473.74 神经病、精神病护理学

R473.75 皮肤病、性病护理学

R473.76 耳鼻咽喉科护理学

R473.77 眼科护理学

R473.78 口腔科护理学

R473.82 军队护理学

R48 临终关怀学

R49 康复医学

R492 社会康复

R493 医学康复（康复疗法）

R494 教育康复

R496 康复医学工程

R5 内科学

  R51 传染病

  R52 结核病

  R53 寄生虫病

  R54 心脏、血管(循环系)疾病

  R55 血液及淋巴系疾病

  R56 呼吸系及胸部疾病

  R57 消化系及腹部疾病

  R58 内分泌腺疾病及代谢病

  R59 全身性疾病

    R599 地方病学

R6 外科学

    R602 外科病理学、解剖学

    R604 外科诊断学

    R605 外科治疗学

    R608 外科诊疗器械与用具

  R61 外科手术学

  R62 整形外科学(修复外科学)

  R63 外科感染

  R64 创伤外科学

  R65 外科学各论

  R68 骨科学(运动系疾病、矫形外科学)

  R69 泌尿科学(泌尿生殖系疾病)

  R71 妇产科学

  R72 儿科学

  R73 肿瘤学

  R74 神经病学与精神病学

  R75 皮肤病学与性病学

  R76 耳鼻咽喉科学

  R77 眼科学

  R78 口腔科学

    R780.1 口腔疾病的预防与卫生

    R780.2 口腔病理学

    R781 口腔内科学

    R782 口腔颌面部外科学

    R783 口腔矫形学

    R787 老年口腔疾病

    R788 儿童口腔疾病

  R79 外国民族医学

R8 特种医学

  R81 放射医学

  R82 军事医学

  R83 航海医学

R84 潜水医学

R85 航空航天医学

R87 运动医学

R89 法医学

R9 药学

　R91 药物基础科学

　　R911 药物数学

　　R912 药物物理学

　　R913 药物物理化学

　　R914 药物化学

　　　R914.1 药物分析

　　　R914.2 药物设计

　　　R914.3 无机药物化学

　　　R914.4 有机药物化学

　　　R914.5 有机合成药物化学

　　R915 药物生物学

　　R917 药物分析

　R92 药典、药方集（处方集）、药物鉴定

　　R921 国家药典

　　R922 副药典

　　R924 国家药方集

　　R925 处方集

　　R926 药物规范

　　R927 药物鉴定

　R93 生药学（天然药物学）

　　R931 药材学

　　R932 中药学

　　R933/937 各国药材分布、药材志

　R94 药剂学

　　R942 调剂学

　　R943 制剂学

　　R944 剂型

　　R945 生物药剂学

　R95 药事组织

　　R951 药事法规

　　R952 药房

　　R953 药品灭菌法

　　R954 药品的管理和储藏

　　R955 药用器械的管理和储藏

　　R956 药学经济学

　R96 药理学

　　R961 药物的性质和作用

　　R962 化学药理学

　　R963 生化药理学

R964 精神药理学

R965 实验药理学

R966 分子药理学

R967 免疫药理学

R968 遗传药理学

R969 临床药理学

R97 药品

R971 神经系统药物

R972 心血管系统药物

R973 血液和造血系统药物

R974 呼吸系统药物

R975 消化系统药物

R976 抗变态反应药物

R977 影响生长代谢机能药物

R978 治疗传染病及寄生虫病药物

R979.1 抗肿瘤、抗癌药物

R979.2 计划生育药物

R979.3 职业病药物、解毒药

R979.4 抗物理性损害药

R979.5 免疫增强剂、免疫抑制剂

R979.6 防治放射病药物

R979.7 消毒、防腐药

R979.8 杀虫、灭鼠药

R979.9 其他

R98 各科药物

R99 毒物学（毒理学）

R991 毒物的分析及鉴定

R992 毒物的生理及化学作用

R994 毒物学分支

R995 无机毒物

R996 有机毒物

Note

附录B 医学主题词表

医学主题词表(Medical Subject Headings,简称 MeSH)是美国国立医学图书馆(NLM)为适应标引人员、编目人员及使用医学文献分析检索系统医学电子计算机数据库(MEDLARS-MEDLINE)的广大用户而编制的,是生物医学文献联机检索的必备工具书之一。

医学主题词树状结构表(Medical Subject Headings Tree Structure)是依据概念划分的原理,从学科体系出发,将 MeSH 字顺表中所有的主题词分门别类,逐级展开,详尽地展示主题词间的等级关系,从而提供了从不同的角度揭示各主题词的不同属性途径,有助于标引者和检索者理解各词的确切含义,正确选词。由于它的分类分级像一棵倒挂的树,从树干分到树枝,树枝又分为细支,层层划分,逐级展开,故简称为树状表。按照生物医学学科属性,树状表将 MeSH 所有主题词分为 15 大类及 106 个亚类。下表所列是树状结构一、二级大类目表列表。

医学主题词树状结构表
Categories and Subcategories

A ANATOMY 解剖

A1	Body Regions	身体各部位
A2	Musculoskeletal System	肌骨骼系统
A3	Digestive System	消化系统
A4	Respiratory System	呼吸系统
A5	Urogenital System	泌尿生殖系统
A6	Endocrine System	内分泌系统
A7	Cardiovascular System	心血管系统
A8	Nervous System	神经系统
A9	Sense Organs	感觉系统
A10	Tissues	组织
A11	Cells	细胞
A12	Fluids and Secretions	体液和分泌
A13	Animal Structures	动物结构
A14	Stomatognathic System	口颌系统
A15	Hemic and Immune Systems	血液和免疫系统
A16	Embryonic Structures	胚胎结构

B ORGANISMS 有机体

B1	Invertebrates	无脊柱动物
B2	Vertebrates	脊柱动物
B3	Bacteria	细菌
B4	Viruses	病毒
B5	Algae and Fungi	藻类和真菌

B6   Plants   植物

B7   Archaea   原生物

C   DISEASES   疾病

C1   Bacterial Infections and Mycoses   细菌感染和真菌病

C2   Virus Diseases   病毒性疾病

C3   Parasitic Diseases   寄生虫病

C4   Neoplasms   肿瘤

C5   Musculoskeletal Diseases   肌肉骨骼疾病

C6   Digestive System Diseases   消化系统疾病

C7   Stomatognathic Diseases   口颌疾病

C8   Respiratory Tract Diseases   呼吸道疾病

C9   Otorhinolaryngologic Diseases   耳鼻喉科疾病

C10   Nervous System Diseases   神经系统疾病

C11   Eye Diseases   眼疾病

C12   Urologic and Male Genital Diseases   泌尿科和男性生殖器疾病

C13   Female Genital Diseases & Pregnancy
       Complications   女性生殖器疾病和妊娠并发症

C14   Cardiovascular Diseases   心血管疾病

C15   Hemic and lymphatic Diseases   血液和淋巴疾病

C16   Neonatal Diseases and Abnormalities   新生儿疾病和畸形

C17   Skin & Connective Tissue Diseases   皮肤病

C18   Nutritional and Metabolic Diseases   营养和代谢疾病

C19   Endocrine Diseases   内分泌疾病

C20   Immunologic Diseases   免疫性疾病

C21   Injury,Poisoning,& Occupational Diseases   损伤,中毒及职业病

C22   Animal Diseases   动物疾病

C23   Symptoms and General Pathology   症状和普通病理学

D   CHEMICALS AND DRUGS   化学制品和药物

D1   Inorganic Chemicals   无机化学制品

D2   Organic Chemicals   有机化学制剂

D3   Heterocyclic Compounds   杂环化合物

D4   Polycyclic Hydrocarbons   多环碳氢化合物

D5   Environmental Pollutants,Noxae & Pesticides   环境污染物,农(毒)药

D6   Hormones,Hormone Substitutes,& Hormone
      Antagonists   激素类,代用品,拮抗药

D7   Reproductive Control Agents   生殖控制剂

D8   Enzymes,Coenzymes & Enzyme Inhibitors   酶,辅酶,酶抑制剂

D9   Carbohydrates & Hypoglycemic Agents   碳水化合物和降血糖剂

D10   Lipids & Antilipemic Agents   脂类和降血脂剂

D11   Growth Substances,Pigments,& Vitamins   生长物质,色素,维生素

D12   Amino Acids,Peptides,& Proteins   氨基酸类,肽类和蛋白质类

D13   Nucleic Acid,Nucleotides,& Nucleosides   核苷类和核苷酸类

D14	Neurotransmitters & Neuro-transmitter Agents	中枢神经系统抑制剂
D15	Central Nervous System Agents	中枢神经系统药
D16	Peripheral Nervous System Agents	周围神经系统药
D17	Anti-Inflammatory Agents, Anti-rheumatic Agents, & Inflammation Mediators	抗炎剂, 抗风湿剂及炎症介质
D18	Cardiovascular Agents	心血管药物
D19	Hematologic, gastrointestinal, & Renal Agents	血液、胃肠、肾疾病药物
D20	Anti-infective Agents	抗感染药
D21	Anti-Allergic & Respiratory System Agents	抗敏剂与呼吸系统用药
D22	Antineoplastic & Immuno-suppressive Agents	抗肿瘤药, 免疫抑制剂
D23	Dermatologic Agents	皮肤病用药
D24	Immunologic and Biologic Factors	免疫学和生物学制品
D25	Biomedical and Dental Materials	生物医学和牙科材料
D26	Specialty Chemicals & Products	特殊化学品
D27	Chemical Actions & Uses	化学作用剂及用品

E ANALYTICAL, DIAGNOSTIC & THERAPEUTIC TECHNIGUES AND EQUIPMENT 分析, 诊断和治疗的技术和设备

E1	Diagnosis	诊断
E2	Therapeutics	治疗学
E3	Anesthesia & Analgesia	麻醉和镇痛
E4	Surgical Procedures, Operative	外科操作, 手术
E5	Investigative Techniques	研究方法
E6	Dentistry	牙科
E7	Equipment & Supplies	设备和材料

F PSYCHIATRY AND PSYCHOLOGY 精神病学和心理学

F1	Behavior & Behavior Mechanisms	行为和行为机理
F2	Psychological Phenomena & Processes	心理现象和过程
F3	Mental Disorders	精神障碍
F4	Behavioral Disciplines & Actives	行为科学和活动

G BIOLOGICAL SCIENCES 生物科学

G1	Biological Sciences	生物科学
G2	Health Occupations	卫生职业
G3	Environmental & Public Health	环境和公共卫生
G4	Biological Phenomena, Cell Phenomena, & Immunity	生物现象, 细胞生理学, 免疫
G5	Genetics	遗传学
G6	Biochemical phenomena, Metabolism, Nutrition	生物化学现象, 代谢, 营养
G7	Physiological Processes	生理过程
G8	Reproductive & Urinary Physiology	生殖, 泌尿生理学
G9	Circulatory & Respiratory Physiology	循环, 呼吸生理学
G10	Digestive, Oral, & Skin physiology	消化、口腔、皮肤生理学

G11   Musculoskeletal, Neural, & Ocular Physiology   肌骨骼、神经、眼生理学
G12   Chemical & Pharmacologic Phenomena   化学,药理学现象

H   PHYSICAL SCIENCES   物理科学

I   ANTHROPOLOGY, EDUCATION SOCIOLOGY & SOCIAL PHENOMENA   人类学,教育学,社会学和社会现象

I1   Social Sciences   社会科学
I2   Education   教育
I3   Human Activities   人类活动

J   TECHNOLOGY, INDUSTRY, AGRICULTURE   工艺学,工业,农业

J1   Technology, Industry & Agriculture   工艺学,工业及农业
J2   Food & Beverages   食品及饮料

K   HUMANITIES   人文科学

L   INFORMATION SCIENCE   信息科学

M   PERSONS   人名

N   HEALTH CARE   卫生保健

N1   Population Characteristics   人口特征
N2   Health Care Facilities, Manpower, & Services   设备,人力和服务
N3   Health Care Economics & Organizations   卫生经济学与管理
N4   Health Services Administration   卫生事业管理机构
N5   Health Care Quality, Access, & Evaluation   卫生保健质量与评估

Z   GEOGRAPHIC LOCATION   地理名称

附录 C 副主题词

《MeSH》的副主题词通常直接加在主题词之后，用"/"将它与主题词分开，以限定主题概念，因此也叫限定词（qualifier）。副主题词对主题词的限定组配是以概念间的逻辑关系为基础，以表达专指（复合）概念为目的的一种组配方式。副主题词在限定主题概念、缩小检索范围，提高查准率的同时，在揭示主题词之间的逻辑关系，解决词与词之间的虚假组配和语法歧义等方面有着特殊的意义。

一、MeSH 的 83 个专题副主题词定义及组配范围

1. abnormalities 畸形（A1-5,A7-10,A13,A14,B2）

用于器官的先天性缺陷所引起的器官形态变化，也用于动物的异常。

2. administration & dosage 投药和剂量（D）

用于剂型、制药方法、次数、用药持续时间、药品数量及这些因素的作用。

3. adverse effects 副作用（B6,D,E1-4,E6,E7,J2）

用于诊断、治疗、预防或麻醉的药物、化学物质、生物和物理作用物，以及制造的产品在正常用量时所引起的不良反应；也用于诊断、治疗、预防、麻醉、外科手术及其他措施时出现的副作用或并发症，但不用于禁忌证。

4. agonists 激动剂（D1-7,D9-17,D19-23）

与化学物质、药品和内源性物质组配，表明这些物质或药物与某一受体有亲和力，并对该受体具有内在活性。

5. analogs & derivatives 类似物和衍生物（D3）

用于具有同族分子或官能团及相似电子结构但因增加或代替了其他原子或分子而不同的药物和化学物质。也用于在主题词表中未列出的专指化学物质及适当的上位词。

6. analysis 分析（D）

用于各种物质或其成分和代谢产物的鉴别和定量测定；包括空气、水及其他环境物质等的化学分析；组织、肿瘤、体液、生物、植物的化学分析用"化学"，包括方法学和分析结果。分析血液、脑脊髓液、尿内物质时，则用"血液"、"脑脊髓液"、"尿"这些特定的副主题词。

7. anatomy & histology 解剖学和组织学（A1-5,A7-10,A13,A14,B2,B6）

用于各器官、部位和组织的正常解剖学和组织学以及动植物的正常解剖和结构。

8. antagonists & inhibitors 拮抗剂和抑制剂（D1-17,D19-23）

用于各种化学物、药物及内源性物质的拮抗和以任何方式抑制其生物作用的物质。

9. biosynthesis 生物合成（D8,D9,D11-13,D17,D24）

用于生物体内，活细胞或亚细胞领域化学物质的形成。

10. blood 血液（B2,C,D1-24,D27,F3）

用于正常或疾病状态血液中所有物质本身及其分析、检查或变化，不包括血清诊断和血清学。血清诊断用副主题词"诊断"；血清学则用副主题词"免疫学"。

11. blood supply 血液供应（A1-5,A8-10,A13,A14,C4）

当无具体的血管名称主题词时，用于各器官、部位的动脉、毛细血管及静脉系统。亦用于器官内通过的血液。

12. cerebrospinal fluid 脑脊髓液(B2,C,D1-24,D27,F3)

用于脑脊髓液内物质的分析或疾病状态时脑脊髓液的检查或变化。

13. chemical synthesis 化学合成(D2-23,D25-27)

用于体外分子的化学制备。在机体,活细胞或亚细胞领域内形成化学物质时用副主题词"生物合成"。

14. chemically induced 化学诱导(C1-20,C22,C23,F3)

用于人或动物由于化学物质引起的疾病、综合征、先天性异常或症状。

15. chemistry 化学(A2-16,B1,B3-7,C4,D)

用于化学品、生物和非生物物质的组成、结构、化学特征和特性;以及器官、组织、体液、肿瘤、有机体和植物的化学组成和含量。物质的化学分析和测定用"分析";化学合成用"化学合成";分离提纯用"分离提纯"。

16. classification 分类(A11,A15,B,C,D,E1-4,E6,E7,F3,G1,G2,I2,I3,J,M,N2-4)

用于命名或其他系统性或层次分类系统。

17. complications 并发症(C,F3)

用与疾病同时或随后发生的状况,即同时并存的疾病,并发症或后遗症。

18. congenital 先天性(C1-12,C14,C15,C17,C19-23)

用于疾病主题词,指出生时和在出生前所存在的疾病状态,不包括形态上的异常和分娩时的损伤;前者用副主题词"异常",后者用副主题词"损伤"。

19. contraindications 禁忌证(D,E1-4,E6,E7)

可与在任何疾病和生理状态下所使用的药物、化学品、生物和物理作用物的主题词组配使用,表示引起使用不当、不宜,或不可取的情况。也可用于诊断、治疗、预防、麻醉、外科和其他操作时禁忌情况。

20. cytology 细胞学(A2-10,A12-16,B1,B3,B5-7)

用于单细胞或多细胞生物的正常细胞形态学。

21. deficiency 缺乏(D8,D12)

用于各种内源性和外源性物质缺乏或低于机体或生物学系统的正常需要量时。

22. diagnosis 诊断(C,F3)

用于各种疾病诊断的各个方面,包括检查、鉴别诊断及预后。不包括应该标"预防和控制"的普查。放射照相诊断用副主题词"放射造影术";闪烁摄影诊断用"放射性核素成像";超声诊断用"超声诊断"。

23. diagnostic use 诊断应用(D)

用于应用化学物质、药物、物理作用物来研究某一器官的临床功能或诊断人或动物的疾病。

24. diet therapy 膳食疗法(C,F3)

用于疾病主题的饮食和营养性治疗,不包括维生素和矿物质的补充,这些应标"药物疗法"。

25. drug effects 药物作用(A2-16,B1,B3-7,D8,D12,G4-11)

用于指药物和化学物质对器官、部位、组织或有机体以及生理和心理过程的作用。

26. drug therapy 药物疗法(C,F3)

用于疾病主题词,通过投给药物、化学物质和抗生素来治疗疾病;不包括饮食疗法和放射疗法,这要用各自的专题副主题词;也不包括免疫疗法和生物制品疗法,这要用副主题词"治疗"。

27. economics 经济学(C,D,E1-4,E6,E7,F3,G1,G2,I2,I3,J,N2-4)

用于一些主题词的经济方面;也用于财政管理的各个方面。包括基金的筹集和提供。

28. education 教育学(G1,G2,M)

用于各个领域和学科的教育、训练计划和课程以及培训的专业人员。

29. embryology 胚胎学(A1-5,A7-10,A13,A14,B2,B6,C)

用于胚胎和胎儿发育的器官、部位或动植物的各主题词;也用于指胚胎因素造成出生后障碍。

Note

30. enzymology 酶学(A2-16,B1,B3-7,C,F3)

用于生物(脊椎动物除外)、器官和组织,也用于疾病过程中的酶;但不包括诊断性酶试验,此时宜用副主题词"诊断"。

31. epidemiology 流行病学(C,F3,Z1)

用于人和牲畜的疾病分布、致病因素、确定人群疾病特征的描述,包括发病率、患病率、发病周期、地方性和流行性暴发;也包括一定区域和特定人群发病率的调查和估计,和地理主题词组配使用,用于描述疾病的流行地区方面。死亡用副主题词"死亡率"。

32. ethics 伦理学(E1-4,E6,E7,F3,G1,G2,G4-11,I2,I3,J1,N2-4)

用于用伦理学理论和原则来探讨和解决医疗卫生工作中对人类和社会价值存在着争议的技术和行为。

33. ethnology 人种学(C1-21,C23,F3,Z)

用于疾病和一些主题词以表示人种学的、文化的、人类学的或种族等方面,用于地理主题词以表示人种的起源地方。

34. etiology 病因学(C,F3)

用于疾病的致病物质(包括微生物)和具有病因作用的环境与社会因素以及个人习惯;包括发病机理。

35. genetics 遗传学(B,C,D6,D8,D11-13,D17,D24,F3,G4-11)

用于研究机体遗传机理或有机体遗传学的正常或病理状态时的遗传基础或内源性化学物质的遗传方面。也包括对遗传物质的生物化学和分子生物学影响。

36. growth & development 生长和发育(A1-5,A7-10,A13,A14,B)

用于微生物、植物和动物出生后的生长和发育,包括出生后的器官或解剖部位的生长或发育。

37. history 历史(C,D,E1-4,E6,E7,F3,F4,G1,G2,I1-3,J,M,N2-4)

用于任何主题的历史方面,包括简短的历史记录;不包括个案病史。

38. immunology 免疫学(A2-16,B1-7,C1-23,D1-24,F3,G4,G5,G7-10)

用于组织、器官、微生物、真菌、病毒和动物免疫学研究,包括病症的免疫方面;但不包括用于诊断、预防或治疗等目的的免疫学手段,这些分别标"诊断"、"预防和控制"或"治疗"等副主题词;也用于作为抗原和半抗原的化学制剂。

39. injuries 损伤(A1-5,A7-10,A13,A14,B2)

于解剖学动物和运动主题词组配,表明其所受的创伤和损伤;不包括细胞损伤,细胞损伤标副主题词"病理学"。

40. innervation 神经支配(A1-5,A7,A9,A10,A13,A14)

用于器官、部位或组织的神经支配。

41. instrumentation 仪器设备(E1-4,G1,G2)

用于诊断或治疗措施、分析技术、专业或学科的器械、仪器或设备的研制或改进。

42. isolation & purification 分离和提纯(B3-5,B7,D1-26)

用于获取细菌、病毒、真菌原生动物和蠕虫的纯种,或用 EOB 分析,免疫学或其他方法,包括培养技术,证实生物体的存在或对生物体的鉴定。

43. legislation & jurisprudence 立法和司法(G1,G2,I2,I3,M1,N2-4)

用于法律、法令、条例或政府规章制度以及法律纠纷和法院判决。

44. manpower 人力(G1,G2)

用于学科、规划、方案,指对人员的需要、提供、分配、招募和使用。

45. metabolism 代谢(A2-16,B1-7,C1-23,D1-26,F3)

用于器官、细胞和亚细胞结构、生物和疾病的生物化学变化和代谢,药物、化学物质的分解变化(复杂的物质分解成简单的物质)。对于合成过程(小分子向大分子的转化),用"生物合成"。对酶学、药代动力学和分泌则用相应的专指副主题词。

46．methods 方法(E1-4,G1,G2)

用于技术、操作和各种程序方法。

47．microbiology 微生物学(A1-16,B1,B2,B6,C1-23,E7,F3,J2)

用于器官、动物、高等植物和疾病的微生物学研究。对寄生虫,用副主题词"寄生虫学。

48．mortality 死亡率(C1-23,E1,E3,E4,F3)

用于人和牲畜疾病的死亡率统计,操作(措施)造成的死亡。

49．nursing 护理(C1-23,E1,E3,E4,F3)

用于疾病的护理和护理技术,包括诊断、治疗和预防操作中的护理工作。

50．organization & administration

组织和管理(G1,G2,I2,N2)用于行政组织机构和管理。

51．parasitology 寄生虫学(A1-16,B1,B2,B6,C1-23,E7,F3,J2)

用于动物、高等植物、器官和疾病的寄生虫因素;在疾病情况下,不用于诊断中未言明的寄生虫因素。

52．pathogenicity 致病力(B1,B3-5,B7)

用于微生物、病毒、寄生虫对人和动物致病力的研究。

53．pathology 病理学(A1-11,A13-16,C1-23,F3)

用于疾病状态的器官、组织和细胞的结构。

54．pharmacokinetics 药代动力学(D1-23,D25,D26)

用于外源性化学物质和药物吸收、生物转化、分布、释放、运送、摄取、清除过程(作为剂量、代谢范围、代谢率的函数)的机理、动态和动力学方面。

55．pharmacology 药理学(D1-26)

用于药物和外给的化学物质对活组织和机体的作用;包括对生理和生化过程的加速或抑制作用及其他药理作用机制。

56．physiology 生理学(A1-16,B1-7,D8,D11-13,D17,D24,G4-11)

用于器官、组织、单细胞和多细胞生物的细胞的正常功能;也用于内源性生化物质的生理作用。

57．physiopathology 病理生理学(A1-5,A7-10,A13,A14,C1-23,F3)

用于器官和疾病状态中的功能失常。

58．poisoning 中毒(B6,D1-26,J2)

用于药物、化学物质和工业原料对人及动物所致的急性和慢性的中毒,不论中毒是属于意外的、职业性的、自杀性的、错服药物还是环境接触的原因。

59．prevention & control 预防和控制(C1-23,F3)

指增加人或动物对疾病的抵抗能力(如免疫接种),传播因素的控制,包括对环境危害因素和导致疾病的社会因素的预防和控制。此外,还包括个人预防措施。

60．psychology 心理学(C1-23,E1-4,F3,I3,M1)

用于非精神病、技术操作和命名组的心理学、精神病学、身心学的、社会心理学的、行为和情绪方面以及精神病的心理学方面。和动物类主题词组配,表示动物的行为和心理学。

61．radiation effects 辐射效应(A1-16,B1,B3-7,D1-26,G4-11,J2)

用于电离和非电离辐射对活生物、器官、组织及其成分以及生理过程的效应;包括对药物和化学物质的放射效应。

62．radiography 放射摄影术(A1-16,C1-23,F3)

用于器官、部位和疾病的 Y 线检查;不包括放射性核素成像,另有副主题词"放射性核素成像"。

63．radionuclide imaging 放射性核素显像(A1-16,C1-23,F3)

用于任何解剖结构的放射性同位素成像或疾病诊断。

Note

64. radiotherapy 放射疗法(C1-23)

用于疾病主题词,指电离和非电离辐射的治疗应用,包括放射性同位素疗法的应用。

65. rehabilitation 康复(C1-21,C23,E4,F3)

用于疾病和外科手术,指病员重新恢复功能。

66. secondary 继发性(C4)

用于指肿瘤转移的继发部位。

67. secretion 分泌(A2-16,C4,D6,D8,D11,D13)

用于腺体、组织或器官的完整细胞活动产生的内源性物质经细胞膜排出进入细胞间隙或管内的全过程。

68. standards 标准(D1-23,D25,D26,E1-4,E6,E7,F4,G1,G2,I2,J1,J2,N2-4)

用于设备、人员和发展规划标准(完整性或可行性方面)的制订、测试和应用,也用于化学物质和药物的鉴定、质量和效力的标准;包括工业和各种行业的卫生或安全标准。

69. statistics & numerical data 统计和数值数据(E1-4,E6,E7,F4,G1,G2,I2,I3,J1,M1,N2-4)

用于非疾病主题词,以表示一组(群)特定的数据的数值。不包括人力的分配,因另有"人力"副主题词;也不包括供应和需求,因有"供应和分配"副主题词。

70. supply & distribution 供应和分配(D1-23,D25,D26,E7,J2)

用于物质、仪器、卫生服务设施和设备,指可得到的数量和分配,不包括工业和各种作业的食品供应和水供应。

71. surgery 外科学(A1-5,A7-10,A13,A14,B2,C1-23,F3)

用于疾病治疗时对器官、部位或组织的手术操作;包括激光切除组织,不包括移植,因另有副主题词"移植"。

72. therapeutic use 治疗应用(B6,D1-26)

指用药物、生物制品和物理因素来预防和治疗疾病;包括兽医中的使用。

73. therapy 治疗(C1-23,F3)

用于疾病治疗,不包括药物疗法、饮食疗法、放射疗法和外科手术(因为已设有这方面的副主题词)也用于关于综合治疗的文章和著作。

74. toxicity 毒性(B6,D1-26,J2)

用于药物和化学物质,指对人和动物的有害作用的实验研究;包括测定安全界限的研究或关于各种不同剂量用药的反应以及用于接触环境毒物的实验研究。

75. transmission 传播(C1-3,C22)

用于疾病传播方式的研究。

76. transplantation 移植(A2,A3,A5-11,A13-16)

用于器官、组织或细胞,指在同一个体中由一个部位移植于另一个部位,或从同一种属或不同种属的一个个体移植于另一个体。

77. trends 发展趋势(E1-4,E6,E7,G1,G2,I2,I3,N2-4)

用于研讨事物随时间推移而发生质和量变化的方式,无论是过去、现在和将来;不包括对具体患者病程的讨论。

78. ultrasonography 超声检查(A1-16,C1-23,F3)

可用于器官和机体某部位的超声成像,以及疾病的超声诊断,不包括超声治疗。

79. ultrastructure 超微结构(A2-11,A13-16,B1,B3-7,C4,D8,D12)

用于组织、细胞(包括肿瘤)和微生物的超微解剖结构,通常指光学显微镜观察不到的水平。

80. urine 尿(B2,C1-23,D1-24,F3)

用于尿中物质的存在和分析;也用于各种疾病时尿的变化或检查。

81. utilization 利用(E1-4,E6,E7,N2)

用于设备、设施、规划、服务项目及卫生工作人员的实际使用情况,包括使用了多少,是超过了,还是不够用等。

82. veterinary 兽医学(C1-21,C23,E3,E4,E6,E7)

用于动物自然发生的疾病或兽医学中用的诊断、预防或治疗措施。

83. virology 病毒学(A1-16,B1-3,B5-7,C1-23,E7,F3,J2)

用于器官、动物和高级植物以及疾病方面的病毒学研究。对于细菌、立克茨体或真菌的研究,可用"微生物学"副主题词,对于寄生虫的研究,可用"寄生虫学"副主题词。

二、副主题词树状结构表

为了满足族性检索的要求和方便标引者找到更为专指的副主题词组配,根据概念之间的等级关系,大部分副主题词可归为 11 棵词树,从而形成副主题树状结构表。在 MEDLINE、CBM 检索系统中,有下位词的副主题词均可进行副主题词的预扩展检索。所有副主题词与主题词的组配类别范围,均有其明确而具体的规定,这种规定主要依据某类主题词的自然范畴及经常发生的方面而制定,副主题词能够与哪几类主题词组配,必须符合两者之间存在的某种逻辑关联。副主题词树状结构表及其定义、组配范围表如下。

analysis/分析
 blood/血液
 cerebrospinal fluid/脑脊髓液
 isolation & purification/分离和提纯
 urine/尿

anatomy and histology/解剖学和组织学
 blood supply/血液供给
 cytology/细胞学
  pathology/病理学
  ultrastructure/超微结构
 embryology/胚胎学
  abnormalities/畸形
 innervation/神经支配

chemistry/化学
 analogs and derivatives/类似物和衍生物
 antagonists and inhibitors/拮抗剂和抑制剂
 chemical synthesis/化学合成
 agonists/激动剂

diagnosis 诊断
 pathology/病理学
 radiography/放射摄影术
 radionuclide imaging/放射性核素显像
 ultrasonography/超声检查

etiology/病因学
 chemically induced/化学诱导

complications/并发症
  secondary/继发性
congenital/先天性
embryology/胚胎学
genetics/遗传学
immunology/免疫学
microbiology/微生物学
  virology/病毒学
parasitology/寄生虫学
transmission/传播

organization and admin/组织和管理
  economics/经济学
  legislation and jurisprudence/立法和法学
  manpower/人力
  standards/标准
  supply and distribution/供应和分配
  trends/发展趋势
  utilization/利用

pharmacology/药理学
  administration and dosage/投药和剂量
  adverse effects/副作用
    poisoning/中毒
    toxicity/毒性
  contraindications/禁忌证
  diagnostic use/诊断应用
  pharmacokinetics/药代动力学

physiology/生理学
  genetics/遗传学
  growth and development/生长和发育
  immunology/免疫学
  metabolism/代谢
  biosynthesis/生物合成
  blood/血液
  cerebrospinal fluid/脑脊髓液
  deficiency/缺乏
  enzymology/酶学
  pharmacokenetics/药代动力学
  urine/尿
  physiopathology/病理生理学
  secretion/分泌

statistics and number data/统计学和数值数据
    epidemiology/流行病学
        ethnology/人种学
        mortality/死亡率

therapeutic use/治疗应用
    administration and dosage/投药和剂量
    adverse effects/副作用
    contraindications/禁忌证
    poisoning/中毒

therapy/治疗
    diet therapy/膳食疗法
    drug therapy/药物疗法
    nursing/护理
    prevention and control/预防和控制
    radiotherapy/放射疗法
    rehabilitation/康复
    surgery/外科学
        transplantation/移植

另外 12 个未进入树状结构表的词是：drug effects/药物作用、radiation effects/辐射效应、psychology/心理学、injures/损伤、pathogenicity/致病力、veterinary/兽医学、classification/分类、history/历史、education/教育、instrumentation/仪器和设备、methods/方法、ethics/伦理学。

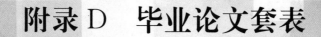

附录 D　毕业论文套表

毕 业 设 计(论 文)

题 目 _____

姓　　名 _____

学　　号 _____

所在学院 _____

专业班级 _____

指导教师 _____

日　　期 _____ 年 ____ 月 ____ 日

200

毕业设计(论文)任务书

学　院		指导教师		职　称	
学生姓名		专业班级		学　号	
设计题目					

设计内容目标和要求	（设计内容目标和要求、设计进度等） 指导教师签名： 年　月　日

基层教学 单位审核		学　院 审　核	

此表由指导教师填写、学院审核

毕业设计(论文)学生开题报告

课题名称					
课题来源		课题类型		指导教师	
学生姓名		学　号		专业班级	

本课题的研究现状、研究目的及意义

课题类型:

(1) A—工程实践型;B—理论研究型;C—科研装置研制型;D—计算机软件型;E—综合应用型。

(2) X—真实课题;Y—模拟课题。

(1)(2)均要填,如 AY、BX 等。

本课题研究的实施方案、进度安排

已查阅的主要参考文献

指导教师意见

指导教师签名:

年　月　日

毕业设计(论文)学生申请答辩表

课 题 名 称				
指导教师(职称)				
申 请 理 由				
学生所在学院		专业班级		学号

学生签名： 日期：

毕业设计(论文)指导教师评审表

序号	评分项目(理工科、管理类)	评分项目(文科)	满分	评分
1	工作量	外文翻译	15	
2	文献阅读与外文翻译	文献阅读与文献综述	10	
3	技术水平与实际能力	创新能力与学术水平	25	
4	研究成果基础理论与专业知识	论证能力	25	
5	文字表达	文字表达	10	
6	学习态度与规范要求	学习态度与规范要求	15	
是否同意参加答辩：			总分	
评 语				

指导教师签名：_____

另附《毕业设计(论文)指导记录册》 年 月 日

毕业设计(论文)评阅人评审表

学生姓名		专业班级		学号	
设计(论文)题目					
评阅人		评阅人职称			

序号	评分项目(理工科、管理类)	评分项目(文科)	满分	评分
1	工作量	外文翻译	15	
2	文献阅读与外文翻译	文献阅读与文献综述	10	
3	技术水平与实际能力	创新能力与学术水平	25	
4	研究成果基础理论与专业知识	论证能力	25	
5	文字表达	文字表达	10	
6	学习态度与规范要求	学习态度与规范要求	15	
	总分			

评

语

Note

毕业设计（论文）答辩表

学生姓名		专业班级		学号	
设计（论文）题目					

序号	评审项目	指　标	满分	评分
1	报告内容	思路清晰；语言表达准确，概念清楚，论点正确；实验方法科学，分析归纳合理；结论有应用价值。	40	
2	报告过程	准备工作充分，时间符合要求。	10	
3	创　新	对前人工作有改进或突破，或有独特见解。	10	
4	答　辩	回答问题有理论依据，基本概念清楚。主要问题回答准确，深入。	40	
		总分		

答辩组评语	答辩组组长（签字）：　　　　　　年　月　日
答辩委员会意见	答辩委员会负责人（签字）：　　　　　年　月　日

毕业设计(论文)成绩评定总表

学生姓名：   专业班级：

毕业设计(论文)题目：

成绩类别	成绩评定
Ⅰ指导教师评定成绩	
Ⅱ评阅人评定成绩	
Ⅲ答辩组评定成绩	
总评成绩 Ⅰ×40％＋Ⅱ×20％＋Ⅲ×40％	
评定等级	

注:成绩评定由指导教师、评阅教师和答辩组分别给分(以百分记),最后按"优(90～100)""良(80～89)""中(70～79)""及格(60～69)""不及格(60以下)"评定等级。其中,指导教师评定成绩占40％,评阅人评定成绩占20％,答辩组评定成绩占40％。

参考文献

[1] 黄燕. 医学文献检索[M]. 3版. 北京:人民卫生出版社,2014.

[2] 方国辉,周良文. 医学文献检索[M]. 2版. 长沙:湖南科学技术出版社,2012.

[3] 郭继军. 医学文献检索与论文写作[M]. 5版. 北京:人民卫生出版社,2018.

[4] 顾萍,谢志耘. 医学文献检索[M]. 2版. 北京:北京大学医学出版社,2018.

[5] 徐云,张倩. 医学信息检索[M]. 2版. 武汉:华中科技大学出版社,2015.